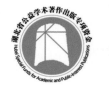

伍　钢◎名誉主编

协和肿瘤
多学科诊疗
经典案例荟萃

张　涛　　杨坤禹◎主编

长江出版传媒　湖北科学技术出版社

图书在版编目（CIP）数据

协和肿瘤多学科诊疗经典案例荟萃 / 张涛，杨坤禹
主编 . 一武汉：湖北科学技术出版社，2023.9
ISBN 978-7-5706-2814-8

Ⅰ . ①协⋯　Ⅱ . ①张⋯　②杨⋯　Ⅲ . ①肿瘤—诊疗
Ⅳ . ① R73

中国国家版本馆 CIP 数据核字（2023）第 147585 号

协和肿瘤多学科诊疗经典案例荟萃
XIEHE ZHONGLIU DUO XUEKE ZHENLIAO JINGDIAN ANLI HUICUI

| 策　　　划：冯友仁 | 责任校对：王　璐 |
| 责任编辑：常　宁 | 封面设计：曾雅明　邓子悦 |

出版发行：湖北科学技术出版社
地　　　址：武汉市雄楚大街 268 号（湖北出版文化城 B 座 13—14 层）
电　　　话：027-87679468　　　　　　　　　　　邮　　编：430070

印　　　刷：武汉市华康印务有限责任公司　　　　　邮　　编：430000

889×1194　　　1/16　　　　　　　　　　16.25 印张　　　380 千字
2023 年 9 月第 1 版　　　　　　　　　　　　2023 年 9 月第 1 次印刷
定　　价：148.00 元

《协和肿瘤多学科诊疗经典案例荟萃》
编 委 会

序　言

多学科综合诊疗(multidisciplinary treatment,MDT)源于20世纪90年代,在国内外的综合医院已经成为肿瘤治疗的重要模式。相较于国外多学科会诊费用高昂,在中国,通过中国抗癌协会和国家卫生和计划生育委员会MDT推广工程,在全国范围内对MDT进行了积极而规范的推广,MDT理念从大城市、大医院向下一级城市、基层医院延伸。国内MDT是从临床实践中发展起来的,通过专家和同道总结,再把总结的共识应用到临床实践当中,一步一步互相推动而成。

随着医学专业和亚专业的不断细分,肿瘤科医生的专业性越来越强,肿瘤外科医生更擅长手术,肿瘤内科医生更擅长化疗,放疗医生更擅长放疗等。同时与日俱增的肿瘤治疗手段,如手术、化疗、放疗、介入治疗、免疫治疗、中医中药治疗等,使得面对恶性肿瘤时没有哪一种治疗手段能成为绝对的、唯一的有效方法。因此,根据肿瘤在不同时期的特点、患者的身体状况、各种治疗手段的优势,综合运用,各取所长,优势互补,才能最大程度控制肿瘤恶化,使患者获得最佳的治疗。同时,MDT理念也能够提高医护人员对疾病的处理能力,较好地促进多个学科间的知识交流和医生的成长。

然而,回顾国内MDT的发展历程,也存在一些亟待解决的问题,例如如何确保患者可以执行MDT制定的策略;后续数据的管理、随访;当患者再次进行MDT的时候,如何评价前期策略的成败;基层医疗机构MDT团队薄弱,年轻医生MDT意识不足,经验有限;MDT优质师资及教育培训资源短缺等,这都是未来需要解决的。

华中科技大学同济医学院附属协和医院(以下简称"协和医院")作为一家始终将公益性放在首位的公立医院,为广大群众提供优质医疗资源,使广大群众得到高效救治。协和医院肿瘤中心经过不断发展,目前拥有20多支多学科团队,将昔日的"患者追着医生跑"转变为"医生围着患者转"。2012年以来,协和医院肿瘤中心逐步引入骨软组织肿瘤外科、胸部肿瘤外科、消化肿瘤外科、乳腺甲状腺肿瘤外科。协和医院肿瘤中心各亚专科建设日趋成熟,为MDT打下基础,将各相关学科医生组成MDT团队,以整体观、全局观为单个患者提供一站式综合诊疗方案。协和医院肿瘤中心在国内属于较早开展MDT的单位。2012年3月27日,协和医院肿瘤中心张涛教授联合胃肠外科主任陶凯雄教授共同组成肿瘤中心第一支MDT团队,吸纳影像科、病理科、放射科、中西医结合科、心理科等各相关科室成员。多学科专家围绕一个病例集中研讨,患者和家属参会并提出疑问或想法,最终形成最适合患者的个性化、综合诊疗方案,让患者再也不用"拎着病例到处跑"。近年来协和医院肿瘤中心开设了MDT门诊,挂一个号,有多名专家坐诊,为患者设专职秘书,及时调集更多相关专家,每周对患者的病情发展进行会诊,提供"量体裁衣"的整体治疗方案。靶向治疗的突飞猛进和免疫治疗的不断探索,为MDT团队提供了更加丰富的解决方案,使肿瘤治疗精准化进入一个新的时代。

强强联合、科学抗癌,通过多年经验累积,协和医院肿瘤中心将既往数以千计的病例进行归纳、梳理,凝练成了这本《协和肿瘤多学科诊疗经典案例荟萃》。该书涵盖了头颈部肿瘤科、胸部肿瘤科、腹部肿瘤科、妇科肿瘤科、乳腺肿瘤科、淋巴瘤科、肉瘤与黑色素瘤科等七个亚专科MDT团队的经典病例,覆盖了常见及多发瘤种40余种,在更为规范化治疗的同时体现了个性化,体现了MDT相较于传统治疗的精准性;同时纳入了较为复杂、难治及罕见的病例,揭示了MDT得天独厚的优势,MDT团队在整个诊疗过程中创造的一个又一个生命的奇迹。

华中科技大学同济医学院附属协和医院肿瘤中心

前　言

多学科综合诊疗(multidisciplinary treatment,MDT)是建立于循证医学基础上的一种肿瘤治疗新模式,是指由多学科专家共同商讨,制定出患者个性化诊疗方案的一种新诊疗模式。它将医院内部不同科室的医生聚集,通过定期、定时、定址的会议形式,汇集各科室的最新发展动态,并结合患者的疾病分期、治疗转归、经济状况及其身体状况和心理承受能力,在权衡利弊后,制定出科学、合理、规范的最佳治疗方案。它能够打破各学科专业间的壁垒,整合不同学科的优势并促进科室间的协作,减少误诊误治,提高治疗方案的合理性和科学性,达到为肿瘤患者实行个体化治疗的目的。

肿瘤是一种全身性疾病,其病理分型、分子分型、临床表现及治疗效果在不同患者间差异很大,因此对肿瘤的个性化治疗需要多学科协同完成,通过及时、有效的MDT讨论,为患者制定最规范且最合适的治疗方案。MDT是实现"有计划地、合理地应用现有治疗手段"对肿瘤患者进行个体化综合治疗的组织保障。

MDT团队建立时,需满足一定条件。首先,该病种患者数量能够达到一定规模且来源较稳定,对于某专科肿瘤较少的患者可使用远程会诊的模式,参与到其他单位的MDT团队中。其次,MDT团队需拥有1~2名在院内或者地区具有权威性的专家,协调和领导MDT团队的发展。最后,MDT团队成员需涉及诸多科室,如内科、外科、病理科、影像科、介入科、放疗科等,由于基因检测和分子分型在肿瘤治疗中的地位越来越重要,有条件的单位可将分子诊断医师纳入MDT团队中,各科室协作建立一个从事肿瘤诊断和治疗的专业团队。

MDT团队成员包括牵头人、团队秘书和各专科相关参会专家,应具有明确的人员管理和运行模式。MDT牵头人负责MDT团队的管理,包括结合医院工作实际,制定MDT工作制度和相应的标准化操作流程,为MDT团队制定明确的工作目标、管理制度、诊疗规范等;对MDT工作进行全面监督和管理,定期对医院MDT活动开展情况进行督查,针对存在的问题进行评估和反馈,持续提高MDT质量;与医管部门沟通,申请相关政策支持以确保MDT工作的有效进行;推进MDT的多中心前瞻性研究;关注影响MDT诊疗决策安全性的问题等。MDT团队秘书主要负责收集会诊病例资料,准备MDT会议设施,组织和协调各科室专家参加MDT会议,对MDT讨论结果进行记录,并转达给患者及家属,负责MDT讨论病例的随访和定期总结。MDT各专科相关参会专家提交需讨论的患者资料,参与MDT会议的讨论,并对患者的诊疗计划提出分析和建议,对跨学科的诊疗问题及时给予协助,指导MDT意见的实施及对患者的随访和反馈。MDT团队应建立持续可发展的运行模式,包括:①各相关学科带头人定期解读肿瘤专科规范化治疗路径以及最新进展;②对于潜在的需要多学科会诊的患者,第一时间进行相关学科的沟通,开展MDT门诊;③对于病情复杂的患者,实行MDT会诊,在无特殊情况下,定期实行小组会诊;④MDT会诊后,将MDT会诊患者治疗效果反馈到相关科室,对治疗效果和治疗经验进行总结;⑤定期开展学术交流活动,向其他学科介绍及展示各专科目前开展的新业务以及相关新技术、新进展,加强互相之间的了解,提供合作机会。

华中科技大学同济医学院附属协和医院肿瘤中心秉承为患者提供最合适的治疗方案初衷,建立了头颈部肿瘤、胸部肿瘤、腹部肿瘤、妇科肿瘤、乳腺肿瘤、淋巴瘤、肉瘤与恶性黑色素瘤等多个MDT团队。MDT团队组成及规模不断发展壮大,积累了许多临床经验。MDT团队由外科(胸外科、胃肠外科、肝胆外科、胰腺外科、脑外科、泌尿外科、耳鼻喉科、乳甲外科、骨外科、口腔外科等)、内科(肿瘤放化疗科、呼吸内科、消化内科、血液内科、心内科、内分泌科及肾病内科等)、妇科、介入科、影像科、病理科和核医学科等科室共同组成。MDT不是只关注患者某一阶段的治疗,而是贯穿每一位患者的治疗全程,无论患者在哪个科室,均能得到合理规范的治疗,以期最大限度地延长患者的生存期、提高患者的治愈率和改善患者的生活质量。

通过MDT平台,根据肿瘤患者的病情特点、基因状态、个体化情况等,充分运用手术、化疗、放疗、免疫治疗、介入及分子靶向药物治疗等多种治疗方法,科学整合,能为患者量身定做适合其病情的、合理的、科学的、规范的治疗策略,以最大程度提高患者近期疗效和远期生存率,改善生活质量,让患者实现真正意义上的"活得更长,活得更好"。华中科技大学同济医学院附属协和医院肿瘤中心各专科肿瘤MDT会诊固定时间、频率、地点进行,会诊结束后,对会诊病例进行归纳存档,以便对患者后续的治疗方案、效果和转归进行随诊和分析,从而保证MDT质量和可持续发展。

本书收集多例头颈部肿瘤、胸部肿瘤、腹部肿瘤、妇科肿瘤、乳腺肿瘤、淋巴瘤、肉瘤与恶性黑色素瘤等经典MDT病例,通过总结归纳经典病例,以期为临床积累宝贵的治疗经验。

华中科技大学同济医学院附属协和医院肿瘤中心

目 录

第一章　头颈部肿瘤多学科诊疗病例

病例1：一例鼻咽癌合并泪囊淋巴上皮样癌EBER(+)

（一）病例简介

基本信息：患者，男性，51岁。

主诉：泪囊非角化鳞癌术后4个月，确诊鼻咽癌1个月余。

现病史：患者2021-04-11于华中科技大学同济医学院附属协和医院（以下简称"我院"）检查。MRI结果显示：右侧泪囊—鼻泪管占位。进一步行PET-CT：右泪囊－右鼻泪管－右侧鼻道异常软组织密度影，代谢异常增高。2021-05-18于外院手术，术后病理：鼻泪管及泪囊肿物，为非角化性鳞状细胞癌。排除转移性鼻咽癌。免疫组化染色：PCK（少许＋），CK8/18（部分＋），P63（＋），P40（少许＋），P16（－），LCA（－），KI-67（约70%）。分子检测：EBER(CISH)(＋)，EBER(＋)。后就诊于我院耳鼻喉科，电子鼻咽镜示：鼻咽部隆起，表面尚光滑。于2021-06-24行鼻咽肿瘤切除术。术后病理：①（鼻咽部左侧）呈慢性炎症变化的黏膜组织伴淋巴组织增生，仅局灶上皮下见异型细胞团，镜下测量最大径约为0.1cm，结合免疫组化染色及原位杂交结果，符合非角化性癌，未分化型。免疫组化染色：肿瘤细胞PCK（弱＋）。原位杂交检测EB病毒（Epstein-Barr virus，EBV）：EBER(＋)。②（鼻咽右侧、鼻咽部顶后壁）呈慢性炎症改变的黏膜组织伴淋巴组织增生。免疫组化染色：PCK（未见上皮异常分布）。原位杂交检测EB病毒：EBER(－)。③（右侧中鼻道）呈慢性炎症改变的黏膜组织伴息肉形成。现患者为求进一步诊治遂来我院，门诊以"泪囊肿瘤，鼻咽恶性肿瘤"收入。

起病以来，患者精神、睡眠、饮食一般，大小便正常，体重、体力无明显变化。

既往史及家族史：2018-08-09行左肺腺癌切除术。病理示：腺癌，未放化疗。

体检阳性体征与重要阴性体征：一般情况可，KPS评分为90分。双侧颈部未触及明显肿大淋巴结。

主要辅助检查：

2021-03-02血浆（细胞外）EBV-DNA＜400.00copies/ml（阴性）。

2021-04-19眼＋脑部MRI增强：① 脑部MRI平扫＋增强未见明显异常。②右泪囊—鼻泪管占位，拟诊肿瘤性病变，必要时进一步检查以排除淋巴瘤可能；鼻咽顶后壁软组织结节样增厚，咽淋巴环肿大，建议专科检查。③右侧上颌窦囊肿。（图1-1）

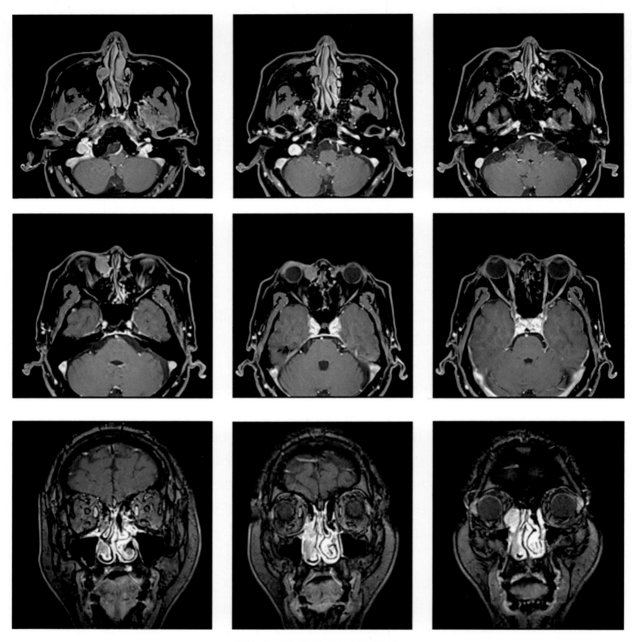

图1-1　眼+脑部增强MRI图像

2021-04-21 PET-CT：①右泪囊－右鼻泪管－右侧鼻道异常软组织密度影，代谢异常增高，考虑恶性肿瘤性病变可能，建议取材活检，以进一步明确病变性质，排除肉芽肿病变。②右肺上叶尖段及右肺上叶前段紧贴水平裂处有实性小结节，代谢不高，建议密切随访观察。③左肺容积缩小，纵隔左偏，呈术后改变。④余探测部位未见明显恶性肿瘤性病变及转移征象。⑤右侧上颌窦囊肿；鼻咽部软组织稍增厚，代谢轻度升高，考虑炎性病变可能性大，建议定期复查；双侧扁桃体炎。⑥双侧颈部IB区、ⅡA区多发淋巴结，代谢轻度升高，考虑淋巴结炎可能性大；余双侧颈部、纵隔及双侧腹股沟多发小淋巴结，代谢不高，考虑为非特异性改变。(图1-2)

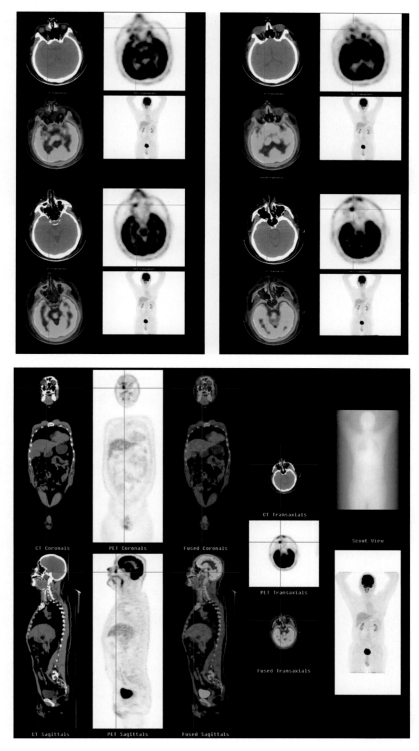

图1-2　PET-CT图像

2021-05-18行鼻内病损切除术＋泪囊病损切除术。术后病理：鼻泪管及泪囊肿物，为非角化性鳞状细胞癌。免疫组化染色：PCK（少许阳性），CK8/18（部分阳性），P40（少许阳性），LCA（阴性），KI-67（约70％）。分子检测：EBER（＋）。

2021-06-24行鼻咽肿物切除术。术后病理:鼻咽部左侧呈慢性炎症改变的黏膜组织伴淋巴组织增生,仅局灶上皮下见异形细胞团,镜下测量最大径约为0.1cm,结合免疫组化及原位杂交结果,复合非角化性癌,未分化型。免疫组化染色:肿瘤细胞PCK(弱阳性)。原位杂交检测EB病毒:EBER(＋)。(图1-3)

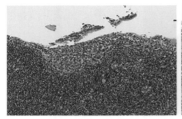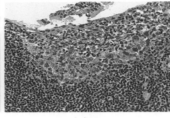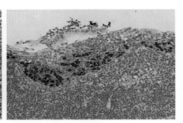

| HE染色,×100 | HE染色,×100 | 免疫组化染色,×100 |

图1-3　病理图像

诊断:①鼻咽癌(T1N0M0);②泪囊非角化鳞癌EBER(＋);③左肺腺癌切除术后。

(二) 病例讨论

首次MDT讨论

讨论时间:2021-07-07。

讨论科室:耳鼻喉科、肿瘤放化疗科、病理科、影像科。

讨论意见:通过影像学判读,考虑鼻咽病变与鼻泪管病变并不存在解剖学的毗邻关系。从患者手术中及病理可见,鼻咽部的肿瘤非常小,只有0.1cm,且将整个鼻咽黏膜进行完整剥离并于镜下观察病理表现,也未发现从鼻咽到泪囊的浸润通道。根据"种子—土壤"肿瘤致病学说,EB病毒是一种高度嗜鼻咽黏膜的病毒,是鼻咽癌的主要致病因素;而泪囊可能因为黏膜异位或者"迷走"等,该部位形成EB病毒相关鳞癌,因此考虑该病例为EB病毒导致的双原发肿瘤的可能性最大。因眼附件淋巴上皮瘤样癌(lymphoepithelioma-like carcinomas,LELC)十分罕见,治疗方式上目前尚无指南。基于病理上的相同性,治疗上可以借鉴鼻咽癌。淋巴上皮瘤样癌(LELC)一般对放化疗敏感。对于此患者,已行原发部位的手术治疗,应辅助放疗。针对眼附件的术后瘤床,尤其泪囊、同侧鼻泪管、泪液引流至鼻腔的部位,应在放疗靶区内。眼部放射时应注意对危机器官的保护,如晶状体和视网膜,尽量减少并发症。另针对鼻咽癌的治疗,由于患者分期较早,鼻咽部手术切缘阴性,淋巴结阳性,因此建议采取同步放化疗的治疗方式。

执行情况及治疗结局:

针对患者眼附件的术后瘤床,行术后辅助放疗,放疗靶区包括同侧泪囊、同侧鼻泪管、泪液引流至鼻腔的部位等。针对患者鼻咽病灶,行鼻咽部及颈部淋巴结引流区的同步放化疗。

具体方案:

化疗计划:顺铂100mg/m²,2个周期,每隔3周。

放疗计划:眼附件区＋鼻咽部＋颈部淋巴结引流区。放疗靶区如图1-4所示。

总剂量（DT）：PGTVtb（泪囊）60Gy/30F；PCTV1（鼻咽）60Gy/30F；PCTV2（预防）54Gy/30F。

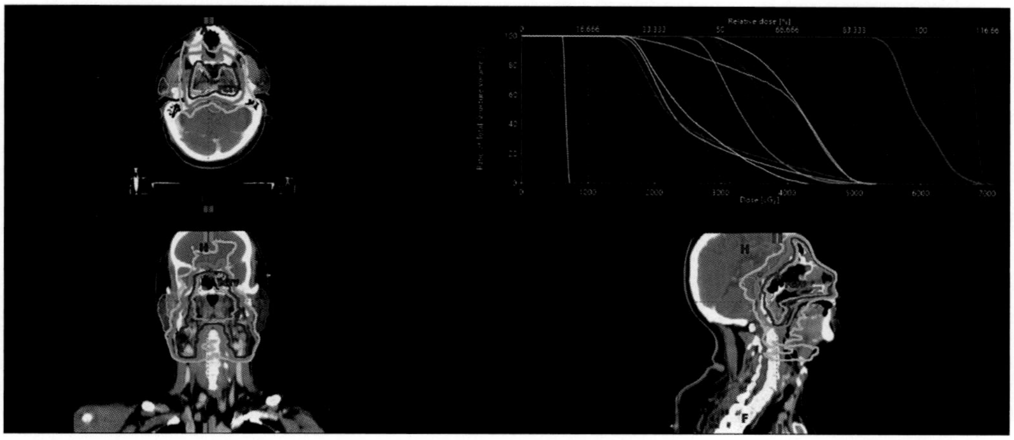

图1-4　放疗靶区

（三）病例点评

淋巴上皮瘤样癌（LELC）是具有与未分化鼻咽癌相似形态学特征的恶性肿瘤，并且发生在鼻咽外，例如唾液腺、肺、胃、胸腺、皮肤、膀胱、宫颈和乳腺等。其诊断主要取决于典型的组织学特征：肿瘤细胞边界不清、核仁明显，周围存在丰富的淋巴细胞浸润。在诊断原发性淋巴上皮瘤样癌之前，必须通过鼻咽影像学或活检排除鼻咽癌。

眼附件是指眼睛周围的组织和结构，包括眼眶软组织、泪腺、泪道引流系统、结膜和眼睑。原发于眼附件的恶性肿瘤多为淋巴瘤、泪腺的上皮源性肿瘤和神经源性肿瘤。眼附件的淋巴上皮瘤样癌（LELC）非常罕见。根据病例报道，泪腺、鼻泪管、眼睑和结膜是原发LELC的主要潜在部位。其临床表现因部位而异：复视和眼球突出多见于泪腺肿瘤；溢泪是泪囊肿瘤的常见症状；流涕和鼻衄在鼻泪管肿瘤中多见；局部肿物通常是结膜肿瘤或眼睑肿瘤的唯一临床表现。除此之外，颈部淋巴结肿大也可能为患者首要阳性症状。据报道EB病毒和LELC之间的联系因患者种族而异，其关联似乎仅限于亚洲人群。

眼附件LELC十分罕见，其最佳治疗方式尚不清楚。基于对一些病例的观察，眼附件LELC似乎有局部复发的趋势，术后放疗似乎对控制疾病有效。Skinner等研究报道，接受术后放疗的泪道LELC的患者具有更好的无病生存期（disease-free survival，DFS）。无论是鼻咽癌还是其他头颈部LELC，均对放疗敏感，放疗可获得良好的局部控制率。因此我们可以根据淋巴上皮瘤样癌（LELC）对放化疗的敏感性，类推眼附件LELC的治疗方式。一般眼附件LELC的发现都基于手术病理的结果。我们认为，对于原发部位已行手术治疗的患者，应辅助放疗；对于无法手术或不耐受手术的患者，放疗和化疗的组合不失为一种选择。值得注意的是，眼部放疗时应注意保护对辐射敏感的眼组织，例如晶状体和视网膜，使用适行调强放疗的技术能尽量减少并发症。

此病例使我们对EB病毒相关的头颈部肿瘤尤其是鼻咽癌有了进一步深刻的认识：EB病毒导致的头颈部肿瘤并不一定只在鼻咽部，其他解剖位置也有可能存在EB病毒相关的鳞癌。

参 考 文 献

[1] IEZZONI J C,GAFFEY M J,WEISS L M. The role of Epstein-Barr virus in lymphoepithe-lioma-like carcinomas[J]. Am J Clin Pathol,1995,103:308-315.

[2] CAI G,PARWANI A V. Cytomorphology of lymphoepithelioma-like carcinoma of the urinary bladder:report of two cases[J]. Diagn Cytopathol,2008,36:600-603.

[3] KAUL R,GUPTA N,SHARMA J,et al. Lymphoepithelioma-like carcinoma of the uterine cervix[J]. J Cancer Res Ther,2009,5:300-301.

[4] ILVAN S,CELIK V,ULKER AKYILDIZ E,et al. Lymphoepithelioma-like carcinoma of the breast:is it a distinct entity? Clinicopathological evaluation of two cases and review of the literature[J]. Breast,2004,13:522-526.

[5] DUBEY P,HA C S,ANG K K,et al. Nonnasopharyngeal lymphoepithelioma of the head and neck[J]. Cancer,1998,82:1556-1562.

[6] LIANG Y,WANG L,ZHU Y,et al. Primary pulmonary lymphoepithelioma-like carcinoma: fifty-two patients with long-term follow-up[J]. Cancer,2012,118:4748-4758.

[7] SCHWARCZ R M,COUPLAND S E,FINGER P T. Cancer of the orbit and adnexa[J]. Am J Clin Oncol,2013,36(2):197-205.

[8] BLASI M A,VENTURA L,LAGUARDIA M,et al. Lymphoepithelioma-like carcinoma involving the lacrimal gland and infiltrating the eyelids[J]. EurJ Ophthalmol,2011,21:320-323.

[9] LEUNG S Y,CHUNG L P,HO C M,et al. An Epstein-Barr virus positive undifferenti-ated carcinoma in the lacrimal sac[J]. Histopathology,1996,28:71-75.

（韦洁霖　张占洁　袁杰　胡媛　马辉　肖桂香　杨成章　杨坤禹）

病例2：EB病毒相关的淋巴增殖性疾病

（一）病例简介

基本信息：患者，男性，12岁。

主诉：鼻塞伴间断发热半月余。

现病史：患者于2021-08-11无明显诱因出现鼻塞伴间断发热半月。当地医院行鼻咽镜：鼻咽新生物。进一步行鼻咽活检：小细胞恶性肿瘤可能。遂来我院就诊，以"鼻咽恶性肿瘤"入院。

既往史及家族史：无特殊。

体检阳性体征与重要阴性体征：ECOG PS评分为0分。双颈可及多发肿大淋巴结，最大直径约为2cm，边缘光滑，活动度差，无压痛。

主要辅助检查：

鼻咽及颈部MRI：①鼻咽顶后壁占位，符合恶性肿瘤性病变，请结合临床；②颈部及颌下、颏下多发增大淋巴结。（图1-5）

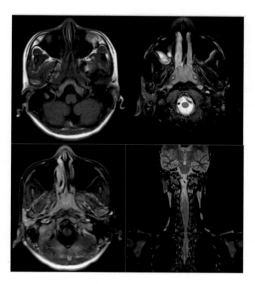

图1-5　鼻咽及颈部MRI图像

PET-CT：①鼻咽顶后壁软组织增厚，代谢异常增高，标准摄取值（standard uptake value，SUV）max 9.7，考虑符合恶性肿瘤性病变征象（图1-6）；②双侧咽旁及双侧颈部Ⅱ、Ⅲ、Ⅴ区多发淋巴结，代谢增高，SUVmax 3.0～4.0，考虑很可能为转移性病变（图1-7）；③脾大，代谢弥散增高。

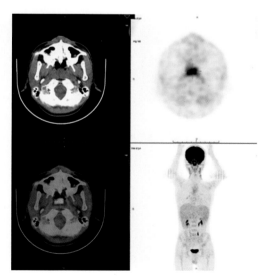

图1-6　PET-CT图像

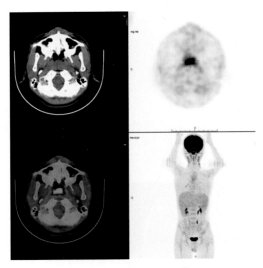

图1-7　PET-CT图像

实验室检查：血浆（细胞外）EBV-DNA 1.15×10^3copies/ml，β2微球蛋白5.3mg/L，淋巴细胞6.26×10^9/L。

病理会诊：（鼻咽部）EB病毒阳性的B淋巴细胞增殖性疾病。

镜下见炎性渗出及数小块淋巴组织增生的黏膜组织，细胞呈多形性及挤压，散在大细胞，该大细胞表达CD20及EBER，KI-67高增殖，符合EB病毒感染表现，建议密切随访观察，若有必要请再取活检。

免疫组化染色：大细胞CD20（＋），CD3（－），CD21（残存FDC网＋），TDT（－），CD56（－），Desmin（－），PCK（－），KI-67（约60％）。

原位杂交检测EB病毒：EBER（＋）（图1-8）。

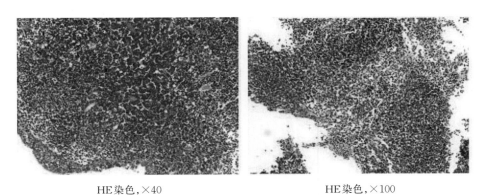

HE染色，×40　　　　　　　　　　HE染色，×100

图1-8　病理图像

诊断：鼻咽肿瘤，发热待查。

（二）病例讨论

首次MDT讨论

讨论时间：2021-09-29。

讨论科室：肿瘤科、耳鼻喉科、口腔科、病理科、影像科。

影像科专家建议：患者鼻咽及颈部 MRI 和 PET-CT 示鼻咽顶后壁软组织增厚，代谢异常增高，同时伴有双侧咽旁及双侧颈部Ⅱ、Ⅲ、Ⅴ区多发淋巴结，代谢增高。该患者影像学表现符合鼻咽癌常见的影像学表现，因此考虑鼻咽癌可能，但外院的鼻咽活检并不支持鼻咽癌诊断，建议可再行鼻咽活检或者颈部淋巴结活检以明确诊断。

耳鼻喉科专家建议：EB 病毒相关的淋巴增殖性疾病在临床上并不多见，表现多样，临床诊断与鉴别具有较大的难度。与 EB 病毒感染相关的淋巴细胞增生性疾病包括非肿瘤性增生性疾病和肿瘤性疾病，前者主要包括传染性单核细胞增多症(infectious mononucleosis, IM)、慢性活动性 EB 病毒感染及 EB 病毒相关噬血细胞性淋巴组织细胞增多症；后者主要包括霍奇金淋巴瘤、伯基特(Burkitt)淋巴瘤、免疫缺陷相关的淋巴增殖性疾病、NK/T 细胞淋巴瘤等。有相当一部分患者可以从非肿瘤性增生性疾病演变成肿瘤性疾病。因此，即便外院的鼻咽活检不支持肿瘤性病变，也不能排除存在肿瘤可能。建议再次活检，必要时可行鼻咽及颈部淋巴结多点活检。

肿瘤科专家建议：患者有长期广东生活史，同时合并有 EB 病毒感染，根据鼻咽癌流行病学特点及患者影像学表现，考虑鼻咽癌可能性大。外院的活检提示病变组织广泛淋巴细胞浸润，这符合鼻咽癌淋巴细胞浸润的病理学特点，因此，建议再次活检，必要时可鼻咽及颈部淋巴结多点活检。

执行情况及治疗结局：

患者于 2021-09-05 行左侧颈部淋巴结切除活检，于 2021-09-15 行鼻咽病灶切除术。

病理报告：(1)(左侧颈部淋巴结)病毒性淋巴结炎，EB 病毒感染。

送检淋巴结。镜下见滤泡间区扩大，增生细胞混杂，免疫组化染色示 CD3、CD5、CD43、CD20、PAX5，显示 T 区、B 区分布尚规则，以 T 区增生为主，CD21 显示 FDC 网存在，IgD 示套区存在，$CD8^+$ T 细胞数量稍多于 $CD4^+$ T 细胞，KI-67 显示滤泡间增殖活性约 40%，CD10、TdT 及 CD30 散在阳性。

原位杂交检测 EB 病毒：EBER(＋，热点区域 20~50 个/HPF)，EBER＋CD79a、EBER＋CD3 双染显示 EBER 阳性细胞为 B 细胞(图 1-9)。

 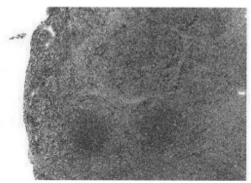

HE 染色，×40　　　　　　　　　　　HE 染色，×100

图 1-9　左侧颈部淋巴结病理图像

(2)(鼻咽)呈慢性炎症变化的黏膜组织伴淋巴组织增殖，符合 EB 病毒感染。

观察黏膜内增生的淋巴组织,见增生细胞混杂,可见淋巴滤泡,免疫组化染色示CD3、CD5、CD43、CD20、T细胞、B细胞混杂,以T细胞增生为主,T细胞、B细胞分布尚规则,CD8$^+$T细胞数量稍多于CD4$^+$T细胞,CD21显示FDC网可见,IgD示套区存在,KI-67显示滤泡间增殖活性约为30%,TdT及CD30散在阳性,PCK上皮细胞未见异常分布。

原位杂交检测EB病毒:EBER(+,热点区域20～30个/HPF)(图1-10)。

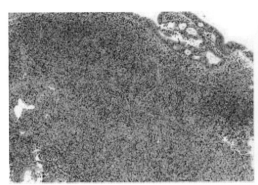

HE染色,×40　　　　　　　　　　　　HE染色,×100

图1-10　鼻咽部病理图像

最终诊断:EB病毒相关的传染性单核细胞增多症。

(三) 病例点评

EB病毒是嗜人类淋巴细胞的γ-DNA疱疹病毒,可侵及B细胞、T细胞及NK细胞,其中以B细胞最常见,主要通过口咽分泌物经密切接触传染,感染人群普遍存在,世界上90%以上成人血清中EB病毒抗体呈阳性,绝大多数患者终身携带病毒而不表现出临床症状,呈现隐性感染。儿童时期或机体抵抗力降低时,潜伏在B细胞内的EB病毒被激活,活动性复制,病变可累及全身各个系统,临床表现复杂多样。与EB病毒感染相关的淋巴细胞增生性疾病包括非肿瘤性增生性疾病和肿瘤性疾病,前者主要包括传染性单核细胞增多症、慢性活动性EB病毒感染、EB病毒相关噬血细胞性淋巴组织细胞增多症;后者主要包括霍奇金淋巴瘤、Burkitt淋巴瘤、免疫缺陷相关的淋巴增殖性疾病、NK/T细胞淋巴瘤等。

传染性单核细胞增多症(IM)是其中症状体征轻微、病程自限、预后良好的类型。EB病毒原发感染后患儿的临床症状通常不明显,年龄<6岁的患儿多为无症状或仅为轻微的上呼吸道症状等非特异性表现。青少年感染EB病毒进展为IM的概率约为50%。目前,IM的发病机制尚未完全清楚,主要认为EB病毒通过病毒外膜糖蛋白(gp350/220)与B细胞表面的CR2结合而进入受感染的B细胞内增殖,使B细胞表面抗原发生改变,从而引起T细胞的强烈免疫应答而转化为细胞毒性T细胞(主要是CD8$^+$T细胞),引起一系列临床症状。IM临床表现主要有:①发热,无固定热型,体温一般为38～39℃,多持续1～2周;②咽峡炎,可累及咽部、扁桃体及腭垂,伴扁桃体肥大、上腭斑;③淋巴结肿大,以颈部淋巴结最常见;④肝脾肿大,部分患者伴有肝功

能异常;⑤眼睑水肿等。目前国际上仍较多采用Hoagland's提出的标准:①临床三联征,即发热、咽峡炎、淋巴结病;②外周血淋巴细胞比例≥50%和异型淋巴细胞比例≥10%;③血清噬异凝集抗体阳性。而我国的诊断标准主要包括临床诊断标准和实验室诊断标准,具体为①临床诊断标准:临床症状包含至少3项,即发热、咽扁桃体炎、颈淋巴结肿大、肝脏肿大、脾脏肿大、眼睑水肿和实验室指标即外周血异型淋巴细胞比例≥0.10和(或)淋巴细胞计数≥5.0×10⁹/L。②实验室诊断标准:临床症状包含至少3项,即发热、咽扁桃体炎、颈淋巴结肿大、肝脏肿大、脾脏肿大、眼睑水肿和实验室指标至少1项,即EBV-CA-IgM和EBV-CA-IgG阳性,且EBV-NA-IgG阴性;EBV-CA-IgM阴性,但EBV-CA-IgG阳性,且为低亲和力抗体;双份血清EBV-CA-IgG滴度4倍以上升高。

大多数IM患者可自行恢复,预后良好。目前尚无特异性的治疗手段,主要以退热、护肝等对症治疗为主;可同时给予抗病毒治疗,如阿昔洛韦、更昔洛韦和伐昔洛韦等,可抑制EB病毒复制并减少病毒脱落;干扰素不仅能够诱导宿主细胞产生抗病毒蛋白,还可调节细胞毒性T细胞、NK细胞和巨噬细胞对病毒感染靶细胞的杀伤作用,可以起到抗病毒及免疫调节双重作用,同时抑制病毒复制、阻断病毒感染或扩散。应用疫苗进行治疗和预防尚处于试验阶段,目前尚无正式上市、投入临床使用的EB病毒疫苗。

参 考 文 献

[1] HURT C,TAMMARO D. Diagnostic evaluation of mononucleosis-like illnesses[J]. Am J Med,2007,120:911.E1-911.E8.

[2] DUNMIRE S K,HOGQUIST K A,BALFOUR H H. Infectious mononucleosis[J]. Curr Top Microbiol Immunol,2015,390:211-240.

[3] HUTT-FLETCHER L M. Epstein-Barr virus entry[J]. J Virol,2007,81:7825-7832.

[4] EBELL M H. Epstein-Barr virus infectious mononucleosis[J]. Am Fam Physician,2004,70:1279-1287.

[5] 中华医学会儿科学分会感染学组,全国儿童EB病毒感染协作组. 儿童主要非肿瘤性EB病毒感染相关疾病的诊断和治疗原则建议[J]. 中华儿科杂志,2016,54(8):563-568.

[6] DE PASCHALE M,CLERIEI P. Serological diagnosis of Epstein-Barr virus infection: Problems and solutions[J]. World J Virol,2012,1(1):31-43.

(洪晓华　丁乾　彭纲　杨坤禹)

病例3：双侧喉鳞癌患者新辅助免疫联合化疗保喉治疗

（一）病例简介

基本信息：患者，男性，58岁。

主诉：声嘶1年，加重2个月。

现病史：患者1年前无明显诱因出现声嘶，呈持续性，伴间断性咳嗽咳痰，无发音困难，无吞咽困难。未给予特殊诊治。因进行性加重，遂于2021-01-18门诊行电子喉镜示：喉肿物。2021-02-22于我院行支撑喉镜下喉部新生物切除术。术后病理：（右侧声带、前联合）鳞状细胞癌。免疫组化染色：癌细胞PCK（＋），P40（＋），CK5/6（＋）。

个人史：吸烟史，1.5包/d，20年，无饮酒史，无其他特殊病史。

家族史：无特殊。

体检阳性体征与重要阴性体征：无。

主要辅助检查：

喉镜：双侧喉及前联合病变，以左侧喉为主（图1-11）。

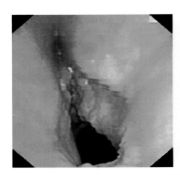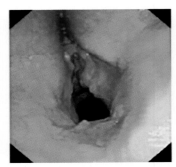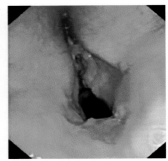

图1-11 喉镜检查显示双侧喉及前联合病变，以左侧喉为主

PET-CT：双侧声带区前部（右侧为著）/前联合区见稍增厚软组织影，见放射性分布浓聚，SUVmax 10.7，代谢增高，考虑肿瘤性病变可能，余未见肿瘤代谢显像。（图1-12）

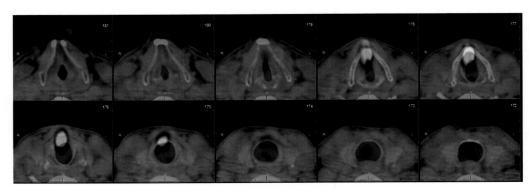

图1-12 PET-CT图像

（二）病例讨论

1. 首次MDT讨论

讨论时间：2021-03-24。

讨论科室：肿瘤科、耳鼻喉科、口腔科、影像科、病理科。

讨论意见：该声门型喉癌患者病变主要集中在前联合，并在双侧喉部均有高代谢影，淋巴结及全身未见转移，分期为T2N0M0。患者保喉意愿强烈，考虑患者双侧声带高代谢，喉镜亦提示右侧声带及前联合占位，病理报告提示鳞状细胞癌，若直接手术，患者难以保留发声功能。分期为T2N0M0，可给予根治性同步放化疗，保喉可以实现，但患者可能出现远期的副反应如吞咽障碍、颈部及喉部肌肉纤维化，导致生活质量下降。且患者局部T2，指南更推荐手术治疗。如果患者保喉意愿强烈，可行免疫联合化疗的新辅助治疗，再复查看肿瘤退缩情况，根据复查情况行肿瘤放化疗。

执行情况及治疗结局：

与患者沟通后，患者要求行免疫联合化疗的新辅助治疗。

于2021-04-02及2021-04-23行2个周期帕博利珠单抗联合白蛋白紫杉醇及顺铂治疗。于2021-05-17复查喉镜，提示喉部新生物较前明显缩小。（图1-13）

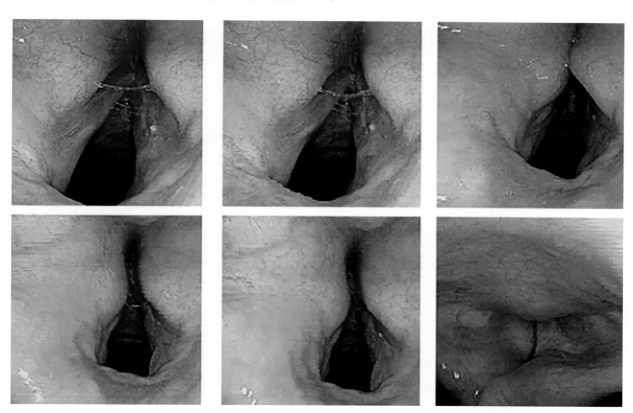

图1-13 喉镜复查显示喉部占位明显退缩

喉部MRI：双侧声带区前部（右侧为著）前联合稍增厚，呈等T_1稍长T_2信号表现，增强扫描示轻度强化，较前缩小。（图1-14）

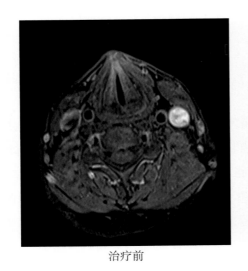 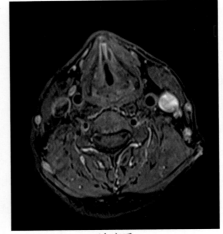

| 治疗前 | 治疗后 |

图1-14 MRI图像

2. 第二次MDT讨论

讨论时间:2021-06-02。

讨论科室:肿瘤科、耳鼻喉科、口腔科、病理科、影像科。

讨论意见:患者的喉部病灶经新辅助免疫联合化疗后明显退缩。手术按照初诊范围切除还是缩小后范围切除？从现有临床证据看,应按照初诊范围切除。但是新辅助免疫联合化疗的保喉目的就无法达到,可以先按缩小后范围切除,病理科配合术中快速活检,争取最大程度保留喉功能,并尽量完整切除肿瘤。术后根据病理结果,如果完全切除,进行放疗;如果为R1切除,则行同步放化疗。

执行情况及治疗结局:

手术治疗:患者于2021-06-17行喉部分切除术＋颈廓清术＋气管切开插管术。

术中发现:双侧声带增厚。

术后病理:(喉部新生物活检后并新辅助免疫联合化疗后)送检(双侧声带、室带及部分甲状软骨板)全部取材,反复制片,镜下见黏膜下纤维组织增生伴散在炎症细胞浸润,周围骨骼肌组织萎缩并形成多核肌巨细胞,符合治疗后改变,切片上未见癌残留;(左声门下、右声门下及会厌根部)未见癌累及。

术后病理提示病理学完全缓解（pathologic complete response,pCR）。镜下见炎症细胞浸润,未见肿瘤细胞残留。

患者术后恢复良好,声音保持良好,吞咽功能良好。

3. 第三次MDT讨论

讨论时间:2021-07-15。

讨论科室:肿瘤科、耳鼻喉科、口腔科、病理科、影像科。

讨论意见:患者虽然为pCR状态,但手术范围有所缩小,建议给予50Gy的低剂量辅助放疗,以防止局部复发。

执行情况及治疗结局：

于2021-07-20开始行喉部及颈部淋巴结引流区放疗。放疗过程顺利。2022-03-01复查，患者生活状态良好，发声及吞咽功能良好，未见肿瘤复发和转移。

（三）病例点评

全世界每年约有177000例新发喉癌病例，死亡病例约有94000例。既往的临床研究均为单纯新辅助化疗，且单纯新辅助化疗在头颈部鳞癌（head and neck squamous cell carcinoma，HNSCC）治疗方面的pCR率为8%～20%，远低于目前的免疫联合化疗的新辅助治疗方案，且因免疫治疗的疗效持久，所以免疫联合化疗的缓解程度更深，残留肿瘤细胞更少。在现有的手术切除模式下，经过新辅助化疗，患者头颈部的功能如吞咽、发声等仍不能得到保留，患者的生活质量受到巨大影响。因此，在不影响肿瘤复发及患者生存的前提下，在免疫联合化疗新辅助治疗后肿瘤明显退缩的模式下，缩小肿瘤的切除范围，尽量保留患者的器官功能，是值得探索的前沿研究。

协和医院肿瘤中心开展的一项卡瑞利珠单抗联合紫杉类化疗及铂类化疗的新辅助治疗局部晚期头颈部鳞癌研究，共入组30例患者，其中根治性手术患者27例，最终结果显示，免疫联合化疗新辅助治疗的肿瘤客观缓解率（objective response rate，ORR）为96.7%，主要病理缓解（major pathologic response，MPR）率为74%，pCR率为37%，肿瘤的影像学退缩及病理退缩均比较明显。目前虽然缺少多中心、大规模的化疗联合PD-1单抗新辅助治疗局部晚期HNSCC的临床研究数据，但是多项单中心临床研究显示，免疫联合化疗新辅助治疗局部晚期头颈部鳞癌可带来优异的肿瘤临床缓解及病理缓解，并可在无病生存期（DFS）和总生存期（overall survival，OS）上获益，为缩小手术范围创造良好条件，进而在延长患者生存时间的同时，提高患者生活质量。

参 考 文 献

[1] SIEGEL R L,MILLER K D,JEMAL A. Cancer statistics,2020[J]. CA Cancer J Clin,2020, 70:7.

[2] WGOURIN C G,CONGER B T,SHEILS W C,et al. The effect of treatment on survival in patients with advanced laryngeal carcinoma[J]. Laryngoscope,2009,119:1312.

[3] BUDACH V. Comprehensive overview:definitive radiotherapy and concurrent chemora-diation in locally advanced head and neck cancer[M]//Critical Issues in Head and Neck Oncology. Berlin:Springer International Publishing,2017.

[4] SILVER C E,BEITLER J J,SHAHA A R,et al. Current trends in initial management of

laryngeal cancer：the declining use of open surgery[J]. Eur Arch Otorhinolaryngol，2009，266：1333.

[5] BLANCHARD P，BAUJAT B，HOLOSTENCO V，et al. Meta-analysis of chemotherapy in head and neck cancer（MACH-NC）：a comprehensive analysis by tumour site[J]. Radiother Oncol，2011，100：33.

[6] OUHAJJOUA，FADOUKHAIRZ，FAOUZIH. PO-059：Efficacy and safety of modified-increased FEP regimen and chemo-radiation for locally advanced HNSCC[J]. Radiotherapy and Oncology，2017，122：30.

[7] LORCHJH，GOLOUBEVAO，HADDADRI，et al. Induction chemotherapy with cisplatin and fluorouracil alone or in combination with docetaxel in locally advanced squamous-cell cancer of the head and neck：long-term results of the TAX324r and omised phase 3 trial[J]. Lancet Oncol，2011，12（2）：153-159.

[8] VERMORKEN J B，REMENAR E，VANHERPEN C，et al. Cisplatin，fluorouracil and docetaxel in unresectable head and neck cancer[J]. NEngl J Med，2007，357（17）：1695-1704.

[9] LICITRA L. Primary chemotherapy in resectable oral cavity squamous cell cancer：a randomized controlled trial[J]. J Clin Oncol，2003，21（2）：327-333.

[10] SHU C A，GRIGG C，CHIUZAN C，et al. Neoadjuvant atezolizumab+chemotherapy in re-sectable non-small cell lung cancer（NSCLC）[J]. Journal of Clinical Oncology，2018，36：8532.

（张占洁　周彦　赵学艳　肖桂香　马辉　张小萌　杨坤禹）

病例4：一例颅底脊索瘤综合治疗探索

（一）病例简介

基本信息：患者，男性，49岁。

主诉：头痛1个月，发现鼻咽腔占位3周余。

现病史：患者2021-11-05因"头痛1个月"于当地医院住院治疗，检查时发现鼻腔后部占位。2021-11-09于当地医院行胸部及鼻咽CT增强＋平扫：①两肺上部陈旧性结核，左肺小结节，双侧胸膜粘连；②双侧上颌窦炎，双侧下鼻甲肥厚；③鼻咽腔占位（右侧咽隐窝、鼻咽腔顶后壁分别可见截面约2.8cm×3.2cm、2.6cm×3.5cm团块状软组织影），邻近骨质受侵蚀。患者在当地医院住院治疗，行鼻息肉切除术、鼻咽腔新生物活检。术后病理：（鼻咽部）黏液表皮样癌。患者头痛无明显缓解。患者为求进一步诊治，遂就诊于我院，门诊以"鼻咽黏液表皮样癌"收入。

起病以来，患者精神、食欲、睡眠尚可，大小便正常，体力、体重无明显下降。

既往史：平时健康状况良好，既往无高血压、糖尿病等病史。乙肝病史多年，未行正规抗病毒治疗。

个人史：油漆工30年，无饮酒吸烟史，无冶游史，无放射性物质接触史，无吸毒史。

家族史：父母健在，无恶性肿瘤遗传病史。

重要体检结果：KPS 评分为 90 分，体温 36.4℃，脉搏 82 次/min，呼吸 20 次/min，血压 139/90mmHg，身高 170cm，体重 60kg，体重指数（body mass index，BMI）20.76kg/m²。双侧瞳孔等大等圆，对光反射灵敏，鼻旁窦无压痛，伸舌居中，双侧扁桃体未见肥大，双侧颈部未触及肿大淋巴结。

重要辅助检查结果：

2021-12-01 我院鼻咽 CT 平扫：鼻咽腔后壁可见团块状软组织影，邻近骨质受侵蚀。（图 1-15）

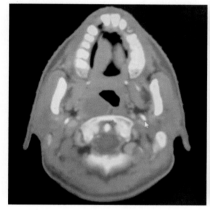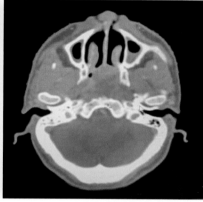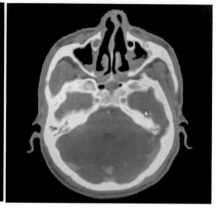

图 1-15　鼻咽 CT 平扫图像

2021-12-03 于我院门诊行病理会诊：（鼻咽部活检组织）脊索瘤。免疫组化染色：癌细胞 PCK（＋），EMA（部分＋），S-100（＋），Brachyury（弱＋），SOX10（－），CD68（－），P63（散在＋）。（图 1-16）

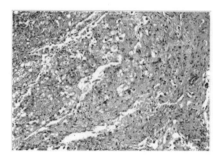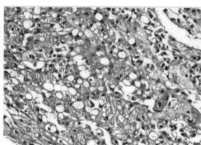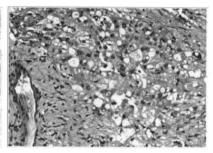

图 1-16　病理图像

2021-12-03 于我院行鼻咽 MRI 增强：后鼻腔—鼻咽右后侧哑铃状肿块影，大小为 4.5cm×2.7cm×4.8cm（截面×冠状面长径），长 T_1 长 T_2 信号，弥散受限，不均质轻中度气化，累及后鼻腔及斜坡，与双侧下鼻甲后缘界限不清，双侧咽鼓管圆枕、侧隐窝、咽鼓管因受压变窄、推移，右侧咽旁间隙明显变窄，余边界尚清。（图 1-17）

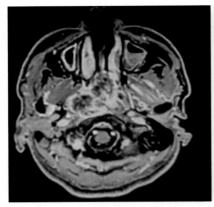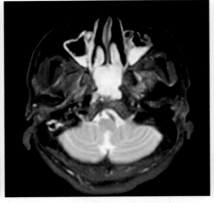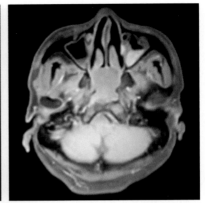

图1-17　鼻咽MRI增强图像

2022-01-17复旦大学附属肿瘤医院病理科会诊意见:(鼻咽部活检)脊索瘤。

诊断:颅底脊索瘤。

(二)病例讨论

首次MDT讨论

讨论时间:2021-12-09。

讨论科室:肿瘤科、耳鼻喉科、影像科、病理科。

讨论意见:脊索瘤比较少见,容易浸润性生长,多数无明显包膜,且位置深在,容易侵犯颅脑及重要神经血管。有足够手术切缘的整块切除是脊索瘤患者的首选治疗方式,整块切除/完整切除的术后复发率远远低于不完整切除或病灶内切除等手术方式,无进展生存期(progression-free survival,PFS)也远远高于不能完全切除的。该病例的影像学资料显示后鼻孔及斜坡受侵袭,并且与斜坡双侧的主要颅内血管非常接近,因此施行广泛的手术切除具有挑战性,不易彻底切除,并且需要联合神经外科共同手术,预期切除后复发风险极大。由于脊索瘤对放射线相对不敏感,常规放疗通常只起到姑息性治疗的作用,如果患者经济条件允许,建议行质子或重离子放疗。另外,立体定向放射外科(stereotaxic radio-surgery,SRS)和高剂量的(70Gy以上)的常规放疗也是一种治疗选择。40%的脊索瘤患者会出现全身转移,而由于脊索瘤生长缓慢、对化疗不敏感,因而抗血管生成靶向治疗和免疫治疗也可以考虑应用。

执行情况及治疗结局:

本例患者入院后完善全身检查,未见远处转移。与患者充分沟通后,患者拒绝手术治疗和质子或重离子放疗,后给予根治性放疗联合抗血管生成靶向治疗。

具体方案:

固定方式:头颈肩膜,靶区影像采用CT/MRI融合,肿瘤靶区(gross tumor volume,GTV)为鼻咽脊索瘤瘤体,处方剂量为70Gy/30F,临床靶区(clinical tumor volume,CTV)为GTV在各方向根据不同组织外扩10~20mm,处方剂量为60Gy/30F。同步给予阿帕替尼125mg口服,每日一次。

（三）病例点评

脊索瘤是一种罕见的、具有局部侵袭性的肿瘤，起源于胚胎脊索结构的残余组织，可发生在中轴骨骼的任何部位，以骶尾部及颅底蝶枕部多见，大多发生于40～70岁的成年人。在所有颅内肿瘤中，颅底脊索瘤占比不到0.2%，总体发病率约为0.08/10万。

脊索瘤的组织病理学类型有：经典型（常规型）、软骨样型和去分化型，前2种预后良好，3年总生存率为90%；去分化型则为60%。颅底脊索瘤约占脊索瘤的35%，多起源于斜坡中线，位于硬膜外，呈缓慢浸润性生长。颅底脊索瘤的影像学特征对诊断有重大帮助。CT可见起源于斜坡的软组织阴影，伴颅底广泛骨浸润，骨质破坏主要见于前床突、鞍背、斜坡等，瘤体可伴有小的结节状钙化。CT增强可见轻度或中度强化，MRI可见肿瘤T_1加权像呈低信号，T_2加权像呈高信号，肿瘤内钙化、出血和囊变坏死区信号常不均匀，增强扫描示肿瘤强化不均匀。Brachyury是最近发现的一种新的脊索瘤特异性诊断标志物，几乎所有的脊索瘤均表达Brachyury，但在去分化型中往往不表达。

颅底脊索瘤的临床表现主要取决于肿瘤生长和侵袭范围。头痛为较常见的症状，多表现为进展缓慢的眶后钝痛，逐渐可出现复视、共济失调、垂体功能低下、神经功能障碍。

脊索瘤发病率低，目前缺乏标准治疗模式，完整手术切除是公认的根治性治疗手段。但是颅底脊索瘤周围解剖结构复杂，往往无法做到根治性的完整切除，多伴有肿瘤残留。对于颅底脊索瘤，常用的神经外科入路包括经前颅底入路、额颞－眶颧入路、扩大颞－颅中窝入路、经枕骨髁入路、经上颌入路、扩大经蝶入路。Forsyth等报告51例颅底脊索瘤，其中活检11例（22%），次全切除40例（78%），活检组的5年、10年生存率分别为36%和0，次全切除组的5年、10年生存率分别为55%和45%。不完全手术切除、颅底位置、高龄、肿瘤体积大和肿瘤坏死与预后不良有关。

放疗在脊索瘤的治疗中十分重要，术前放疗、辅助放疗、根治性放疗都有助于延长患者的无进展生存期（PFS），目前γ刀、射波刀、常规放疗均有应用，但无临床试验比较何种方式更优。Forsyth等报告的51例颅底脊索瘤中39例术后接受传统放疗，平均治疗剂量为50Gy，结果提示放疗组与非放疗组的5年生存率无显著性差异（为51%），但是术后加用传统放疗可使颅底脊索瘤患者的复发时间明显推后，5年复发控制率从17%提高到39%。

有研究报告称70Gy/1.8～2.0Gy常规放疗和边缘剂量13～20Gy的SRS治疗颅底脊索瘤的5年局部控制率为50%～76%。也有质子治疗和重离子治疗在脊索瘤中应用的报道。72～76Gy质子治疗颅底脊索瘤的5年无复发生存率为60%～81%。碳离子放疗治疗颅底肿瘤，特别是脊索瘤，肿瘤控制效果良好，并发症可接受。57.36Gy/(16F·4周)的碳离子照射脊索瘤的局部控制率达90%。一项回顾性分析碳离子照射治疗389例脊索瘤患者的预后情况，1年、5年、10年的局部控制率为99%、80%和56%，生存率为100%、94%和78%。

脊索瘤对化疗不敏感，以下一些靶向治疗在脊索瘤中均有报道。①血小板衍生生长因子受体（platelet-derived growth factor receptors，PDGFR）和干细胞因子受体：伊马替尼和达沙替尼。②血管内皮生长因子受体（vascular endothelial growth factor receptors，VEGFR）：索拉非尼、帕佐帕尼、阿帕替尼和舒尼替尼。③表皮生长因子受体(epithelial growth factor receptor,EGFR)和人表皮生长因子受体2(human epidermal growth factor receptor 2,HER-2/neu):吉非替尼、拉帕替尼、厄洛替尼和西妥昔单抗。④PI3K/AKT/mTOR通路:西罗莫司和替西罗莫司。⑤多腺苷二磷酸核糖聚合酶抑制剂[poly (ADP-ribose) polymerase,PARP]抑制剂:奥拉帕利。这些靶向药物的疗效均需要更多临床研究进行证实。

免疫疫苗(如Brachyury疫苗)和免疫检查点抑制剂在脊索瘤中已经取得了令人兴奋的初步进展。研究发现脊索瘤组织中细胞毒性T淋巴细胞相关抗原4(cytotoxic T lymphocyte-associated antigen-4,CTLA-4)和程序性死亡蛋白配体-1(programmed death ligand-1,PD-L1)高表达,与预后相关。已有PD-1单抗(帕博利珠单抗和纳武利尤单抗)应用于脊索瘤并临床获益的报道。

参 考 文 献

[1] GAY E,SEKHAR L N,E RUBINSTEIN,et al. Chordomas and chondrosarcomas of the cranial base:results and follow-up of 60 patients[J]. Neurosurgery,1995,36(5):887-897.

[2] VUJOVIC S,HENDERSON S,PRESNEAU N,et al. Brachyury,a crucial regulator of noto-chordal development,is a novel biomarker for chordomas[J]. J Pathol,2006,209(2):157-165.

[3] BOHMAN L,KOCH M,BAILEY R L,et al. Skull base chordoma and chondrosarcoma:Influence of clinical and demographic factors on prognosis:a SEER analysis[J]. World Neurosurg,2014,82(5):806-814.

[4] DEBUS J,SCHULZ-ERTNER D,SCHAD L,et al. Stereotactic fractionated radiotherapy for chordomas and chondrosarcomas of the skull base[J]. Int J Radiat Oncol Biol Phys,2000,47:591-596.

[5] BUGOCI D M,GIRVIGIAN M R,CHEN J C,et al. Photon-based fractionated stereotactic radiotherapy for postoperative treatment of skull base chordomas[J]. Am J Clin Oncol,2013,36:404-410.

[6] FUNG V,CALUGARU V,BOLLE S,et al. Proton beam therapy for skull base chordomas in 106 patients:a dose adaptive radiation protocol[J]. Radiother Oncol,2018,128:198-202.

[7] LU V M,O'CONNOR K P,MAHAJAN A,et al. Carbon ion radiotherapy for skull base chor-domas and chondrosarcomas:a systematic review and meta-analysis of local control,survival,and toxicity outcomes[J]. J Neurooncol,2020,147(3):503-513.

[8] MENG T,JIN J,JIANG C,et al. Molecular targeted therapy in the treatment of chor-

doma:a systematic review[J]. Front Oncol,2019,9:30.

[9] MIGLIORINI D,MACH N,AGUIAR D,et al. First report of clinical responses to immuno-therapy in 3 relapsing cases of chordoma after failure of standard therapies[J]. Oncoimmunology,2017,6(8):e1338235.

（邹枕玮　肖桂香　马辉　彭纲　杨坤禹）

病例5：局部晚期下咽癌新辅助免疫联合化疗后完全病理学缓解

（一）病例简介

基本信息：患者，男性，61岁。

主诉：发现左颈部肿块2个月，咽痛1个月。

现病史：患者于2020-10-12无意中发现左颈部肿块，长2~3cm，偶有咽喉疼痛，吞咽时加剧，无发热，无呼吸困难，无痰中带血，未诉其他不适。2020-12-14来我院耳鼻喉科就诊，电子鼻咽喉镜：下咽部肿物。2020-12-15行支撑喉镜下下咽肿瘤显微切除术，术后病理：下咽鳞状细胞癌（高分化）。肿块免疫组化染色：癌细胞P16（－），CPS评分为10分。为求进一步诊治收入院。

既往史及家族史：无特殊。

个人史：重度吸烟，平均10支/d，超过20年。饮酒史，平均200ml/d，超过20年。

体检阳性体征与重要阴性体征：左颈可扪及3cm大小淋巴结，质硬，不可推动。

主要辅助检查：

2020-12-14咽喉及颈部MRI：喉咽腔偏左侧占位，考虑为肿瘤性病变；颈部多发结节及团块状异常信号影，考虑转移性病变，部分包绕左侧颈内静脉；较大结节与甲状腺左侧叶关系密切。（图1-18）

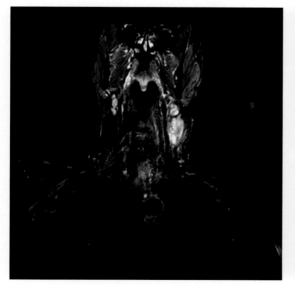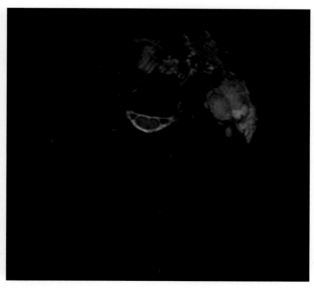

图1-18　喉咽及颈部MRI图像

2020-12-15喉镜下见下咽肿物。(图1-19)

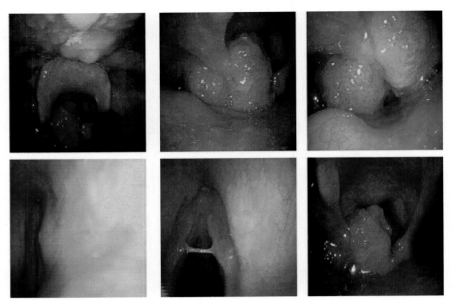

图1-19　喉镜图像

2020-12-20胃镜正常。

2020-12-20乙肝病毒DNA拷贝数升高：HBV-DNA $6.98×10^4$copies/ml。

2020-12-21 PET-CT：下咽部偏左侧软组织团块代谢异常增高，左侧颈部多发肿块代谢增高，考虑为下咽部恶性肿瘤性病变并淋巴结转移。(图1-20)

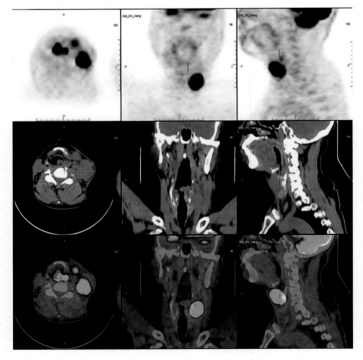

图1-20　PET-CT图像

诊断：下咽鳞状细胞癌 cT2N3bM0 p16（－），CPS 评分为 10 分；乙肝活动期。

（二）病例讨论

1. 首次 MDT 讨论

讨论时间：2020-12-24。

讨论科室：耳鼻喉科、肿瘤放化疗科、放射科、病理科。

讨论意见：根据影像科意见及喉镜检查，患者原发病灶较局限，但颈部淋巴结有包膜外侵犯，且包绕颈内血管，根据目前的指南及手术方式来看，手术 R0 切除的难度较大，且手术切除范围广，需皮瓣移植等，损伤较大。目前手术难度较大，但如果按指南推荐直接行同步放化疗，则治疗反应较重，且远期复发率高。科室目前开展局部晚期头颈部鳞癌新辅助免疫联合化疗临床试验，建议先采用新辅助免疫联合化疗，2～3 个周期后复查，由外科评估手术可能。患者活动性乙肝情况经抗病毒治疗后已下降至基本正常，免疫治疗可谨慎进行。

执行情况及治疗结局：

2020 年 12 月开始行 PD-1 单抗（卡瑞丽珠单抗）联合白蛋白、紫杉醇及顺铂化疗 2 个周期，影像学评估为部分缓解（partial remission，PR），遂行第 3 周期新辅助免疫联合化疗。体检发现治疗后患者吞咽明显改善，颈部淋巴结逐渐缩小；乙肝病毒 DNA 持续阴性，肝功能正常。

2. 第二次 MDT 讨论

讨论时间：2021-02-20。

讨论科室：耳鼻喉科、肿瘤放化疗科、放射科、病理科。

讨论意见：患者新辅助免疫联合化疗 3 个周期后，经耳鼻喉科评估可行手术治疗。

执行情况及治疗结局：

于 2021-03-19 行根治性手术治疗。术后病理：下咽癌治疗后①右侧甲状腺及峡部甲状腺结节性甲状腺肿，甲状腺旁淋巴结（1 枚）呈反应性增生；②杓会厌皱襞内切缘、外切缘、基底切缘及左侧梨状窝切片上未见癌累及，切片上未见癌转移，镜下未见纤维脂肪组织，未见淋巴结结构。评估为病理学完全缓解（pCR）。

图 1-21 为新辅助免疫联合化疗前与新辅助免疫联合化疗后喉镜（A/B）、MRI（C/D）、病理（E、G/F、H）的对比。

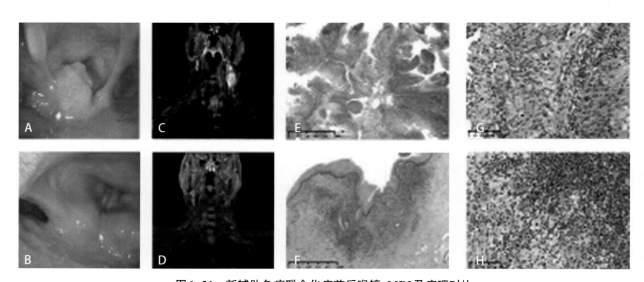

图1-21　新辅助免疫联合化疗前后喉镜、MRI及病理对比

注:A、C、E、G为治疗前,B、D、F、H为治疗后。E、F为HE染色,×40,
G、H为HE染色,×100。H中蓝色箭头示淋巴细胞浸润。

3. 第三次MDT讨论

讨论时间: 2021-04-09。

讨论科室: 耳鼻喉科、肿瘤放化疗科、放射科、病理科。

讨论意见: 患者经过新辅助免疫联合化疗及手术治疗后,病理上达到pCR。根据目前的治疗指南及临床研究数据,虽然为pCR,但复发风险仍较高,建议给予术后辅助放疗。

执行情况及治疗结局:

给予患者原发病灶及颈部淋巴结引流区放疗,剂量为50Gy/25F。

(三)病例点评

全球范围内,头颈部肿瘤是发病率居第6位的恶性肿瘤,位列肿瘤死亡原因的第8位。头颈部鳞癌(HNSCC)是最常见的病理学类型,60%~70%的HNSCC患者初诊即为无远处转移的局部晚期。目前多数单位采取手术联合放疗、化疗和靶向治疗的综合治疗模式,但是超过一半的患者在治疗后2年内肿瘤复发。传统化疗时代的研究发现,新辅助化疗安全有效,60%~90%的肿瘤在诱导化疗后能够获得缓解,肿瘤退缩方式包括向心性缩小、多灶性缩小和肿瘤完全缓解。既往研究表明,新辅助化疗后,尽管肿瘤明显退缩,但缩小手术切除范围仍显著增加肿瘤复发概率。鉴于此,国内外指南普遍建议,新辅助化疗后仍然应该按照治疗前的手术切除范围进行肿瘤切除。目前,在可手术的局部晚期头颈部鳞癌中,术前新辅助化疗并未作为常规推荐。一些临床试验的数据表明,术前新辅助化疗后行根治性手术未取得OS的获益。这提示我们更有效的新辅助治疗策略,比如免疫联合化疗,可能会取得更加快速和深度的缓解。相较于单纯化疗,免疫联合化疗可以获得更好的疗效。UCCI-HN-15-01研究对于可切除的、局部晚期HNSCC对帕博利珠单抗新辅助治疗的病理反应及生存研究,共入组92例患者,可分析患者72例,经过帕博利珠单抗单药新辅助治疗后,行根治性手术,肿瘤病理退缩超过20%的患者占比为40.3%,该部分患者12个月的DFS率为100%,24个月的DFS率为95%,显著优于历史数据。Zinner R.开展的新诊断Ⅲ~Ⅳ期可切除局部晚期HNSCC新辅助免疫联合化疗临床研究共入组26例患者,经纳武利尤单抗联合紫杉醇及卡铂治疗2个周期后,行标准根治性手术,术后pCR率高达42%,MPR(病理学退缩大于90%)率达69%,取得了良好的肿瘤病理缓解率。Hecht M.开展的德瓦鲁单抗、曲美木单抗联合DP(多西他赛+顺铂)方案新辅助治疗局部晚期手术切除的HNSCC单臂临床研究,共入组57例患者,新辅助治疗1个周期后进行活检,pCR率为47%,取得了良好的肿瘤病理缓解。本病例取得了pCR的疗效,且截至2022-12随访约2年,无疾病复发或转移。新辅助免疫联合化疗是否能带来长期生存获益,还需要大样本、多中心Ⅲ期临床试验来证实。

参 考 文 献

[1] SIEGELRL,MILLERKD,JEMALA. Cancer statistics,2019[J]. CA:A Cancer Journal for Clinicians,2019,69(1):7-34.

[2] WINQUISTE,AGBASSIC,MEYERSBM,et al. Systemic therapy in the curative treatment of head-and-neck squamous cell cancer:cancer care ontario clinical practice guideline [J]. Current Oncology,2017,24(2):e157.

[3] BUDACHV. Comprehensive overview:definitive radiotherapy and concurrent chemoradiation in locally advanced head and neck cancer[M]//Critical Issues in Head and Neck Oncology. Berlin:Springer International Publishing,2017.

[4] OUHAJJOUA,FADOUKHAIRZ,FAOUZIH. PO-059:Efficacy and safety of modified-increased FEP regimen and chemo-radiation for locally advanced HNSCC [J]. Radiotherapy and Oncology,2017,122:30.

[5] LORCHJH, GOLOUBEVAO, HADDADRI, et al. Induction chemotherapy with cisplatin and fluorouracil alone or in combination with docetaxel in locally advanced squamous-cell cancer of the head and neck:long-term results of the TAX324r and omised phase 3 trial[J]. Lancet Oncol,2011,12(2):153-159.

[6] VERMORKEN J B,REMENAR E,VANHERPEN C,et al. Cisplatin,fluorouracil and docetaxel in unresectable head and neck cancer[J]. NEngl J Med,2007,357(17):1695-1704.

[7] LICITRA L. Primary chemotherapy in resectable oral cavity squamous cell cancer:a randomized controlled trial[J]. J Clin Oncol,2003,21(2):327-333.

[8] SHU C A,GRIGG C,CHIUZAN C,et al. Neoadjuvant atezolizumab+chemotherapy in resect-

able non-small cell lung cancer (NSCLC)[J]. Journal of Clinical Oncology,2018,36:
8532.

[9] BLANCHARD P,LANDAIS C,PETIT C,et al. Meta-analysis of chemotherapy in head and neck cancer (MACH-NC):An update on 100 randomized trials and 19,248 patients,on behalf of MACH-NC group[J]. Annals of Oncology,2016,27(suppl_6):328-350.

[10] HADDAD R,O'EILL A,RABINOWITS G,et al. Induction chemotherapy followed by concurrent chemoradiotherapy (sequential chemoradiotherapy) versus concurrent chemoradiotherapy alone in locally advanced head and neck cancer(PARADIGM):a randomized phase 3 trial[J]. Lancet Oncol,2013,14:257-264.

（张占洁　吴边　韦洁霖　赵学艳　周彦　马辉　肖桂香　张小萌　杨坤禹）

第二章　胸部肿瘤多学科诊疗病例

病例1：一例ⅢB期非小细胞肺癌治愈的MDT病例

（一）病例简介

基本信息：患者，男性，50岁。

主诉：咳嗽2个月，发现右肺肿块1周。

现病史：2020-10-15患者无明显诱因咳嗽，抗感染及止咳治疗后，症状未见缓解。2020-12-15于当地医院查肺部CT：右肺下叶恶性肿瘤可能（肿块大小约为57mm×64mm），右肺门见可疑淋巴结影。2020-12-21肺部增强CT：右肺下叶恶性肿瘤伴纵隔淋巴结肿大。2020-12-21纤维支气管镜：右侧背段支气管开口处外压性狭窄。

既往史及家族史：无特殊。

吸烟史：20支/d，时间20年。

体检阳性体征与重要阴性体征：KPS评分为80分，浅表淋巴结未扪及肿大，双肺呼吸音清，未闻及湿啰音及胸膜摩擦音。

主要辅助检查：

肿瘤标志物：CEA 16.57ng/ml。

肺功能：轻度阻塞性通气功能障碍，最大通气量下降。

全腹盆腔CT：未见明显异常。

脑部MRI增强：未见明显异常。

全身骨扫描：未见明显异常。

2020-12-25胸部CT：右肺下叶软组织密度肿块影（6.5cm×5.6cm×6.1cm），多考虑恶性肿瘤性病变（周围型肺癌）伴右侧肺门、纵隔淋巴结转移；右肺下叶肿块邻近胸膜增厚，不排除胸膜受累可能。（图2-1）

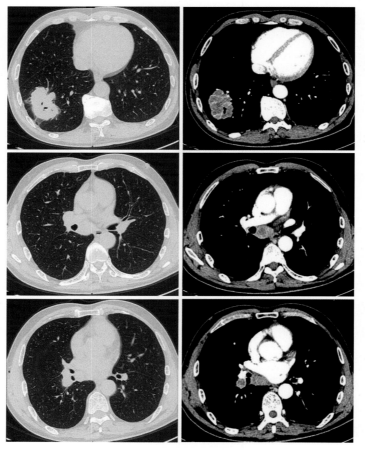

图2-1 基线期胸部CT图像

2020-12-28病理:(右肺穿刺组织)鳞状细胞癌。免疫组化染色:癌细胞P40(＋),P63(＋),CK5/6(＋),TTF-1(－),Syn(－),PD-L1 30％。(图2-2)

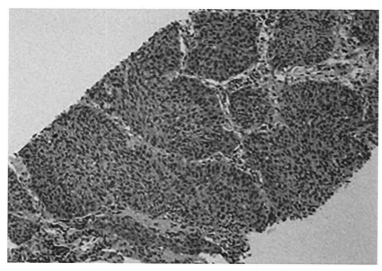

图2-2 纤维支气管镜下活检,病理图像(HE染色,×100)

诊断:右下肺鳞癌cT3N2M0 ⅢB期(PD-L1 30％)。

（二）病例讨论

1. 首次MDT讨论

讨论时间: 2021-01-03。

讨论科室: 肿瘤科、胸外科、影像科。

讨论意见: 患者分期为cT3N2M0 ⅢB期,单站纵隔淋巴结转移,淋巴结短径＞2cm,考虑潜在可切除,建议先行新辅助治疗。

执行情况及治疗结局:

患者入组本科室开展的一项局部晚期肺癌新辅助治疗的临床试验,于2021-01-05至2021-02-28行3个周期TP方案(白蛋白紫杉醇＋顺铂)＋帕博利珠单抗治疗,2个周期后疗效评价为PR,肿瘤标志物CEA降至正常。复查胸部CT:右肺下叶软组织密度肿块影(4.8cm×2.0cm×2.9cm)较前缩小,右侧肺门、纵隔淋巴结较前缩小。(图2-3)

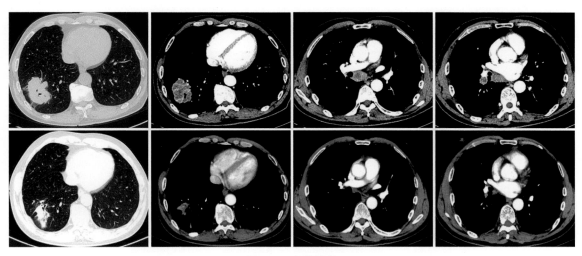

图2-3 疗效评价

注:第一排为2020-12-25基线期图像,第二排为治疗2个周期后图像。

2. 第二次MDT讨论

讨论时间: 2021-03-15。

讨论科室: 肿瘤科、胸外科、影像科。

讨论意见: 患者经新辅助治疗后右肺病灶及肺门、纵隔淋巴结较前缩小,疗效评价为PR,建议积极行手术治疗。

执行情况及治疗结局:

2021-03-26行胸腔镜下肺叶切除术(右侧)＋胸膜粘连分解术＋淋巴结切除术＋胸腔闭式引流术。术前纤维支气管镜评估:支气管壁通畅,未见明显受侵。术中见:右肺下叶大小约4cm质硬肿物,活动度差,相应区域淋巴结增大融合,胸腔内部分粘连。术后病理:(右下肺)肿块全部取材制片,切片上为坏死、胆固醇结晶及大量泡沫细胞、淋巴细胞聚集,切片上未见癌残留,支气管切缘切片上未见癌累及;送检7组淋巴结3枚切片上未见癌转移(其中2枚伴有化疗反应);9组淋巴结2枚、10组淋巴结1枚、11组淋巴结12枚、12组淋巴结5枚切片上未见癌转移(图2-4)。术后(2021-05-09)复查肺部CT:右肺下叶术后,未见肿瘤残留,局部少许慢性炎症;右侧胸腔少许积液,较前新增(图2-5)。

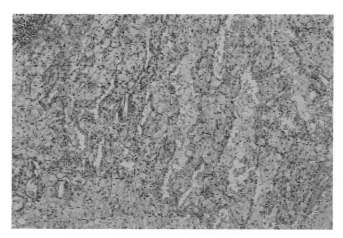

图2-4 术后病理图像(HE染色,×100)

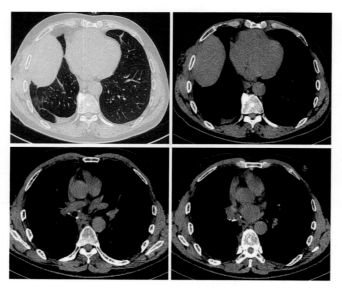

图2-5 术后胸部CT图像

3. 第三次MDT讨论

讨论时间: 2021-05-10。

讨论科室: 肿瘤科、胸外科、影像科。

讨论意见: 患者行化疗联合免疫的新辅助治疗后达pCR,建议术后继续行辅助免疫治疗。

执行情况及治疗结局:

2021-05-13行第4周期TP方案(白蛋白紫杉醇+奈达铂)+帕博利珠单抗治疗。2021-06-03开始按期行帕博利珠单抗治疗。其间每3个月定期随访。全面复查,未见疾病进展。(图2-6)

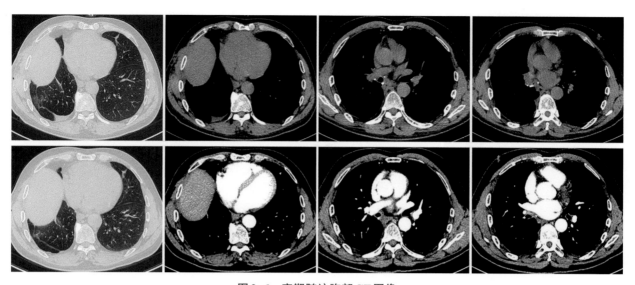

图2-6 定期随访胸部CT图像

注:第一排为术后1个月,第二排为术后3个月。

(三)病例点评

Ⅲ期非小细胞肺癌是临床上异质性最强的一类疾病,治疗方式复杂,多学科MDT讨论尤为重要。淋巴结受累情况(N0-3;单站 vs. 多站)和淋巴结大小(<2cm vs. 团块)影响可切除性的评估。初步诊断该例患者为右下肺鳞癌cT3N2M0 ⅢB期(PD-L1 30%),经影像科详细阅片,多学科讨论认为:患者N2期,单站纵隔淋巴结转移(短径>2cm),原发肿块大小分期为T3,非侵袭性,考虑潜在可切除。对于此类患者,新辅助治疗联合手术可作为治疗选择之一,但新辅助治疗模式(单纯化疗、序贯化放疗、同步放化疗、化疗后同步放化疗、靶向治疗以及免疫检查点抑制剂为基础的治疗)仍待进一步研究。部分Ⅲ期不可切除患者经新辅助治疗(诱导化疗、放化疗、免疫联合化疗)获益,T、N分期明显降期,转变为可手术切除,降期率达44.0%~90.2%,亚组分析显示选择性患者(T3N2,T4N0-1)有明显的长期生存获益,尤以ⅢB(T4N0-1)显著。目前多项以免疫检查点抑制剂(PD-1单抗或PD-L1单抗)为基础的非小细胞肺癌新辅助治疗方案的研究取得了良好的初步结果。多项研究证实了在保证安全性、手术延迟率、手术难度、围手术期风险等方面,化疗联合免疫检查点抑制剂的新辅助治疗方案的MPR率最高。

此患者参与了协和医院肿瘤中心开展的一项化疗联合免疫检查点抑制剂的临床试验,使用免疫联合白蛋白紫杉醇+铂类行新辅助治疗,2个周期后进行疗效评价,判定为PR。合适的手术时机如何选择?《非小细胞肺癌新辅助免疫治疗专家共识》推荐使用新辅助免疫治疗2~4个周期,每2个周期复查并制定后续治疗计划。这为我们新辅助治疗持续时间提供了一个参考,因此该患者在行3个周期新辅助治疗后(疗效依然维持在PR),经和胸外科探讨,决定行手术治疗,术后病理提示获得pCR。从该病例当中可以看到多学科讨论的重要性,充分利用各学科优势,集中团队智慧,为患者争取最大受益。

然而,新辅助治疗周期还需进一步探索。对已经达到pCR的病例,术后是否有必要继续辅助治疗呢?目前的大型Ⅲ期注册研究中,除了Checkmate 816外,其余研究都要求无论术后患者是否达到

pCR,均需免疫单药辅助治疗。因此该病例继续辅助免疫治疗至2022-12,定期随访,未见疾病进展。

通过该病例,我们可以清晰地认识到Ⅲ期非小细胞肺癌多学科讨论的重要性。团队充分沟通协商,根据病例特点,制定个体化治疗方案,进而采取合理的治疗手段,结合恰当的治疗时机,将为患者带来满意的生存获益和生活质量。

参 考 文 献

[1] EBERHAARDT W E,POTTGEN C,GAULER T C,et al. Phase Ⅲ study of surgery versus definitive concurrent chemoradiotherapy boost in patients with resectable stage ⅢA (N2) and selected ⅢB non-small-cell lung cancer after induction chemotherapy and concurrent chemoradiotherapy(ESPATUE)[J]. J Clin Oncol,2015,33(35):4194-4201.

[2] PROVENCIO M,NADAL E,INSA A,et al. Neoadjuvant chemotherapy and nivolumab in resectable non-small-cell lung cancer(NADIM):an open-label,multicentre,single-arm, phase 2 trial[J]. Lancet Oncol,2020,21(11):1413-1422.

[3] JIA X H,XU H,GENG L Y,et al. Efficacy and safety of neoadjuvant immunotherapy in resectable nonsmall cell lung cancer:a meta-analysis[J]. Lung Cancer,2020,147:143-153.

(周红霞　童凡　董晓荣)

病例2:一例滑膜肉瘤患者的治疗管理

(一) 病例简介

基本信息:患者,女性,32岁。

主诉:发现纵隔肿物1个月余。

现病史:2021-09-21产检发现双下肢水肿,心脏B超检查提示心包积液。2021-09-23于外院行心包穿刺,抽出深红色血性液体。2021-09-29复查心脏B超提示上纵隔实性占位。2021-10-15肺部CT:前上纵隔约39cm×27mm软组织密度影,边界不清。2021-10-18行纵隔肿物穿刺活检,病理:梭形细胞肿瘤,至少为交界性肿瘤。我院病理会诊:(前纵隔肿块穿刺活检)梭形细胞肿瘤。

既往史及家族史:7岁因左下肢骨折行手术治疗,具体不详。

体检阳性体征与重要阴性体征:腹部膨隆,心音遥远,双下肢水肿。

其他:孕20周。

主要辅助检查：

2021-10-15 肺部 CT：前上纵隔约 39cm×27mm 软组织密度影，边界不清。

2021-10-29 我院病理会诊：(前纵隔肿块穿刺活检)梭形细胞肿瘤。目前分类依据不足。梭形细胞肿瘤包括一大类良性、中间型和恶性肿瘤。本例穿刺标本镜下所见局限，目前免疫表型无特殊提示，分类依据不足。结合临床情况，中间型或恶性肿瘤的可能性不能排除。外院免疫组化染色：癌细胞 SOX-10(—)，S-100(—)，Desmin(灶＋)，β-catenin(—)，H3K27Me3(未缺失)，P53(野生型)，CK(—)，SMA(—)，GLUT-1(—)，CD34(—)，STAT6(—)，KI-67(约15%)(图2-7)。

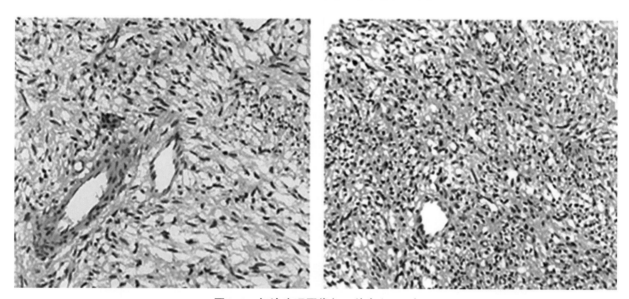

图 2-7　初诊病理图像（HE 染色，×100）

诊断： 前上纵隔梭形细胞肿瘤；孕 20 周。

(二) 病例讨论

1. 首次 MDT 讨论

讨论时间： 2021-11-09。

讨论科室： 胸外科、影像科、麻醉科、妇产科、肿瘤科、病理科。

讨论意见： 建议患者先继续观察，1个月后复查 MRI，必要时再次行穿刺活检，尽可能取材以明确诊断，与患者及家属详细沟通相关风险，患者及家属坚决要求继续妊娠。

执行情况及治疗结局：

2021-12-29 复查肺纵隔 MRI：心包上缘—上纵隔见长/短 T_1 长/短 T_2 信号影肿块，沿大血管间隙生长，范围不易测量，其内短 T_1 信号部分可见弥散受限，前上纵隔内片状长 T_2 信号影。考虑肿瘤性病变可能(心包来源？)。(图2-8)

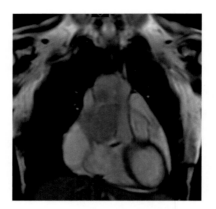

图 2-8　肺纵隔 MRI 图像

2022-02-10 患者孕 35 周行剖宫产，顺利产下 1 子。

2022-02-11 患者返院时一般情况差，不能平卧，出现呼吸困难、双下肢重度水肿、低蛋白血症等情况。

2022-02-21 胸部 CT 平扫＋增强：心包-中上纵隔见不规则大片囊实性团块影，以中上纵隔为著，内部密度欠均，沿大血管间隙生长，范围不易测量，最大横截面约为 16.4cm×11.3cm，病灶以囊性成分居多并广泛多发分隔，增强扫描示肿块囊性成分强化不明显，实性成分位于右中上纵隔且明显不均匀强化，肿块下缘累及心影下缘心包，心腔及大血管受压移位。双侧胸腔积液，以右肺为著，并双肺下叶部分肺组织膨胀不全，右肺中叶及左肺上叶下舌段部分压迫性肺不张。腹盆腔散在积液，肝脏体积肿胀，增强扫描示强化不均匀。(图 2-9)

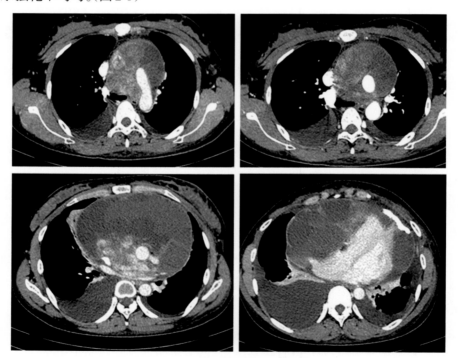

图 2-9　术前胸部 CT 图像

2022-03-03 全身 PET-CT：心包-中上纵隔不规则囊实性团块，以中上纵隔为著，内部密度欠均，伴多发分隔，沿大血管间隙生长，实性成分代谢不均匀，异常增高，考虑恶性肿瘤性病变可能性大。(图 2-10)

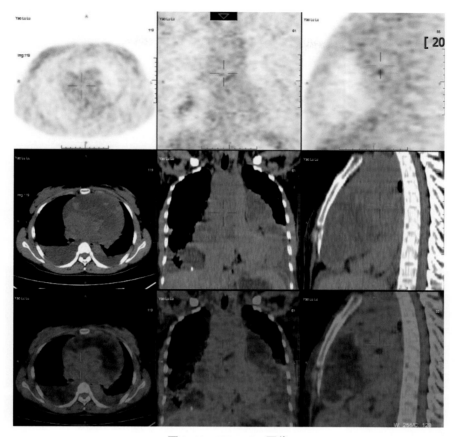

图2-10　PET-CT图像

2022-03-10心脏超声：心脏前上方巨大占位性病变（结合病史，考虑为纵隔来源可能）；心脏各房室及血管明显受压。

2. 第二次MDT讨论

讨论时间：2022-03-14。

讨论科室：肿瘤科、心外科、胸外科、病理科、麻醉科。

讨论意见：目前诊断纵隔恶性肿瘤的可能性大，病理不能明确，妊娠期间病灶快速进展，出现严重低蛋白血症、多浆膜腔积液、呼吸困难等情况，不能耐受放化疗。经多学科评估，考虑R0切除可能性不大，术中出血风险高，术后预后不理想，从医疗方面不建议患者手术。患者及家属手术意愿强烈，充分沟通交流后表示了解手术风险及预后不佳可能，且目前患者心脏、大血管压迫症状严重，日常活动及休息受限，生活质量受到严重影响，经多学科会诊，建议患者于心外科行减瘤手术以缓解肿瘤压迫症状。

执行情况及治疗结局：

2022-03-18行开胸探查术（正中胸部）＋纵隔肿瘤切除术＋胸腔闭式引流术（双侧），术中见：静脉压高，静脉充盈扩张明显，纵隔心包广泛占位改变，呈多个囊实性分隔，其中囊性占位内有淡黄色液体或暗红色液体充盈，实性占位呈鱼肉样改变。占位范围广泛，上至主动脉三分叉水平，下至下腔静脉水平，两侧累及双侧心包，向背侧累及左房顶等部位。占位包裹主动脉、肺动脉及大部分心脏表面，与上述结构间尚无严重浸润性侵犯表现。占位严重压迫下腔静脉、右心房、右心室及肺动脉，致上述腔室明显狭窄。双侧胸腔大量积液,为淡黄色清亮液体。一堆灰白不整形碎组织16cm×15cm×5cm,部分呈囊壁样,囊内壁尚光滑,壁厚0.3cm,实性区切面灰白间褐,质韧。(前纵隔)滑膜肉瘤(单相型,梭形细胞型)伴囊性变。免疫组化染色:癌细胞TLE-1(弥漫强+),CD99(+),CD56(+),EMA(部分+),PCK(-),CK8/18(灶状+),STAT6(核旁+),CD34(-),SMA(-),Desmin(灶状+),Syn(-),TTF-1(-),NTRK(部分+),H3K27Me3(部分+),KI-67(约25%)。

FISH检测结果:*SS18*基因易位检测结果为阳性。

术后诊断:前纵隔滑膜肉瘤 R2术后。

术后患者呼吸困难、双下肢水肿、低蛋白血症等情况明显好转。

2022-03-29胸部CT平扫+增强:术后,纵隔内见片状低密度影及少许积气,脂肪间隙混浊,心包少许积液,心包可见条带状高密度钙化影。胸腔积液、腹盆腔积液较前吸收。(图2-11)

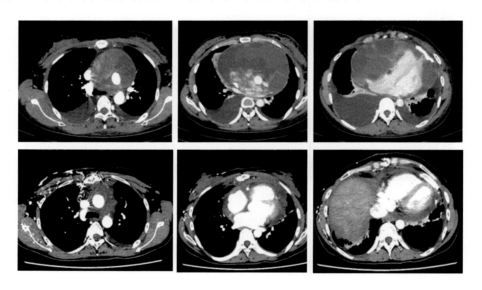

图2-11　胸部CT图像

注:第一排为术前。第二排为术后。

3. 第三次MDT讨论

讨论时间:2022-04-18。

讨论科室:肿瘤科、心外科、胸外科。

讨论意见:目前明确诊断为滑膜肉瘤,手术后心脏、大血管压迫症状明显好转,经多学科会诊,建议患者行阿霉素联合异环磷酰胺化疗,病灶缩小后可行局部放疗。

执行情况及治疗结局:

2022-04-19开始按阿霉素联合异环磷酰胺方案化疗2个周期,至2023-02仍在随访中。

(三) 病例点评

滑膜肉瘤是间叶源性肿瘤,占软组织肉瘤的5%～10%,是除横纹肌肉瘤外青年人最易发的软组织肉瘤,几乎可以发生于全身任何部位,以四肢最为多见。原发局灶性滑膜肉瘤的标准治疗方法是对病灶行广泛手术切除。早期经手术完全切除的患者预后较好,5年生存率高达60%,不能完全手术切除的患者预后较差。与常见的发生于四肢的滑膜肉瘤不同,本例患者肿瘤发生于纵隔,且包绕心脏、大血管,手术难度极大,切除困难。

MDT讨论对于不能完全手术切除的患者非常重要。本例患者妊娠期间病灶快速进展,出现严重低蛋白血症、呼吸困难等情况,不能耐受放化疗。因肿瘤包绕心脏、大血管生长,术中肿瘤分离困难,大出血风险极大,达到R0切除十分困难;且围手术期风险高,术后复发风险高。在多学科讨论后,积极进行了减瘤手术,术后患者一般情况好转,为患者争取到了进一步治疗的机会。从该病例当中可以看到多学科讨论的重要性,它可以为患者争取最大受益。

病理类型考虑为恶性,病理科考虑软组织肉瘤可能性大。软组织肉瘤种类众多,治疗方法大相径庭。取得足够的标本并进行组织病理学检查是治疗的关键。本例中患者经多学科会诊后获得病理结果,明确诊断,为进一步的治疗提供了帮助。后诊断为滑膜肉瘤,且患者可能无法耐受放化疗,可尝试基因检测后靶向治疗,但疗效不确定。与其他软组织肉瘤相比,晚期滑膜肉瘤患者对多种化疗药物(包括蒽环类药物、异环磷酰胺等)敏感性更强,化疗现已广泛用于滑膜肉瘤的治疗。本例患者行减瘤手术后一般情况好转,行阿霉素联合异环磷酰胺化疗,以期肿瘤病灶缩小后行局部放疗。从该病例中我们可以看到多学科讨论的必要性,多管齐下为患者获取更多的治疗机会。

参 考 文 献

[1] 陈少华,黄种心,林娜,等.滑膜肉瘤的诊断及预后治疗新进展[J].临床与实验病理学杂志,2020,36(08):947-950.
[2] 陶芳,韩秀鑫,王国文,等.滑膜肉瘤的治疗研究进展[J].肿瘤,2019,39(04):317-324.

(李俞婷 张盛)

病例3：一例同时性食管鳞癌和肺腺癌双重癌患者的治疗

（一）病例简介

基本信息：患者,男性,58岁。

主诉：体检发现右肺上叶占位1周。

现病史：2021-09-26因体检在当地医院行CT检查,示右肺上叶占位,现患者为求进一步诊疗,来我院就诊。

既往史及家族史：无特殊。

体检阳性体征与重要阴性体征：KPS 评分为 100 分，全身无浅表淋巴结肿大。

主要辅助检查：

肿瘤标志物：CEA 171.35μg/L，SCC 3.54ng/ml。

颈肺上下腹部增强 CT：右肺上叶占位，右肺门淋巴结增大，多考虑右肺上叶肺癌并远端阻塞性炎症、右肺门淋巴结转移；食管中下段管壁增厚、管腔变窄，建议胃镜检查；胃小弯侧淋巴结增大。

PET-CT：右肺上叶软组织肿块，代谢异常增高；远端多发片状模糊影、斑片及结节影，代谢不高；纵隔 3P 区及右肺门区淋巴结，代谢异常增高；食管中下段管壁增厚，管腔变窄，代谢异常增高；余纵隔内多发淋巴结，部分代谢增高；胃小弯侧肿大淋巴结，代谢不高。(图 2-12、图 2-13)

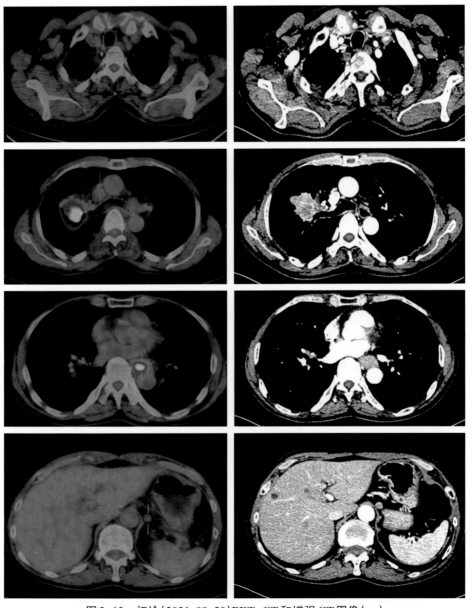

图 2-12　初诊(2021-09-30)PET-CT 和增强 CT 图像(一)

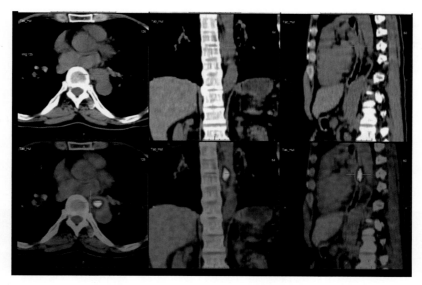

图 2-13 初诊(2021-09-30)PET-CT 和增强 CT 图像(二)

脑部 MRI 平扫＋增强:未见明显异常。

纤维支气管镜:右肺上叶后段 B2b 口新生物,表面少许血迹,完全堵塞管口,导致 B1a 口几近闭塞,右肺上叶前段口白色物突出管口,致管口不可见,右肺上叶尖端口狭窄,余各叶段支气管管腔通畅。

超声胃镜:距门齿 33~37cm 见半环周新生物,管壁层次消失,呈不规则低回声增厚,累及全层;距门齿 39cm 食管壁外可见低回声淋巴结,大小约为 5.3mm,考虑食管中下段管壁低回声增厚 T3N0—1。

上消化道钡剂造影:食管中下段钡剂通过稍慢,局部管壁僵硬,扩张度较差,黏膜破坏、中断,管腔不规则、稍窄,累及长度 4~5cm,下缘距贲门约 11cm。

肺功能:轻度阻塞性肺通气功能障碍,弥散功能轻度障碍,肺泡弥散量正常。

心脏彩超:左室舒张功能降低。

电子胃镜取食管新生物活检,病理:(食管活检组织)鳞状细胞癌。

CT 引导下经皮肺穿刺活检,病理:(右肺穿刺组织)浸润性肺腺癌。免疫组化染色:癌细胞 TTF-1(＋),NapsinA(＋),C-MET(2＋),ALK(Ventana-D5F3)(－),PD-L1:TPS 10％。

基因检测:*KRAS* G12C 突变 20.71％,TMB 6.4 Muts/Mb。

诊断:右上肺腺癌 cT2bN2M0,ⅢA 期。*KRAS* G12C 突变。PD-L1:TPS 10％。食管中下段鳞癌 cT3N1M0。

(二)病例讨论

1. 首次 MDT 讨论

讨论时间:2021-10-08。

讨论科室:胸外科、肿瘤科、影像科。

讨论意见:均为可手术切除的局部晚期肺腺癌和食管鳞癌,且食管鳞癌 cT3N1M0 有明确新辅助指征,建议先行新辅助免疫联合化疗,采用两种兼顾的方案。

执行情况及治疗结局:

2021-10-10 至 2021-11-27 行白蛋白紫杉醇＋卡铂＋帕博利珠单抗化疗 3 个周期。

2022-01-18 复查 PET-CT 和颈肺上下腹部 CT,提示右肺上叶占位体积较前稍缩小,代谢程度较前降低;纵隔 3P 区及右肺门区淋巴结代谢轻度增高,较前明显缩小,代谢程度较前降低;食管中下段管壁稍增厚,代谢不高,较前明显缩小,代谢程度降低;余纵隔内多发淋巴结,部分代谢轻度增高,代谢程度较前降低;胃小弯侧肿大淋巴结,代谢不高,形态较前缩小。食管病灶评价为 PR,肺部病灶缩小,评价为疾病稳定(stable disease,SD)。(图2-14、图2-15)

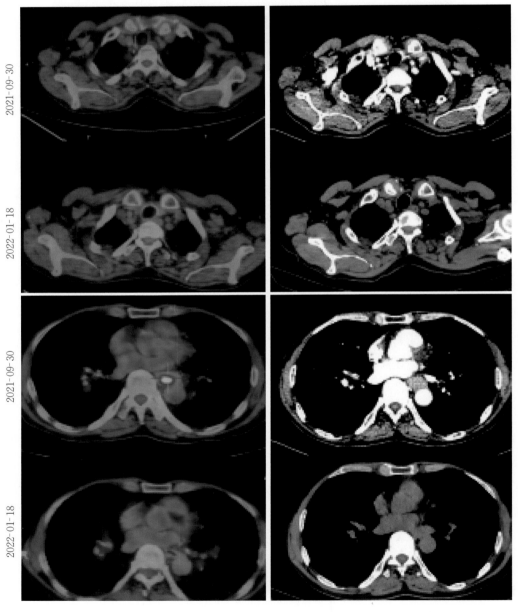

图 2-14　初诊(2021-09-30)PET-CT 和增强 CT 与新辅助治疗后(2022-01-18)PET-CT 和增强 CT 图像(一)

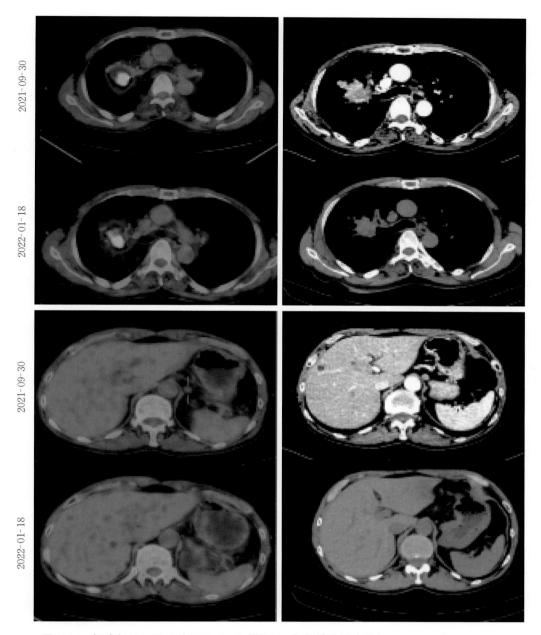

图2-15 初诊（2021-09-30）PET-CT和增强CT与新辅助治疗后（2022-01-18）PET-CT和增强CT图像（二）

2. 第二次MDT讨论

讨论时间：2022-01-20。

讨论科室：胸外科、肿瘤科、影像科。

讨论意见：患者经全身治疗后食管病灶评价为PR，肺部病灶缩小，评价为SD，但代谢程度降低；纵隔3P区及右肺门区淋巴结，代谢轻度增高，较前明显缩小；胃小弯侧肿大淋巴结，代谢不高，形态较前缩小。新辅助治疗有效，可以进行手术，部分外科医生认为可以同时手术切除，但另一部分外科医生考虑到同时切除容易出现支气管瘘，建议先行右侧入路，行肺占位和右侧纵隔淋巴结引流区清扫，身体恢复后再左侧入路,行食管根治术和腹腔淋巴结引流区清扫。

执行情况及治疗结局:

考虑到患者不愿意同时性切除及手术风险,2022-02-22行右上肺癌根治术和右侧纵隔淋巴结引流区清扫,术后病理:右气管旁淋巴结(1/2枚)转移性腺癌,右喉返淋巴结(1/4枚)转移性鳞状细胞癌,支气管残端旁淋巴结1枚、2/4组淋巴结7枚、3A组淋巴结3枚、7组淋巴结12枚、10组淋巴结3枚及11组淋巴结4枚切片中均未见癌。肺泡腔播散(＋),胸膜侵犯(－),支气管侵犯(－),支气管残端(－),脉管侵犯(－)。

术后病理:右上肺腺癌pT2bN2M0。*KRAS* G12C突变。PD-L1:TPS 10%。食管中下段鳞癌cT3N1M0。

3. 第三次MDT讨论

讨论时间:2022-03-20。

讨论科室:胸外科、肿瘤科、影像科。

讨论意见:患者术后病理显示右上肺腺癌pT2bN2M0,为避免手术野粘连影响分离,可以左侧入路行食管根治术和腹腔淋巴结引流区清扫。如果患者身体状况不良及不愿意手术,也可以改行食管癌根治性放疗。考虑到患者身体状况,以及患者本人暂时不愿意手术和放疗,先行单药化疗＋免疫治疗,再择期行手术治疗或放疗。

执行情况及治疗结局:

2022-04-21行单药白蛋白紫杉醇联合帕博利珠单抗治疗。

(三) 病例点评

同时性双重癌是比较少见的情况,双重癌与转移癌在治疗和预后方面截然不同,双重癌的治疗原则与第一原发癌相同。患者的右上肺腺癌和中下段食管癌均为局部晚期,能够手术切除,而同时性肺癌和食管癌都在胸部,给根治性手术增加了难度。部分外科医生认为可以同时手术切除,但另一部分外科医生考虑到同时切除容易出现支气管瘘,建议先行右侧入路,行肺占位和右侧纵隔淋巴结引流区清扫,术后恢复良好再左侧入路,行食管根治术和腹腔淋巴结引流区清扫。在这样高难度的手术中,既要考虑到外科医生的经验,也需要进行良好的术后管理。

新辅助同步放化疗依然是食管癌围手术期的标准治疗,而新辅助免疫联合化疗的模式正在进行初步探索,并取得了积极的结果。考虑到患者患食管癌和肺癌双重癌,且放疗会进一步增加手术难度,所以采用了可以兼顾肺腺癌和食管鳞癌的新辅助免疫联合化疗方案。在多学科讨论后,通过新辅助治疗,降低手术难度,提高病理缓解率,降低复发转移风险。而患者在肺癌根治术后,体力下降,并且考虑到患者本人不愿意再次手术和放疗,先行单药化疗＋免疫治疗。从该病例当中可以看到多学科讨论的重要性,它可以为患者争取最大受益。

(刘翮 杨辰苏)

病例4：一例肺癌患者免疫治疗的综合管理

（一）病例简介

基本信息：患者，女性，51岁。

主诉：肺腺癌化疗1个周期后2周。

现病史：2020-08-07患者因干咳1个月就诊于当地医院，行肺部CT，示左侧肺门增大，左肺上叶见一2.4cm×2.8cm肿块，考虑肺癌并阻塞性肺炎、肺门淋巴转移，遂就诊于当地另一家医院。行肺部增强CT，左肺门见一3.6cm×2.3cm肿块，包绕左上肺动脉，伴周围阻塞性肺炎，局部结节影，右肺门、左锁骨上、纵隔多发小淋巴结。行脑部MRI，未见明显肿瘤转移征象。行纤维支气管镜活检，病理：（左肺上叶）腺癌伴炎性细胞浸润，PCK（＋），TTF-1（＋），NapsinA（＋），P40（－），Syn（－），CgA部分（＋），CD56个别（＋），KI-67（30％）。基因检测示*EGFR*野生型，*ALK*、*ROS1*未检测到融合。于2020-08-15采用培美曲塞联合顺铂方案化疗1个周期。

既往史及家族史：既往身体健康，无肿瘤家族史。

体检阳性体征与重要阴性体征：左锁骨上窝饱满，左肺上叶呼吸音稍弱。

主要辅助检查：

2020-09-01胸部CT：左肺上叶肺门处不规则团块2.5 cm×2.4 cm×2.4cm及左肺上叶上舌段结节影，伴远端少许阻塞性肺不张/肺炎，考虑恶性肿瘤性病变。（图2-16）

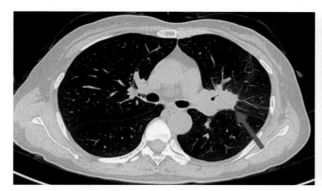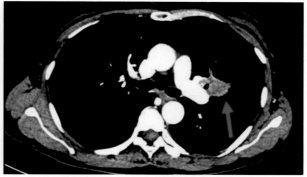

图2-16 胸部CT图像

注：红色箭头示肺部病灶。

2020-09-02脑部MRI平扫＋增强：右侧背丘脑斑片样异常信号影，性质待定，结合病史暂不能排除转移瘤可能。（图2-17）

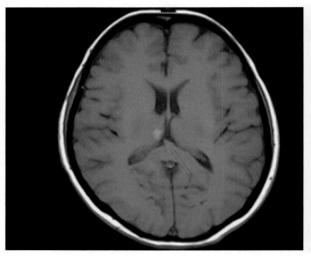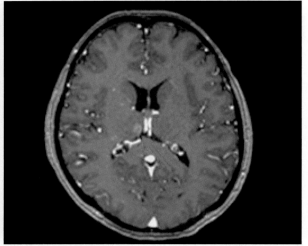

图2-17 脑部MRI图像

注：红色箭头示脑部病灶。

2020-09-03全身骨ECT：未见明显肿瘤转移迹象

诊断：左肺上叶腺癌cT4N3M1(脑)，*EGFR*野生型，*ALK*、*ROS1*融合突变阴性。

2020-09-05至2020-10-12予以第2～4周期培美曲塞联合顺铂方案化疗。2020-10-12开始行左肺病灶＋左肺门＋纵隔淋巴结引流区调强适形放疗(intensity modulated radiation therapy，IMRT)：GTV 54Gy/25F，PTV 50Gy/25F，左肺病灶局部加量GTV 6Gy/3F。放化疗期间复查肺部CT，疗效评价为PR。2020-12-13予以第5周期培美曲塞联合顺铂方案化疗，并首次联合帕博利珠单抗免疫治疗。患者化疗4个周期后于2021-01-04复查肺部CT，示左肺上叶肺门处结节影(2.0cm×1.5cm)，较前缩小，远端少许阻塞性肺不张/肺炎，疗效评价为PR(图2-18)。2021-01-07予以第6周期培美曲塞联合顺铂方案化疗及第二次帕博利珠单抗免疫治疗。

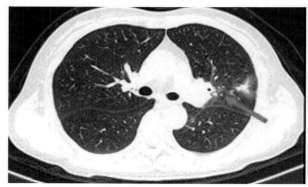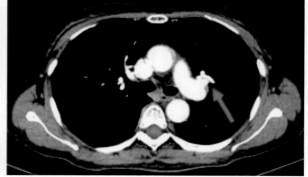

图2-18 肺部CT图像

注：红色箭头示肺部病灶。

2021-01-31行单药培美曲塞化疗1个周期，后患者自觉无法耐受化疗，遂暂停化疗。于2021-02-01、2021-02-23、2021-03-16行帕博利珠单抗免疫治疗4个周期，患者自觉胸闷，活动后呼吸困难。2021-04-07复查肺部CT，示左肺上叶肺门处结节影较前大小相仿；伴远端阻塞性肺不张/肺炎，范围较前增大;左肺上叶舌段及下叶背段新增感染;纵隔及左肺门淋巴结增多,较前明显,考虑淋巴结转移可能;双肺新增散在磨玻璃结节,性质待定;双肺散在少许纤维灶或亚段性肺不张,较前稍增多;心包少量积液。疗效评价为PR。(图2-19)

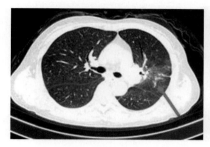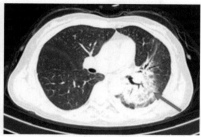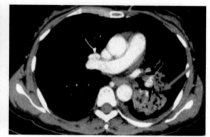

图2-19 肺部CT图像

注:红色箭头示肺部病灶。

(二)病例讨论

1. 首次MDT讨论

讨论时间:2021-04-09。

讨论科室:肿瘤科、呼吸内科、影像科、内分泌科、风湿免疫科。

讨论意见:左肺间质性炎症,考虑放射性肺炎合并免疫性肺炎可能性大,暂停免疫治疗,启动抗感染治疗。症状改善后酌情启用免疫治疗。

执行情况及治疗结局:

2021-04-09予以大剂量激素冲击、抗感染、吸氧等对症支持治疗,患者症状明显缓解。

2021-04-19复查CT:左肺上叶肺门处结节影较前大小相仿;伴远端阻塞性肺不张/肺炎,范围较前大致相仿;实性病灶较前减少;左肺上叶舌段及下叶背段感染,同前;纵隔及左肺门淋巴结增多,考虑淋巴结转移可能,同前;双肺散在磨玻璃结节,性质待定,同前;双肺散在少许纤维灶或亚段性肺不张,同前;心包少量积液;肺部炎症较前减轻(图2-20)。出院后,口服泼尼松并逐步减量至停药(6周),未再出现呼吸困难。

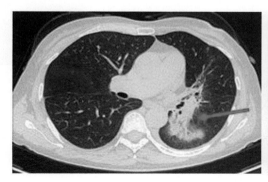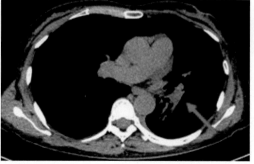

图2-20 肺部CT图像

注:红色箭头示肺部病灶。

2021-06-25至2021-10-19行帕博利珠单抗(减量至100mg)免疫治疗6个周期。

2021-10-28复查肺部CT:左肺间质性炎症明显缓解,疗效评价为持续PR。(图2-21)

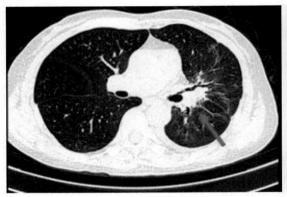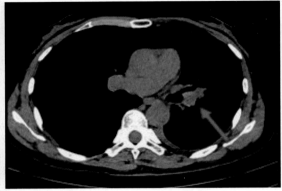

图2-21　肺部CT图像

注:红色箭头示肺部病灶。

2. 第二次MDT讨论

讨论时间:2021-11-04。

讨论科室:肿瘤科、呼吸内科、影像科。

讨论意见:患者肺部炎症是1级放射性肺炎合并免疫性肺炎,免疫治疗的不良反应比较轻,在帕博利珠单抗半量(100mg)的再挑战下肺炎并未加重,可采取帕博利珠单抗200mg全量免疫治疗。

执行情况及治疗结局:

2021-11-09至2022-04-28行帕博利珠单抗(200mg)免疫治疗8个周期。2022-05-11复查肺部CT:未见肿瘤进展(至2022-05)(图2-22)。截至2022-12患者仍在进行免疫治疗,总生存期已超过22个月。

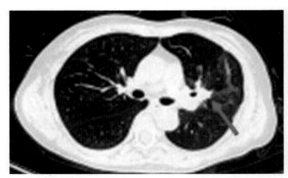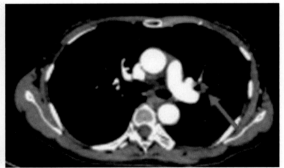

图2-22　肺部CT图像

注:红色箭头示肺部病灶。

(三)病例点评

本例肺癌患者在放疗结束后免疫治疗期间出现放射性肺炎合并免疫性肺炎,得益于2次多学科讨论,肺炎得以改善并继续从免疫治疗中获益,截至2022-12,患者仍带瘤生存中。本病例充分体现了多学科讨论在肺癌患者免疫治疗中的重要性。

结合患者2020-08的影像学资料,考虑为左肺舌叶来源的肿瘤,同时伴有部分气道狭窄阻塞炎症,CT增强上可见肺部血管受侵犯、包绕,左肺门、右肺门、气管隆嵴下等可见淋巴结肿大,由此分期T4N3有影像学依据。治疗后肿块、纵隔淋巴结缩小。脑部MRI示右侧背丘脑约7mm微小病灶,T_1、T_2均为高信号,增强后有强化表现,病灶在患者治疗后与肺肿块同步缩小,影像学上优先考虑肺癌脑转移。至于患者肺内斑片影的炎症性质,需要从放射性肺炎和自身免疫性肺炎两个方面考虑。放射性肺炎局限于照射野周围,既有实质性改变又有间质性改变,与放疗剂量关系密切;放射性肺炎比较顽固,治疗时吸收慢。此患者炎症部位、发病时间符合放射性肺炎,但是吸收速度不相符。免疫性肺炎以快速出现的磨玻璃影为特点,既可在病灶周围出现,也可散在出现,对激素治疗敏感。从影像学上考虑,放射性肺炎可能性大,但并不排除放射性肺炎合并免疫性肺炎可能。

患者免疫治疗期间出现肺部炎症性改变,结合放疗病史及影像学特征,考虑放射性肺炎合并免疫性肺炎。肺部炎症缓解后,半量免疫治疗再挑战下肺炎未加重,且免疫治疗有效,可继续全量免疫治疗。

参 考 文 献

[1] PORCU M,SILVA P,SOLINAS C,et al. Immunotherapy associated pulmonary toxicity:biology behind clinical and radiological features[J]. Cancers (Basel),2019,11(3):305.

[2] HANANIA A N,MAINWARING W,GHEBRE Y T,et al. Radiation-induced lung injury:assessment and management[J]. Chest,2019,156(1):150-162.

[3] 杨勇豪,王阿香,高全立. PD-1单抗所致免疫相关性肺炎诊治经验[J]. 中华医学杂志,2019,(36):2855-2858.

[4] 周巧,余荷,梁宗安. 免疫检查点抑制剂导致免疫相关性肺炎[J]. 中国呼吸与危重监护杂志,2021,20(10):753-756.

[5] 赵琪,邱晓华,陈露露,等. 恶性肿瘤经免疫检查点抑制剂治疗后并发免疫相关性肺炎临床分析[J]. 中华实用诊断与治疗杂志,2020,34(07):683-685.

[6] SIMONAGGIO A,MICHOT J M,VOISIN A L,et al. Evaluation of read ministration of immune checkpoint inhibitors after immune-related adverse events in patients with cancer[J]. JAMA Oncol,2019,5(9):1310-1317.

(谷飞飞 刘莉)

病例5：一例Ⅲ期肺癌患者的MDT

（一）病例简介

基本信息：患者，男性，61岁。

主诉：咳嗽伴痰中带血2年。

现病史：2019-09-11无明显诱因出现间断性咳嗽、咳痰，痰白色，偶有痰中带血丝，无发热、胸闷、心慌、盗汗、头晕、头痛等不适。2021-09-10痰中带血较前增多，就诊当地医院，行肺部CT，示右肺中央型肺癌伴阻塞性肺不张。于2021-09-20来我院就诊。

既往史及家族史：吸烟史，20～40岁，35支/d；40～50岁，完全戒烟；51～61岁，35支/d。目前已戒烟。

体检阳性体征与重要阴性体征：双侧锁骨上未触及肿大淋巴结，右肺呼吸音减弱。

主要辅助检查：

PET：右肺中下叶－右肺门区可见一跨叶间裂形态不规则软组织密度团块影，大小约为8.5cm×5.7cm，密度欠均匀，与右横膈分界不清，与邻近胸膜牵拉粘连，右肺中叶支气管阻塞，放射性分布异常浓聚，SUVmax 25.3；远端右肺中叶见少许密度影，放射性分布，未见异常浓聚；右肺门及纵隔内（2R、3A、4R、4L、5区）见多个淋巴结影，部分增大伴坏死，较大者位于右肺门，大小约为1.3cm×1.9cm，放射性分布异常浓聚，SUVmax 1.3～2.5。检查结论：考虑为右肺癌，侵及右横膈伴远端右肺中叶不张。右肺门及纵隔淋巴结增多，部分增大，代谢异常增高，考虑转移性病变可能。（图2-23）

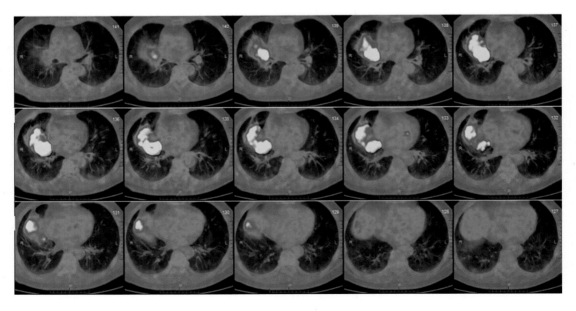

图2-23　PET图像

脑部MRI平扫＋增强：未见脑转移表现。

纤维支气管镜:右肺中叶支气管内黏膜充血肿胀,新生物完全阻塞管腔,余叶段支气管管腔通畅。

支气管镜活检,病理:(右肺中叶)鳞状细胞癌。P40(+),TTF-1(-)。PD-L1:TPS 20%。

诊断:右肺中叶鳞癌 T3-4 N2-3 M0。PD-L1:TPS 20%。

治疗经过:右肺中下叶—右肺门区软组织块影,长径达到8.5cm,部分为不张的肺组织。对侧纵隔4L、5区有代谢增高的淋巴结,性质尚不能明确。因此分期为T3-4N2-3。原发灶肿块巨大,对侧纵隔肿大淋巴结性质不确定。如果按最晚分期则为不可手术切除的Ⅲ期。依据治疗原则先予以全身治疗,目的是控制病情,通过动态观察,明确对侧纵隔淋巴结性质,为后期局部治疗做铺垫(同步放化疗或者转化为可手术)。

2021-09-29、2021-10-23、2021-11-15予以白蛋白紫杉醇+奈达铂+替雷利珠单抗治疗3个周期。

疗效评价:原发灶和同侧纵隔肿大淋巴结(2R、4R、3A、7区)在3个周期治疗后,明显缩小,评价为PR(图2-24)。而对侧纵隔肿大淋巴结(4L、5区)在3个周期治疗后,没有明显变化(图2-25、图2-26)。

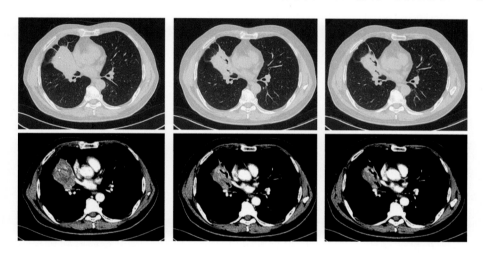

图2-24 3个周期治疗后,原发病灶缩小,评价为PR

注:从左至右,分别为基线期、2个周期和3个周期治疗后的CT肺窗和纵隔窗图像。

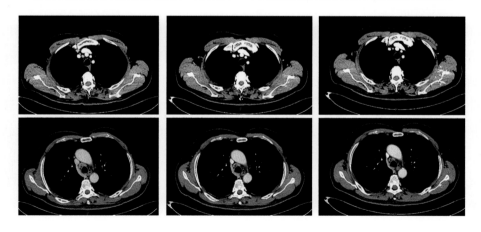

图2-25 3个周期治疗后,同侧纵隔淋巴结缩小

注:从左至右,分别为基线期、2个周期和3个周期治疗后的CT图像。

第一排为2R区淋巴结,第二排为4R区淋巴结。

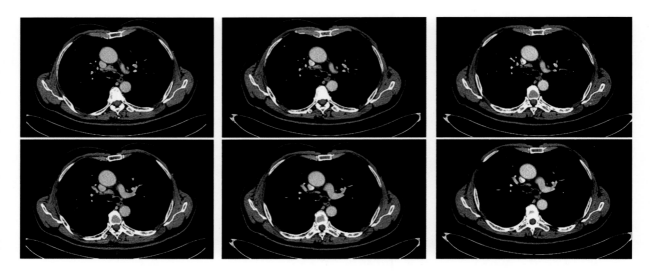

图2-26　3个周期治疗后,对侧纵隔淋巴结没有变化

注:从左至右,分别为基线期、2个周期和3个周期治疗后的CT图像。

第一排为5区淋巴结,第二排为4L区淋巴结。

(二)病例讨论

MDT讨论

讨论时间:2021-12-09。

讨论科室:影像科、胸外科、肿瘤科。

讨论目的:①对侧淋巴结的性质? 是否转移? ②下一步局部治疗的方法。 ③是否有手术机会?

讨论意见:新辅助治疗后评价为PR。根据对治疗的反应,同侧纵隔淋巴结为转移,对侧纵隔淋巴结可能不是转移。如果能活检来明确对侧纵隔淋巴结的性质更好。可以采取外科根治性手术治疗。

执行情况及治疗结局:

2021-12-24于我院胸外科进行肺癌根治术:肺叶切除术＋开胸探查术＋胸膜粘连分解术＋淋巴结切除术＋肺修补术。术中发现:患者胸腔内可见右肺中叶结节、中间段支气管受累,胸腔内少许粘连,纵隔内可见色黑质硬淋巴结。术后切开组织可见结节质韧,色灰白。

术后病理:(右肺中叶)鳞状细胞癌(角化型,中分化);癌组织未侵犯肺被膜;切片上未检出气道播散、脉管癌栓及神经侵犯;支气管切缘及肺金属丝切缘切片上未检出癌累及。送检支气管旁淋巴结8枚、2＋4组淋巴结7枚、7组淋巴结3枚、10组淋巴结2枚、11组淋巴结3枚及12组淋巴结1枚,切片上未检出癌转移。送检(右肺下叶)切片上未检出癌累及。

新辅助治疗病理反应评估:符合显著病理缓解(MPR)。

(1)原始肿瘤瘤床:存活肿瘤2%,坏死30%,间质68%。

(2)淋巴结(2/24枚)检出治疗后反应:存活肿瘤0%,坏死40%,间质60%。

送检的原始肿瘤瘤床大部分取材制片,共22张切片,其中仅2张切片检出小灶癌组织残留(镜下测量大小均为直径0.1cm);原始肿瘤瘤床检出大量泡沫组织细胞、淋巴细胞及胆固醇性肉芽肿,间质纤维化及多灶状坏死。送检淋巴结全部取材制片,其中支气管旁淋巴结(2/8枚)检出坏死、纤维化及多核巨细胞反应,未检出癌组织残留。

术后病理:右肺中叶鳞癌(角化型,中分化),新辅助治疗病理反应评估为显著病理缓解。原始肿瘤瘤床中存活的肿瘤只占2%,淋巴结中存活的肿瘤占0%。术后再分期诊断:右肺中叶鳞癌cT3—4N2—3M0,根治术后ypT1N0M0,MPR。PD-L1:TPS 20%。

(三)病例点评

Ⅲ期患者约占非小细胞肺癌总数的30%。Ⅲ期非小细胞肺癌通过个体化、精准化、规范化的治疗,可能获取临床治愈的机会。但由于Ⅲ期非小细胞肺癌具有高度临床和病理异质性、复杂性,在治疗选择上存在很大的争议,因此MDT显得尤为重要。指南也建议对Ⅲ期非小细胞肺癌开展多学科诊疗模式,进行有针对性的个体化治疗。

对侧淋巴结性质的判断对确定非小细胞肺癌的分期和治疗决策影响较大。本病例的难点就是对侧纵隔淋巴结性质的判断,胸外科和影像科参加MDT就显得尤为重要。其判断的常用的方法为:①影像学检查,如胸部增强CT、纵隔增强MRI、PET-CT。②活检,如超声支气管镜检、超声内镜检查、胸腔镜活检。③动态观察对侧纵隔淋巴结在治疗中的大小变化与全身其他肿块的变化是否同步。本病例中,患者拒绝对侧纵隔肿大淋巴结的活检,PET-CT也难以判断性质。但治疗后对侧纵隔肿大淋巴结变化不明显,而原发灶与同侧纵隔淋巴结均显著缩小。因此MDT团队临床判断这些对侧纵隔肿大淋巴结并非转移。

(李振宇　戴晓芳)

病例6:一例广泛期小细胞肺癌患者的全程管理

(一)病例简介

基本信息:患者,男性,67岁。

主诉:间断干咳4个月余。

现病史:2020-05-08患者因间断干咳4个月余于我院门诊行肺部平扫+增强CT:左肺门增大,左肺门及左肺上叶见软组织团块影,最大截面为3.7cm×7.0cm,纵隔淋巴结增多、增大,最大者约为1.7cm×1.4cm,考虑为肿瘤性病变。患者无发热、胸痛、胸闷、气促等不适。为求进一步诊治入院。

既往史及家族史:否认吸烟酗酒史。

体检阳性体征与重要阴性体征:ECOG PS评分为1分。左颈部可触及肿大淋巴结,大小约为

2cm×1cm,质中,固定,无明显压痛。肺部体检无明显异常。

主要辅助检查：

2020-05-08肺部平扫＋增强CT：左肺门增大,左肺门及左肺上叶见软组织团块影,最大截面为3.7cm×7.0cm,纵隔淋巴结增多、增大,最大者约为1.7cm×1.4cm,考虑为肿瘤性病变。

2020-05-19全身PET-CT：①左肺上叶—左肺门区异常软组织条块,代谢异常增高；纵隔(4L、5及8区)及左肺门多发肿大淋巴结,代谢异常增高,上述多考虑为左肺癌伴纵隔及左肺门淋巴结转移。②左颈部Ⅱ、Ⅲ区多发肿大淋巴结,代谢异常增高,考虑恶性肿瘤性病变可能性大及转移可能。③余探测部位未见明显恶性肿瘤性病变及转移征象。(图2-27)

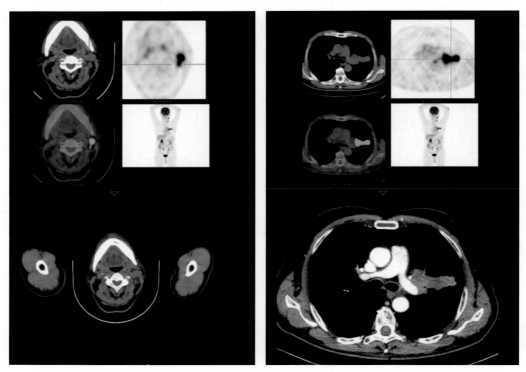

图2-27　PET-CT图像

2020-05-15脑部MRI平扫＋增强：腔隙性脑梗死,余未见异常。

2020-05-20 CT引导下左肺病灶穿刺,病理：小细胞肺癌。免疫组化染色：癌细胞PCK(＋),TTF-1(＋),Syn(部分＋),CgA(部分＋),CD56(＋),P63(－),P40(－),NapsinA(－),KI-67(约60％)。

诊断：左肺小细胞癌(广泛期)cT4N2M1b(左颈部淋巴结)ⅣA期。

（二）病例讨论

1. 首次MDT讨论

讨论时间：2020-05-20。

讨论科室:肿瘤科、胸外科、呼吸内科、影像科、病理科。

讨论意见:考虑诊断为左肺小细胞癌(广泛期)cT4N2M1b(左颈部淋巴结),无手术适应证。依据IMpower 133临床研究结果和2020年中国临床肿瘤学会(Chinese Society of Clinical Oncology,CSCO)小细胞肺癌指南,一线治疗选择铂类+依托泊苷+阿替利珠单抗联合治疗。

执行情况及治疗结局:

于2020-05-22行EP(依托泊苷+顺铂)+阿替利珠单抗治疗,治疗后出现Ⅱ度胃肠道反应,加强止吐治疗后好转。于2020-06-16行第2周期EP+阿替利珠单抗治疗,再次出现Ⅱ度胃肠道反应,经对症治疗后好转。2个周期治疗后影像学复查,评估疗效为PR。患者诉胃肠道反应无法耐受,于2020-07-08、2020-07-31、2020-08-21和2020-09-11改行EC(依托泊苷+卡铂)+阿替利珠单抗治疗4个周期,治疗顺利。其间影像学复查,评估疗效为左颈部淋巴结病灶CR,肺部病灶持续PR状态。(图2-28)

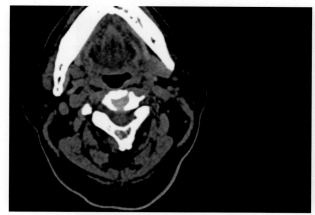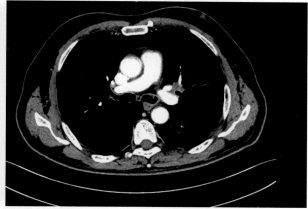

图2-28 颈部+胸部CT图像

2. 第二次MDT讨论

讨论时间:2020-10-10。

讨论科室:肿瘤科、胸外科、呼吸内科、影像科、病理科。

讨论意见:患者经一线治疗(铂类+依托泊苷+阿替利珠单抗)6个周期后病灶较前明显缩小,肺部病灶评估疗效为PR,左颈部淋巴结转移灶评估疗效为CR,建议暂停阿替利珠单抗免疫维持治疗,行左肺和纵隔淋巴结残余病灶巩固放疗。

执行情况及治疗结局:

于2020-10-13行左肺和纵隔淋巴结病灶IMRT:PTV 60Gy/30F,其间出现放射性食管炎,给予抗感染、激素、营养等对症支持治疗后好转。2020-12-22患者出现发热,体温达38.3℃,咳嗽伴气喘,复查肺部CT,考虑放射性肺炎,给予抗感染、营养、护胃等对症支持治疗后复查肺部CT,较前明显好转(图2-29),患者气喘症状改善,后改口服泼尼松。2021-02-19复查肺部CT:炎症病灶稍有吸收。2021-03-18复查肺部CT:左肺门增大,左肺门及左肺上叶软组织条片影,左肺实变影范围稍增大。患者无咳嗽气喘等不适。2021-03-21患者出现头晕不适,复查脑部MRI:双侧大脑半球可见新发的多处小强化灶(图2-30),考虑脑转移瘤可能性大。

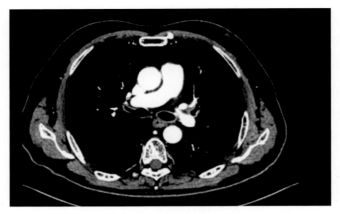

图 2-29　胸部 CT 图像

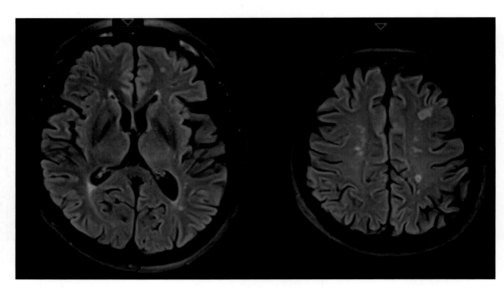

图 2-30　脑部 MRI 图像

3. 第三次 MDT 讨论

讨论时间：2021-03-22。

讨论科室：肿瘤科、胸外科、呼吸内科、影像科、病理科。

讨论意见：患者双侧大脑半球可见新发的多处小强化灶（大于5个），且有脑转移症状，有全脑放疗适应证，可先行全脑放疗。鉴于患者在放射性肺炎恢复期，暂推迟阿替利珠单抗免疫治疗。

执行情况及治疗结局：

于 2021-04-01 开始行全脑放疗＋脑转移灶同步加量 IMRT：PGTV 60Gy/20F，PTV 40Gy/20F，治疗顺利。后复查肺部 CT：左肺间质性炎症较前基本吸收。于 2021-05-18 至 2022-01-07 行阿替利珠单抗免疫治疗 12 个周期，其间复查脑部和肺部，病灶稳定（图 2-31）。于 2022-01-10 行肺部 CT：左肺上叶前段间质性炎症及部分实变，较前新发，考虑免疫性肺炎（Ⅱ级）。予以抗感染及激素等对症支持治疗后好转。后于 2022-02-15 至 2022-04-19 继续行 4 个周期阿替利珠单抗免疫治疗，治疗顺利。患者近期复查示肺和脑部病灶一直稳定（图 2-32）。

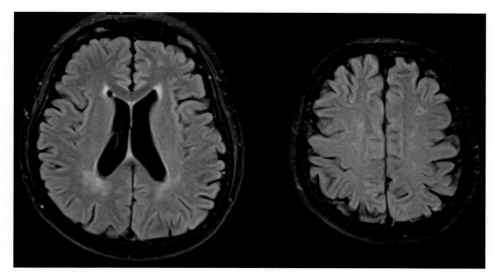

图2-31　全脑放疗后脑部MRI图像

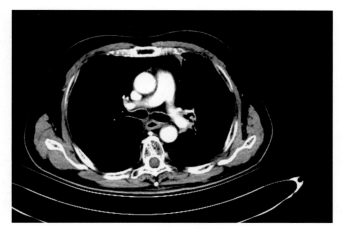

图2-32　胸部CT图像

（三）病例点评

小细胞肺癌（small cell lung cancer，SCLC）约占所有肺癌的15%，其特征是高增殖率、早期转移倾向和预后差。SCLC与接触烟草致癌物密切相关，大多数患者在初诊时已有转移。对于早期T1－2N0M0的SCLC患者，建议手术治疗。而对于广泛期SCLC患者，则以全身治疗为主。该患者初诊为广泛期SCLC，无手术适应证，需以全身治疗为主控制病情。基于IMpower 133和CASPAIN研究结果，在铂类－依托泊苷化疗方案的基础上，联合PD-L1单抗（阿替利珠单抗或德瓦鲁单抗），以及免疫维持治疗作为一线治疗，显著延长了患者无进展生存期和总生存期。IMpower 133是全球首个免疫联合化疗治疗广泛期SCLC取得PFS和OS双阳性结果的研究，2020年CSCO指南将其作为Ⅰ级推荐。本例患者初诊为广泛期SCLC，将铂类－依托泊苷－阿替利珠单抗作为一线治疗方案，目前阿替利珠单抗维持治疗阶段，OS已超过2年，为患者带来长期生存获益，疗效令人鼓舞。在免疫治疗过程中需关注相关副反应并及时处理。

对于广泛期SCLC经系统化疗达CR或PR的患者,欧洲多中心随机对照Ⅲ期CREST研究显示,胸部放疗可显著降低胸部复发风险。2023版CSCO指南推荐广泛期SCLC对一线化疗敏感者(疗效判定为CR或PR),且一般状态良好,加用胸部放疗可获益,尤其对于胸部有残余病灶和远处转移灶体积较小者。此外,对于广泛期SCLC经系统化疗和胸部放疗后达CR或PR的患者,预防性全脑照射(prophylactic cranial irradiation,PCI)带来的生存获益仍有争议,应慎重决定。本例患者在一线使用铂类—依托泊苷—阿替利珠单抗后左颈部淋巴结转移灶达到CR,肺部病灶达到PR,接受左肺+纵隔淋巴结病灶放疗,局部控制效果较好,同时对放疗副反应(放射性食管炎、放射性肺炎)进行了及时、有效的治疗,均得到了明显缓解。后期患者出现脑多发转移,合并脑转移症状,有全脑放疗指征,经过全脑放疗后予以阿替利珠单抗免疫治疗,患者颅内病灶一直处于控制状态,表明放疗作为局部治疗手段,在合适的时机介入,可在广泛期SCLC的治疗中发挥重要作用。因此,针对广泛期SCLC患者,我们需打好免疫、化疗和放疗等"组合拳",争取使患者长期生存获益。

参 考 文 献

[1] HORN LEORA,MANSFIELD AARON S,SZCZESNA ALEKSANDRA,et al.First-line atezolizumab plus chemotherapy in extensive-stage small-cell lung cancer [J]. N Engl J Med, 2018, 379: 2220-2229.

[2] PAZ-ARES LUIS,DVORKIN MIKHAI,CHEN YUANBIN, et al.Durvalumab plusplatinum-etoposide versus platinum-etoposide in first-line treatment of extensive-stage small-cell lung cancer(CASPIAN): a randomised ,controlled ,open-label, phase 3 trial [J] . Lancet, 2019, 394: 1929-1939.

[3] SLOTMAN BJ,VAN TINTEREN H,PRAAG JO,et al. Use of thoracic radiotherapy for exten-sive stage small cell lung cancer:a phase 3 randomised controlled trial[J]. Lancet,2015,385(9962):36-42.

（况波华 王必成 徐双兵）

病例7: 一例局部晚期肺癌患者的全程管理

（一）病例简介

基本信息:患者,男性,54岁。

主诉:咳嗽2个月余。

现病史: 2021-02-15无明显诱因出现咳嗽、咳痰,痰中带血丝,无发热、呼吸困难、疼痛等不适。2021-04-11于当地医院行胸部CT:右肺门占位,大小为3.8mm×3.2mm,右肺门淋巴结增大。行纤维支气管镜检查,见右主支气管内新生物,活检病理提示鳞状细胞癌。于2021-04-25来我院就诊。

既往史及家族史: 无特殊病史,吸烟30年,20支/d,已戒烟1个月。

体检阳性体征与重要阴性体征: 无。

主要辅助检查:

颈部、胸部、上下腹部CT平扫+增强:右肺上叶近肺门占位,考虑恶性肿瘤性病变并右肺门淋巴结转移,伴阻塞性肺炎。(图2-33)

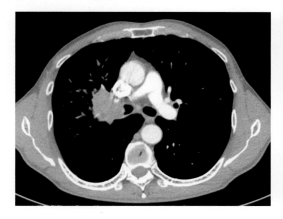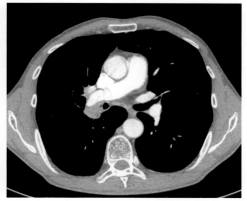

图2-33 胸部CT图像

脑部MRI平扫+增强:无特殊异常。

全身骨扫描:无特殊异常。

诊断: 右肺鳞癌 cT2N1M0 Ⅱb期。

(二)病例讨论

1. 首次MDT讨论

讨论时间: 2021-04-30。

讨论科室: 肿瘤科、胸外科、影像科、病理科。

讨论意见: 患者诊断明确,为右肺鳞癌cT2N1M0 Ⅱb期,虽然分期较早,属于可手术范围,但病灶侵犯右主支气管且距离气管隆嵴较近,若目前直接手术,需行右肺全切术,预计患者生活质量较差,建议行化疗加免疫新辅助治疗后再评估可否手术。

执行情况及治疗结局:

2021-05-03至2021-05-26行白蛋白紫杉醇+奈达铂+替雷丽珠单抗治疗2个周期,过程顺利,患者出现Ⅰ度胃肠道反应及Ⅱ度中性粒细胞减少,对症处理后好转。2个周期后复查胸部CT平扫+增强:右肺原发灶及右肺门淋巴结较前明显缩小(图2-34),疗效评价为PR。

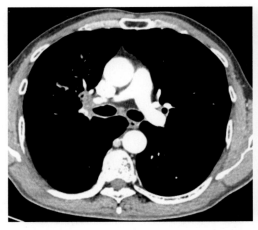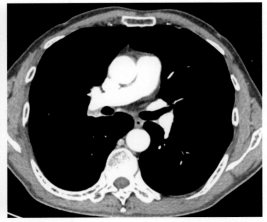

图2-34 胸部CT图像

2. 第二次MDT讨论

讨论时间: 2021-06-20。

讨论科室: 肿瘤科、胸外科、影像科。

讨论意见: 患者经化疗加免疫新辅助治疗后右肺原发灶及右肺门淋巴结较前明显缩小,疗效评价为PR,经胸外科评估后认为可行手术治疗。

执行情况及治疗结局:

2021-07-05在全身麻醉下行肺叶部分切除术+支气管成形术,手术过程顺利,术后病理提示镜下主要为纤维化伴多量慢性炎性细胞浸润及炭末沉积,未见癌组织,肺被膜、支气管切缘、金属丝缝合切缘未见癌累及,10组淋巴结1/4见癌转移,支气管旁淋巴结2枚、2组淋巴结6枚、4组淋巴结3枚、7组淋巴结5枚、9组淋巴结1枚、11组淋巴结1枚未见癌转移,新辅助治疗疗效评价为达到MPR。于2021-08-19行第3周期白蛋白紫杉醇+奈达铂+替雷丽珠单抗治疗,后患者因个人原因拒绝继续化疗。于2021-09-16至2021-11-03行3次替雷丽珠单抗免疫治疗。2021-11-20左右患者感到乏力,渐加重。2021-11-23出现恶心、呕吐,伴头晕,复查脑部MRI:未见异常。2021-11-26查随机皮质醇3.38pg/ml、促肾上腺皮质激素(adrenocorticotropic hormone,ACTH)3μg/L。

3. 第三次MDT讨论

讨论时间: 2021-11-30。

讨论科室: 肿瘤科、内分泌科。

讨论意见: 患者在免疫维持治疗期间出现乏力、头晕、恶心、呕吐,脑部MRI未见异常,随机皮质醇及ACTH低下,考虑为免疫治疗所致垂体功能减退,建议给予激素替代治疗。

执行情况及治疗结局:

2021-11-30开始每日口服泼尼松30mg。2021-12-01头晕及恶心、呕吐症状消失,乏力渐好转。2021-12-21复查随机皮质醇2.45pg/ml、ACTH 22μg/L,患者自觉除轻微乏力外无其他不适,泼尼松剂量减为20mg/d。2021-12-24至2022-04-26继续行替雷丽珠单抗治疗6次,其间多次复查随机皮质醇及

ACTH,分别为2.87～3.83pg/ml、3～29μg/L,患者自觉除轻微乏力外无其他不适,生活质量良好。

(三) 病例点评

患者入院后明确诊断为右肺鳞癌 cT2N1M0 Ⅱb 期,属于可手术切除范围,立即组织胸外科、影像科及病理科进行 MDT 讨论,为患者选择最佳的治疗方案。第一次 MDT 讨论认为患者直接手术存在困难。手术虽是早期及局部晚期肺癌患者的治疗首选,但许多患者由于肿瘤侵犯范围较大造成了手术困难甚至无法手术,失去了治愈的机会,可能造成生存期的缩短。在肿瘤免疫治疗时代来临后,化疗加免疫成为一种新的新辅助治疗模式。根据 2020 年发表的 NADIM 研究及 2021 年初报道的 CHECKMATE816 研究结果,化疗加免疫新辅助治疗模式在降期、ORR、MPR 及 PCR 率等方面较传统治疗方案显示出极其明显的优势,患者在采用该模式治疗后,从不可手术或者说手术难度较大转变为可顺利进行手术,实现了 R0 切除且保证了患者的生活质量,术后疗效评价达到 MPR。而在术后的免疫辅助治疗过程中,患者又出现免疫相关内分泌不良反应。肿瘤免疫治疗后出现的相关不良反应的诊断和处理是现在的热点,随着免疫治疗的深入和普及,今后可能会有更多的免疫治疗导致内分泌不良反应的病例出现,而内分泌不良反应在早期可能症状并不明显,容易与放化疗导致的不良反应混淆,其诊断和治疗存在一定的困难。这是一个典型的免疫治疗导致垂体功能下降的病例,所幸经过 MDT 讨论后得到了及时的诊治,保证了后续治疗的顺利完成,提高了患者的生活质量。

(李鹏程)

第三章　腹部肿瘤多学科诊疗病例

病例1: 一例胃癌多发转移患者的全程管理

（一）病例简介

基本信息: 患者,男性,54岁。

主诉: 体检发现胃癌5天。

现病史: 患者于2016-11-15体检,胃镜活检示高级别上皮内瘤变,无恶心、呕吐及腹痛。

既往史及家族史: 无特殊。

体检阳性体征与重要阴性体征: 无。

主要辅助检查:

肿瘤标志物: CEA正常。

2016-11-20超声内镜: 贲门－贲门下－胃底浸润性病变(T3N2?)。(图3-1)

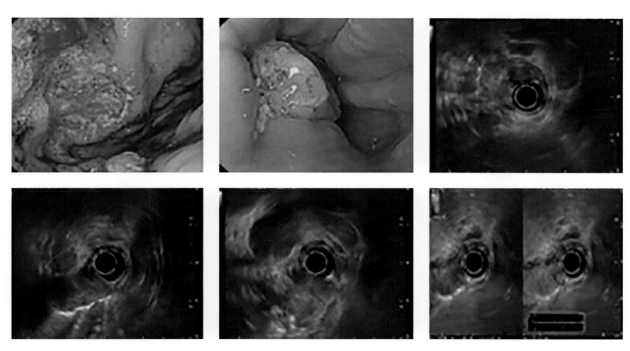

图3-1　超声内镜图像

2016-11-27内镜活检,病理:(胃底)管状腺癌,HER-2(2＋)。FISH检测:*HER-2*基因扩增。(图3-2)

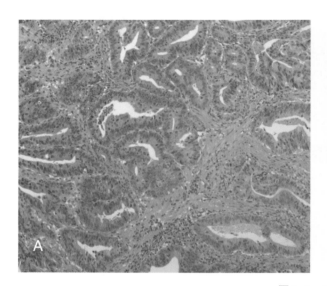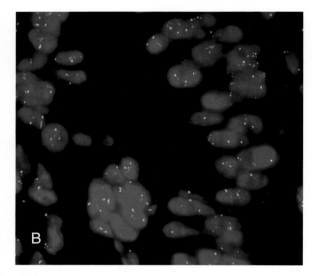

图 3-2　病理图像

注:A—HE 染色,×100;B—FISH。

2016-11-25全身PET-CT:①胃贲门及胃底胃壁弥漫性增厚,代谢增高;胃小弯旁及腹膜后区多发淋巴结,代谢异常增高。②双肺上叶前段、左肺上叶后段、左肺下叶后基底段、右肺上叶尖后段脊柱旁及右肺中叶多发类圆形小结节,代谢无异常增高,考虑转移性病变可能。(图3-3)

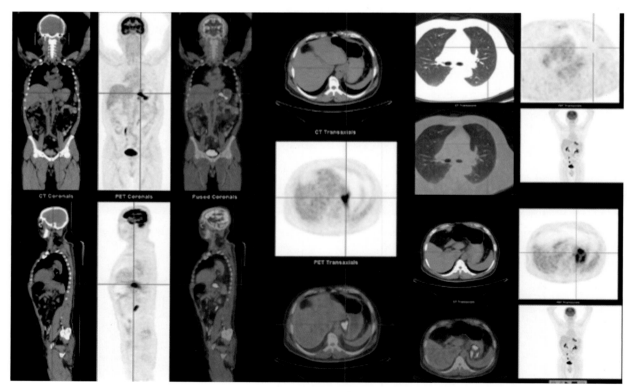

图 3-3　全身 PET-CT 图像

诊断:胃管状腺癌 cT3N＋Mx(肺?),HER-2 基因扩增。

（二）病例讨论

1. 首次MDT讨论

讨论时间：2016-12-05。

讨论科室：肿瘤科、胃肠外科、胸外科、影像科。

讨论意见：肺部多发小结节，转移可能性大，建议先行全身化疗联合靶向治疗。

执行情况及治疗结局：

于2016-12-06、2016-12-28、2017-01-18行3个周期CapeOX（奥沙利铂＋卡培他滨）方案化疗联合曲妥珠单抗靶向治疗。2个周期后复查胸腹部CT：胃壁增厚明显减轻，肺部病灶减小，数目减少。（图3-4）

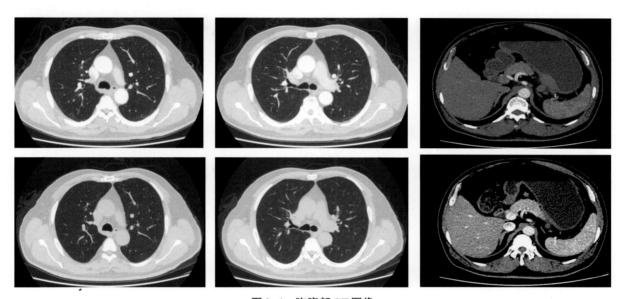

图3-4　胸腹部CT图像

注：第一排为化疗前图像；第二排为化疗后图像。

2. 第二次MDT讨论

讨论时间：2017-02-10。

讨论科室：肿瘤科、胃肠外科、影像科。

讨论意见：全身化疗联合靶向治疗后原发灶、肺部病灶较前明显缩小，建议行手术切除。

执行情况及治疗结局：

2017-02-16行全胃切除＋D2清扫术，术中探查贲门可见拇指大小溃疡型病灶，浆膜层完整，其余脏器未见明显转移灶。术后病理：符合（贲门小弯侧）治疗后病理完全反应改变（TRG：0，ypT0）。（注：贲门小弯侧见3.0cm×2.5cm溃疡区，镜下见溃疡累及胃壁固有肌层，未检出明确肿瘤细胞残余。）免疫组化染色：PCK（无特殊），CD68（显示泡沫细胞），CEA（－），HER-2（未检出残留癌细胞）。小弯侧淋巴结（3/25）及大弯侧淋巴结（1/8）镜下可见肿瘤坏死残影、纤维化及泡沫细胞浸润灶，符合治疗后完全反应改变。贲门食管切缘及幽门切缘切片中均未见癌累及。

2017-03-17至2017-07-03行5个周期CapeOX方案化疗联合曲妥珠单抗靶向治疗。2017-07-25至2017-08-29予以曲妥珠单抗维持治疗3个周期。

第一次转移：左侧肾上腺。

2018-01-11复查腹部CT：左侧肾上腺结节，大小约为3.0cm×3.9cm，多考虑为转移瘤（图3-5），CEA 6.24μg/L，疗效评价为疾病进展（progressive disease，PD）。

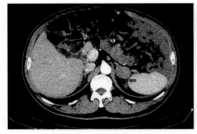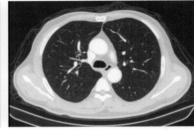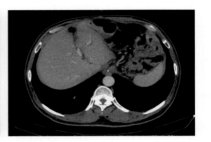

图3-5　肺部、腹部CT图像

3. 第三次MDT讨论

讨论时间：2018-01-25。

讨论科室：肿瘤科、泌尿外科、影像科。

讨论意见：肾上腺病灶孤立转移，肺部、原发灶病情稳定，建议积极行手术切除。

执行情况及治疗结局：

2018-01-30行腹腔镜下左侧肾上腺肿瘤切除术。术后病理：（左侧）肾上腺转移性腺癌，符合胃腺癌转移。免疫组化染色：HER-2（2＋）。FISH检测：*HER-2*基因扩增。术后恢复可。

2018-03-27行1个周期紫杉醇联合曲妥珠单抗治疗，患者出现上消化道出血，胃镜示吻合口出血，胃镜下止血。

第二次转移：脑内。

2018-04-15复查脑部MRI：右侧脑室后脚旁非均质结节，周边环以片状水肿，结合病史考虑转移性病变伴出血可能性大（图3-6）。2018-04-18行脑内转移灶射波刀放疗（PTV 20Gy/1F），放疗后1个月复查脑部MRI：脑内转移灶明显缩小（图3-7）。2018-05-11至2018-12-31行单药曲妥珠单抗维持治疗，其间CEA波动于6～7μg/L。

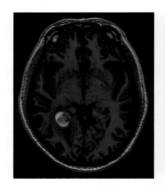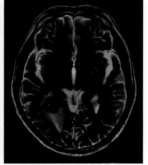

图3-6　脑部MRI图像

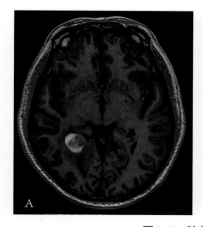
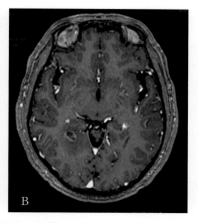

图3-7 脑部MRI图像

注:A-放疗前图像;B-放疗后图像。

患者自述2018-12-24以来头昏较前明显加重。2019-01-03复查脑部MRI:右侧颞枕叶交界区见团片状长T_2信号影,边界欠清,增强扫描见一环状强化,截面大小约2.8cm×2.9cm,边缘不规则,右侧胼胝体压部受压前移,中线结构左移7mm,右侧额顶叶脑沟变浅模糊,结合病史考虑为转移瘤,较前次病灶明显增大、边缘增厚,瘤周水肿范围扩大,不排除肿瘤复发。(图3-8)

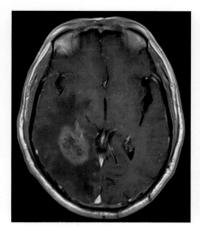
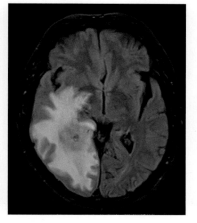

图3-8 脑部MRI图像

4. 第四次MDT讨论

讨论时间:2019-01-07。

讨论科室:肿瘤科、神经外科、影像科、核医学科。

讨论意见:颅内病灶性质不明,颅外病灶控制可,肿瘤标志物无明显升高,建议完善PET-MRI蛋氨酸检测。

执行情况及治疗结局:

2019-01-10行68Ga-FAPI PET-MRI:右侧侧脑室后角旁结节,周围伴大片水肿,病变MRI ASL灌注未见异常增高,蛋氨酸代谢显像环形轻度增高,结合病史考虑治疗后改变可能(图3-9)。2019-02-12、2019-03-14、2019-04-11予以贝伐珠单抗(7.5mg/kg)、护肝、护胃及激素治疗后头昏症状明显缓解。

2019-04-10复查脑部MRI：右侧颞枕叶交界区团片状长T_2信号影较前缩小（图3-10）。

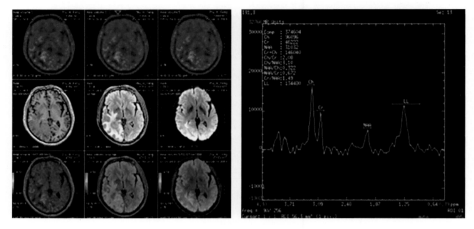

图3-9　68Ga-FAPI PET-MRI图像

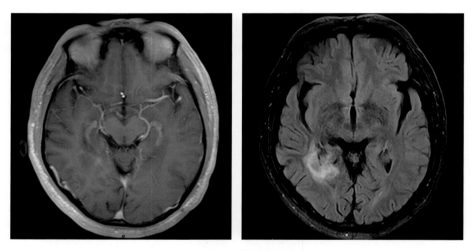

图3-10　脑部MRI图像

第三次转移：肺部。

2019-09-13复查肺部CT示肺部疾病进展（图3-11），二代测序（next-generation sequencing，NGS）示MSS，TMB 5.0Muts/Mb，HER-2（−）；PD-L1（−）。2019-09-25至2019-12-28行4个周期CapeOX方案化疗，2个周期后复查肺部CT示肺部转移灶缩小（图3-11）。2020-01至2020-03于防控新型冠状病毒感染期间中断治疗。2020-03-01至2020-04-18于当地行2个周期CapeOX方案化疗。2020-04-10开始口服卡培他滨维持治疗。2020-05-11于当地医院复查肺部CT示肺部病灶稳定。2021-01-20于我院复查肺部CT示肺部疾病进展（图3-12），CT引导下肺穿刺活检，病理提示（胃癌综合治疗后）（左肺穿刺活检组织）转移性腺癌，结合病史及免疫表型，符合胃腺癌转移。免疫组化染色：癌细胞CK7（部分弱＋），CK20（＋），Villin（＋），CDX2（＋），TTF-1（−），HER-2（2＋）。基因检测示PD-L1 CPS 0分，*HER-2*扩增。于2021-01-28至2021-05-15行白蛋白紫杉醇联合曲妥珠单抗治疗6个周期，复查胸腹盆腔CT示疗效接近CR（图3-13）。

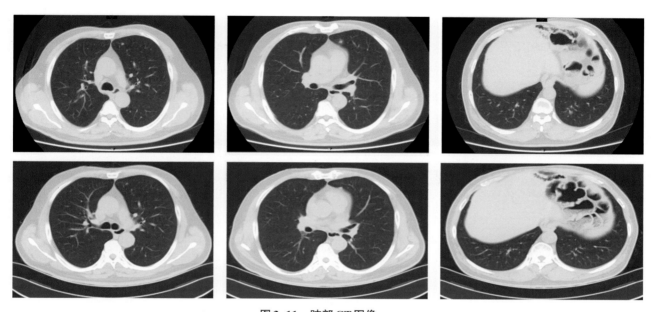

图3-11 肺部CT图像

注:第一排为化疗前图像;第二排为化疗后图像。

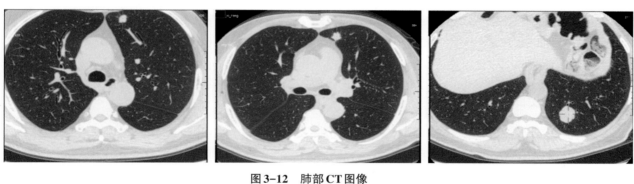

图3-12 肺部CT图像

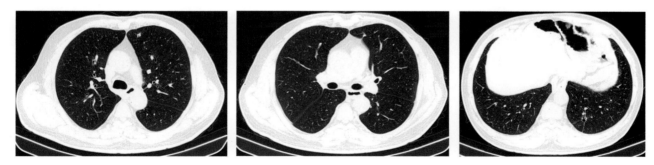

图3-13 肺部CT图像

截至2023-07,仍在定期随访观察中,总生存期已超过80个月。

(三)病例点评

本例晚期胃癌患者多次出现不同部位转移,得益于多学科讨论,截至2023-07已经获得了超过6年的总生存期,目前仍然带瘤生存中。本病例充分体现了多学科讨论在胃癌患者治疗中的重要性,多学科讨论有助于临床医生根据患者的特殊情况,制定个体化治疗方案,从而给予患者最优化治疗。

胃癌转移后生存期有限。然而越来越多的证据发现,局限性转移与传统的远处转移不同,局限性转移的肿瘤患者通过积极的局部治疗可实现长期生存。寡转移是存在于原发灶与广泛性全身转移之间的过渡状态,可通过对原发灶和转移灶进行局部治疗实现较长的生存,目前寡转移越来越多地被临床医生接受。然而胃癌寡转移的研究相对较少,尤其是胃癌肾上腺和颅内寡转移,其发生率、结局及最佳治疗策略尚不清晰。本例患者在先后出现肾上腺和颅内寡转移后,我们通过多学科讨论制定了个体化治疗方案,对寡转移灶进行了积极的局部治疗,事实证明这种治疗策略能使患者获益。本病例带给我们的启示是对于根治性胃癌术后出现寡转移灶,仍有必要进行积极的局部治疗,包括手术和放疗。

对于转移性胃癌,以全身化疗为主,姑息放疗的主要目的在于缓解临床症状。2012年美国医疗保险监督、流行病学和最终结果(surveillance,epidemiology,and end results,SEER)数据库的一项大型回顾性分析及协和医院肿瘤中心既往的回顾性数据结果均显示,相对于未接受过放疗的转移性胃癌患者,姑息放疗可带来生存获益。根据文献报道,胃癌脑转移发生率低,预后极差。对于单发颅内寡转移,立体定向放疗(stereotactic body radiation therapy,SBRT)可以获得长期局部控制。本例患者的一般情况较好,原发灶根治性切除后处于无瘤状态,先后出现肾上腺和颅内寡转移灶,对肾上腺病灶进行了手术切除,而颅内再次出现单发转移灶,考虑到肿瘤大小及位置,通过射波刀技术给予了单次20Gy照射,实现了长期生存,真正做到了对晚期肿瘤患者不抛弃、不放弃。

目前HER-2阳性晚期胃癌的一线标准治疗为化疗联合曲妥珠单抗,而曲妥珠单抗的跨线治疗价值仍存在争议。理论上讲,参考肠癌中抗EGFR治疗对于单一靶点的持续性阻断受益可能有限。本例患者初次转移后进行了手术治疗,术后病理证实HER-2仍为阳性,且患者已停用曲妥珠单抗超过4个月,遂再次引入曲妥珠单抗,病情得到了较长时间的控制。2019-09患者肺部疾病进展,NGS提示HER-2阴性,且发展缓慢,根据肿瘤的生物学行为,我们制定了个体化的化疗方案,在适当的时间予以出手,维持患者高生活质量的同时实现了良好的疾病控制。2020-01患者肺部再次疾病进展,病理提示HER-2阳性,基于精准检测,再次引入曲妥珠单抗,达到了近似CR的疗效。事实证明我们在复发转移胃癌的治疗中,根据HER-2情况再度引入曲妥珠单抗治疗使患者显著获益,这为晚期胃癌的二线及三线治疗提供了一定经验。相信在未来精准医学仍然是持续指导我们治疗的关键,当然这也对实时动态检测提出了考验。

参 考 文 献

[1] SHIAPPONI C,BERLTH F,PLUM P S,et al. Oligometastatic disease in upper gastrointes-tinal cancer-how to proceed?[J]. Visc Med,2017,33(1):31-34.

[2] SHRIDHAR R,ALMHANNA K,HOFFE S E,et al. Increased survival associated with surgery and radiation therapy in metastatic gastric cancer:a surveillance,epidemiology,and end results database analysis[J]. Cancer,2013,119(9):1636-1642.

[3] BANG Y J,VAN CUTSEM E,FEYEREISLOVA A,et al. Trastuzumab in combination with chemo-therapy versus chemotherapy alone for treatment of HER-2-positive advanced gastric or gastro-oesophageal junction cancer(ToGA):a phase 3,open-label,randomized con-trolled trial[J]. Lancet,2010,376(9742):687-697.

[4] 金晶,王鑫. 胃癌复发、转移放疗价值及评价[J]. 中国实用外科杂志,2015,35(10):3.

[5] 朱莹,周丹阳,于丹丹,等. 晚期胃癌姑息放疗的疗效观察及预后分析[J]. 国际肿瘤学杂志,2020,47(3):151-156.

（谷飞飞　林振宇　于丹丹　赵磊　张涛）

病例2：一例肠癌肝转移患者的多学科诊疗体会

（一）病例简介

基本信息：患者,男性,53岁。

主诉：肝脏占位1个月,确诊结肠癌1周。

现病史：2014-10-28于外院体检,B超发现肝内低回声结节(左内叶大小约为3.5cm×3.5cm,右前叶大小约为0.7cm×0.6cm),CEA>100ng/ml。肠镜示横结肠、降结肠各见2个直径约0.6cm和1.0cm的息肉隆起,降结肠乙状结肠结合部、距肛缘26～30cm处见1/2周径黏膜隆起溃烂,表面粗糙,周边堤样隆起。取活检,病理:降结肠乙状结肠交界中分化管状腺癌,结肠多发腺瘤。于2014-11-17来我院就诊。

既往史及家族史：无特殊。

体检阳性体征与重要阴性体征：无。

主要辅助检查：

肿瘤标志物:CEA 190.8ng/ml,CA199 41.5U/ml。

基因检测:*KRAS* 12号密码子突变/*BRAF V600E*位点未见突变。

免疫组化:pMMR。

胸部CT:未见异常。

2014-11-17超声肠镜:乙状结肠距肛缘约25cm处见环周不规则新生物,肠腔狭窄,进镜困难,超声扫查病灶近肛端处示肠壁增厚,约为1.2cm,呈低回声改变,所见区域固有肌层、外膜尚完整。(图3-14)

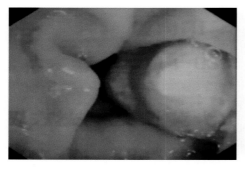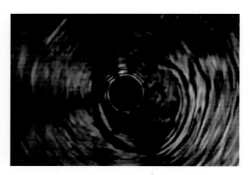

图3-14　超声内镜图像

2014-11-17肝脏MRI：肝脏多发异常信号影，多考虑为转移瘤。（图3-15）

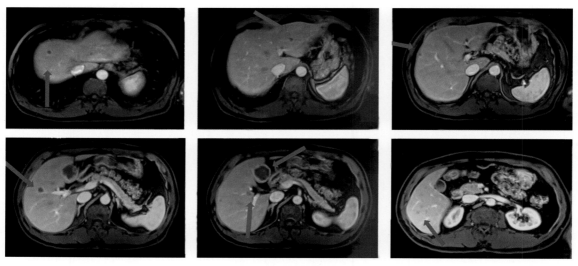

图3-15　肝脏MRI图像

注：红色箭头示肝脏病灶

诊断：乙状结肠癌肝转移（cTxN＋M1a）。

（二）病例讨论

1. 首次MDT讨论

讨论时间：2014-11-18。

讨论科室：肿瘤科、胃肠外科、肝胆外科、影像科、病理科。

讨论意见：考虑肝内病灶R0切除困难，按照2014年欧洲肿瘤内科学会（European Society for Medical Oncology，ESMO）指南分组在组0及组1之间，建议积极先行化疗联合靶向转化治疗。

执行情况及治疗结局：

2014-11-19至2015-01-10予以4个周期mFOLFOX6联合贝伐珠单抗治疗，4个周期后疗效评价为PR，肿瘤标志物CEA降至64.8ng/ml。复查超声肠镜：进镜至距肛门约30cm乙状结肠处见一枚长蒂息肉，息肉约为1.8cm，表面充血糜烂。距肛门约25cm乙状结肠处见环周溃烂，肠腔狭窄，进镜尚可通过。

超声扫查显示乙状结肠溃烂处肠壁增厚,最厚处达6mm,层次消失,呈较均匀低回声改变,浆膜层突破。肠壁外未见明显肿大淋巴结(图3-16)。复查肝脏MRI:肝内病灶较前不同程度缩小(图3-17),疗效评价为PR。

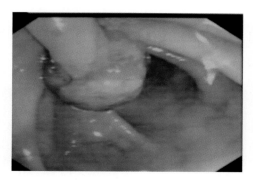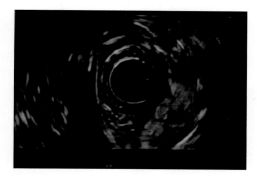

图3-16 超声内镜图像

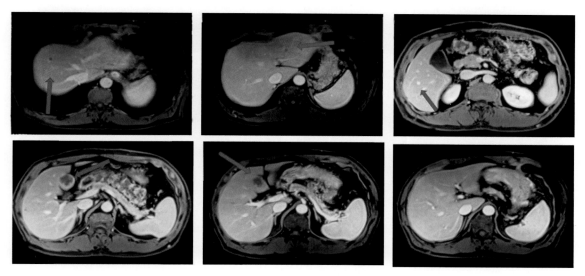

图3-17 肝脏MRI图像

注:红色箭头示肝脏转移灶。

2. 第二次MDT讨论

讨论时间:2015-01-13。

讨论科室:肿瘤科、胃肠外科、肝胆外科、影像科。

讨论意见:患者经全身治疗后肝脏转移灶较前明显缩小,疗效评价为PR,建议积极考虑行原发灶及肝脏转移灶同期切除联合术中消融。

执行情况及治疗结局:

2015-01-15至2015-02-06继续行2个周期mFOLFOX6化疗。2015-03-13行腹腔镜下乙状结肠癌根治术＋肝转移灶切除术＋肝转移射频消融术,术前彩超定位肝脏转移小病灶2处,直径约为1cm,分别行射频消融。术中见乙状结肠肿瘤约6cm×5cm×4cm,突出浆膜,周围粘连致密;肝脏膈面胆囊前方一较大转移灶。术后病理:乙状结肠中分化腺癌侵及肠壁全层及肠壁外脂肪组织,伴肠系膜癌结节形成及肝脏转移,侵及神经,切缘(一),肠周淋巴结14枚未见癌转移。

术后诊断:乙状结肠癌肝转移综合治疗后(ypT4aN1cM1a,Ⅳa,肝)。

术后于2015-04-02继续行2个周期mFOLFOX6化疗,4个周期mFOLFOX6联合贝伐珠单抗化疗,末次化疗于2015-06-20结束,其间复查无异常(图3-18)。由于无法耐受卡培他滨,遂于2015-07-03至2016-12-30行贝伐珠单抗维持治疗,其间2016-02-01始出现CEA进行性升高。2016-12-15复查肝脏MRI:肝脏多发占位,考虑转移瘤,较前明显增多(图3-19)。CEA升至60ng/ml。

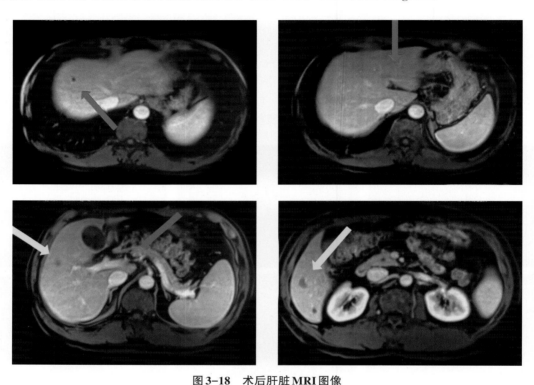

图3-18 术后肝脏MRI图像

注:黄色箭头示消融病灶;蓝色箭头示手术切除病灶;红色箭头示术中探查未发现病灶处。

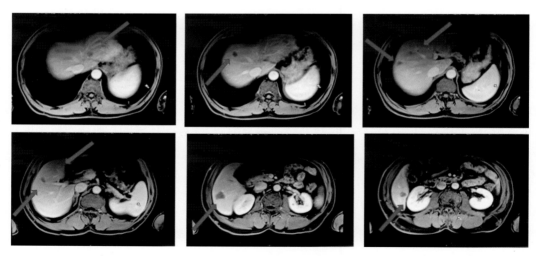

图3-19 肝脏MRI图像

注:红色箭头示肝脏病灶。

3.第三次MDT讨论

讨论时间： 2016-12-20。

讨论科室： 肿瘤科、胃肠外科、肝胆外科、影像科。

讨论意见： 转移灶虽然多（>5个），累及左右叶，但周围无重要器官，无肝外转移，仍存在局部治疗机会，建议二线化疗后积极局部治疗。

执行情况及治疗结局：

2016-12-22至2017-02-05行4个周期FOLFIRI治疗，疗效评价为SD。2017-02-23行腹腔镜下右半肝切除＋左肝转移灶微波消融术＋胆囊切除术。术中B超见肝右前叶及后叶内多处转移灶，最大处位于右后下叶，大小约为2cm×2cm，肝左外叶见一处转移灶，大小约为1cm×1cm。病理示（右半肝）中分化腺癌，结合免疫组织化学及临床病史，符合转移性结肠腺癌。术后患者肿瘤标志物CEA降至正常。

2017-03-28至2017-05-16行4个周期FOLFIRI治疗后随访无异常（图3-20）。于2017-12-10复查，CEA 16.16ng/ml。肺部CT：双肺及叶间裂胸膜处多发小结节，较前新发，考虑疾病进展（图3-21）。

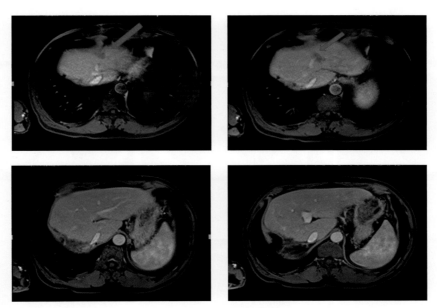

图3-20　肝脏MRI图像

注：红色箭头示肝脏病灶。

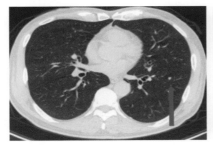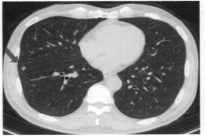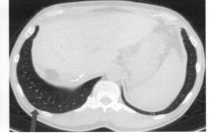

图3-21　肺部CT图像

注：红色箭头示肺部病灶。

4.第四次MDT讨论

讨论时间:2017-12-18。

讨论科室:肿瘤科、胃肠外科、肝胆外科、胸外科、影像科。

讨论意见:患者现诊断为结肠癌综合治疗后(肺),不可手术切除,治疗目的为姑息治疗,考虑既往FOLFOX(奥沙利铂+亚叶酸钙+氟尿嘧啶)方案有效,且无神经毒性,建议FOLFOX联合贝伐珠单抗治疗。

执行情况及治疗结局:

2017-12-20至2018-03-05行4个周期FOLFOX联合贝伐珠单抗治疗。其间出现Ⅱ度白细胞减少,Ⅱ度血小板减少,Ⅱ度肝功能不良。复查肺部CT:肺部多发小结节,较前增多增大,疗效评价为PD(图3-22)。考虑患者体能状态较前下降(ECOG PS评分为1分),化疗期间出现Ⅱ度骨髓抑制及肝功能不良,建议更改为瑞戈非尼靶向治疗,同时考虑到抗血管靶向联合免疫治疗在部分晚期肿瘤中取得了一定效果,遂于2018-03-20至2018-05-19予以瑞戈非尼联合帕博利珠单抗。复查肺部CT:双肺病灶较前明显缩小。于2018-06-11至2019-08-02继续予以瑞戈非尼联合帕博利珠单抗。复查肺部CT:病灶不断缩小,部分病灶达完全缓解(图3-23)。其间出现Ⅱ度骨髓抑制及手足综合征,对症处理后好转。

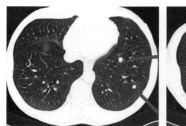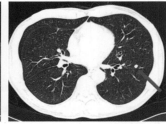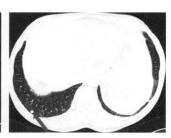

图3-22　肺部CT图像

注:红色箭头示肺部病灶。

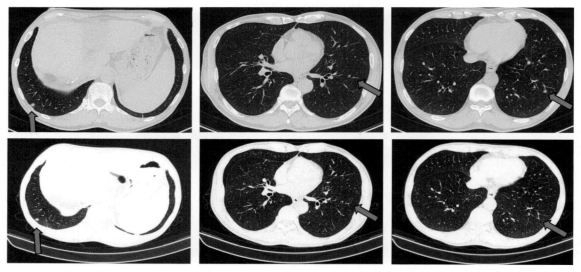

图3-23　肺部CT图像

注:红色箭头示肺部病灶。

2019-08-18腹部MRI：腹膜后一增大淋巴结，约为2.2cm×1.3cm，弥散加权成像(diffusion weighted imaging，DWI)示弥散受限，环形强化，较前增大，考虑淋巴结转移(图3-24)。考虑患者现仅腹膜后淋巴结出现寡进展，其他部位稳定，建议全身治疗不变。2019-08-26行腹膜后淋巴结姑息放疗45Gy/25F，同时继续行瑞戈非尼联合帕博利珠单抗治疗。

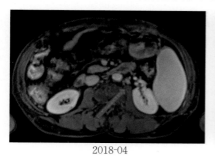 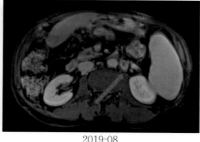 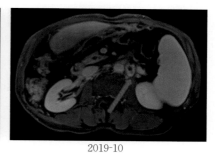

2018-04　　　　　　　　2019-08　　　　　　　　2019-10

图3-24　腹部MRI图像

注：红色箭头示腹膜后病灶。

2019-10-30复查肝脏MRI：肝左外原消融区域右侧缘见不规则结节影，增强扫描示轻度强化，弥散受限，较前新发，考虑疾病进展。2019-11-04始予以肝脏病灶射波刀放疗48Gy/8F(图3-25)。2019-12-03至2020-02-27继续予以瑞戈非尼联合帕博利珠单抗。后患者于防控新型冠状病毒感染期间未返院复查，于2020-03-01在当地复查腹部CT，示腹腔积液，予以对症处理。患者于2020-07死亡，总生存期达69个月。

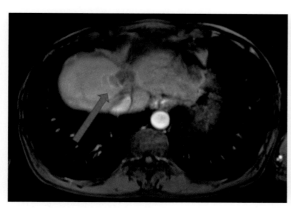 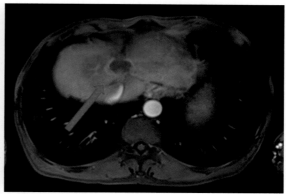

图3-25　肝脏MRI图像

注：红色箭头示肝脏病灶。

（三）病例点评

肝脏是结直肠癌主要的转移部位，在整个病程中大约60%的患者存在肝转移，而且肝转移是危及患者生命的最重要因素。MDT讨论对于结直肠癌单个脏器转移的患者非常重要。经过讨论，对患者进行进一步分类。对于初始不可手术切除的患者，经过积极的转化治疗，约40%的患者可以进行同期或者分期手术。本例患者初诊为乙状结肠癌肝脏多发转移，病灶广泛，初始无法切除，但通过多次转化治疗后获得局部治疗机会，尤其是在第一次复发时肝脏病灶虽然多，但大部分位于肝脏右叶，仅一个病灶位于左叶。在多学科讨论后，积极进行了右半肝切除联合肝左叶病灶消融术，通过再次达到无瘤生存，大幅度延长了患者生存期。从该病例中可以看到多学科讨论的重要性，该出手时必须出手，为患者争取最大受益。

患者为乙状结肠癌同时性肝转移（*KRAS*突变，pMMR），通过积极转化治疗后获得局部治疗机会，可以说完美体现了一个团队的重要性。更为有意思的是，该患者在后线出现肺转移后，团队根据病情发展，迅速调整了治疗目标，通过抗血管联合PD-1单抗这一治疗模式取得了长期疗效。而我们知道按照2018年临床实践，肠癌三线标准治疗仅为瑞戈非尼。但从2个大型的注册Ⅲ期临床研究（CORRECT研究和CONCUR研究）结果可以看到，患者的中位PFS分别为1.9个月和3.2个月。需要注意的是，团队采取这一策略是在2018-05。众所周知，在pMMR型肠癌研究中大名鼎鼎的Regonivo研究（瑞戈非尼联合纳武利尤单抗）是在2019-05的*ASCO*上才报道的。而协和医院肿瘤中心在2018年就对这一模式进行了探索，这也体现了团队的实力与创造性，更提示我们在末线治疗中，要理论联系实际，任何时候对患者都要不抛弃、不放弃。

寡进展是目前临床探讨的热点，尽管没有前瞻性Ⅲ期数据支持，但包括协和医院肿瘤中心在内的多项临床回顾性研究已发现，放射治疗可以通过控制局部进展病灶，达到延长患者生存期的目的。在免疫治疗时代，通过SBRT的放射模式更是能够在对寡进展病灶进行高姑息放疗的同时，达到释放肿瘤相关抗原、逆转免疫治疗耐药的目的。该病例完美体现了寡进展后局部放疗的意义，尤其是在肝转移灶进展中。众所周知，肝脏为免疫豁免器官，而且免疫检查点抑制剂对肝转移灶的疗效也不如其他部位，临床前研究表明肝转移可以抑制全身抗肿瘤免疫反应。因此，针对免疫治疗后肝脏寡进展病灶的SBRT显得更有意义，这也在这个病例当中得到了完美体现。

参 考 文 献

[1] MULCAHY M F, MAHVASH A, PRACHT M, et al. Radioembolization with chemotherapy for colorectal liver metastases: a randomized, open-label, international, multicenter, phase Ⅲ trial[J]. J Clin Oncol, 2021, 39(35): 3897-3907.

[2] ZHANG W, ZHOU C, DENG Y, et al. Prognostic factors affecting the success of conversion chemotherapy in patients with unresectable liver metastases from initially colorectal cancer[J]. Zhonghua Wei Chang Wai Ke Za Zhi, 2022, 25(1): 56-62.

[3] GROTHEY A, VAN CUTSEM E, SOBRERO A, et al. Regorafenib monotherapy for previously treated metastatic colorectal cancer(CORRECT): an international, multicentre, randomised, placebo-controlled, phase 3 trial[J]. Lancet(London, England), 2013, 381(9863): 303-312.

[4] LI J, QIN S, XU R, et al. Regorafenib plus best supportive care versus placebo plus best supportive care in Asian patients with previously treated metastatic colorectal cancer

(CONCUR):a randomised,double-blind,placebo-controlled,phase 3 trial[J]. Lancet Oncol, 2015,16(6):619-629.

[5] FUKUOKA S,HARA H,TAKAHASHI N,et al. Regorafenib plus nivolumab in patients with advanced gastric(GC) or colorectal cancer(CRC):an open label,dose-finding,and dose-expansion phase Ib trial(REGONIVO,EPOC1603)[J]. J Clin Oncol,2019,37(15): 2053-2061.

[6] FRANZESE C,COMITO T,TOSKA E,et al. Predictive factors for survival of oligometastatic colorectal cancer treated with stereotactic body radiation therapy[J]. Radiother Oncol, 2019,133:220-226.

[7] LI BA,QINGRUI WANG,HAIHONG WANG,et al. Survival analysis and prognostic factors of palliative radiotherapy in patients with metastatic colorectal cancer:a propensity score analysis[J]. J Gastrointest Oncol,2021,12(5):2211-2222.

[8] BERNSTEIN M B,KRISHNAN S,HODGE J W,et al. Immunotherapy and stereotactic ablative radiotherapy(ISABR):a curative approach?[J]. Nat Rev Clin Oncol,2016,13(8):516-524.

[9] LEHRER E J,SINGH R,WANG M,et al. Safety and survival rates associated with ablative stereotactic radiotherapy for patients with oligometastatic cancer:a systematic review and meta-analysis[J]. JAMA Onco,2021,7(1):92-106.

[10] YU J,GREEN M D,LI S,et al. Liver metastasis restrains immunotherapy efficacy via macrophage-mediated T cell elimination[J]. Nat Med,2021,27(1):152-164.

（林振宇　赵磊　于丹丹　张涛）

病例3：一例肠癌肝转移患者的全程管理

（一）病例简介

基本信息：患者,男性,45岁。

主诉：大便稀薄半年,发现结肠肿物1周。

现病史：2011-09-28当地医院肠镜:升结肠近肝曲隆起溃疡型新生物,肠镜可通过。活检病理示升结肠腺癌。于2011-10-08来我院就诊。

既往史及家族史：无特殊,无肿瘤家族史。

体检阳性体征与重要阴性体征：无。

主要辅助检查：

2011-10-09肿瘤标志物:CEA正常。

2011-10-09肠镜:升结肠近肝曲隆起溃疡型新生物,肠镜可通过。

2011-10-10胸腹部CT:升结肠近肝曲肠管管壁不规则增厚,明显强化,管腔狭窄,最厚约为25mm,邻近系膜淋巴结肿大强化,直径约15mm,余部位未见其他远处转移。(图3-26)

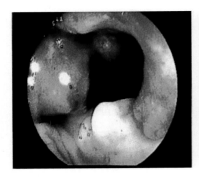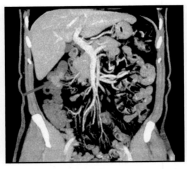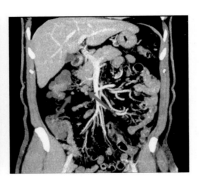

图3-26　肠镜及增强CT典型图像

注:红色箭头示升结肠病灶及系膜淋巴结。

入院诊断:升结肠腺癌cTxN＋M0。

首次治疗:2011-10-13行右半结肠癌根治术。术中探查:升结肠近肝曲见一肿物,未突出肠腔,升结肠系膜内见多个肿大淋巴结;肝脏左叶肝圆韧带附近见1枚1.0cm×1.5cm结节,行手术切除。术后病理:升结肠中分化管状—绒毛状腺癌,侵及肠壁全层(pT3),肠系膜淋巴结(1/17)及送检肝脏切片上见癌转移,神经及脉管切片上未见明确浸润,结肠断端、回肠断端及阑尾未见癌累及。基因状态:*KRAS*野生型。术后诊断:升结肠中分化管状—绒毛状腺癌术后pT3N1aM1a(肝),*KRAS*野生型。术后辅助治疗:2011-11-23至2012-03-30,CapeOX(奥沙利铂＋卡培他滨)方案化疗6个周期。

随访:2012-3至2014-10随访31个月,CEA及影像学检查正常。

第一次转移:肝脏(PFS1 34个月)。

2015-01-22肝脏增强MRI:肝右叶后段至尾叶肿块,大小约为4.9cm×5.9cm×5.4cm,肝右前叶近膈面0.9cm结节影,增强扫描示边缘明显强化。(图3-27)

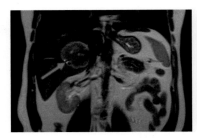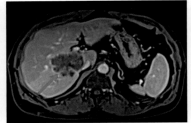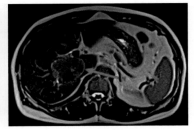

图3-27　肝脏MRI图像

注:红色箭头示肝脏病灶。

2015-01-23胸盆腔CT:正常。

2015-01-22 CEA 859μg/L。

(二)病例讨论

1.首次MDT讨论

讨论时间:2015-01-23。

讨论科室：肿瘤科、胃肠外科、肝胆外科、影像科、病理科。

讨论意见：目前诊断为升结肠中分化腺癌术后化疗后复发rT0N0M1a（肝），潜在可切，建议完善KRAS、NRAS、BRAF基因检测及MMR蛋白免疫组化检测，强化治疗，积极行两药联合化疗加靶向转化治疗。

执行情况及治疗结局：

2015-02-05至2015-03-10行2个周期FOLFIRI（伊立替康＋亚叶酸钙＋氟尿嘧啶）方案化疗。2015-03-11基因检测示KRAS、NRAS、BRAF野生型。免疫组化染色：MSH6（＋），MSH2（＋），MLH1（＋），PMS2（＋），pMMR状态。2015-03-12至2015-06-25行6个周期FOLFIRI联合西妥昔单抗治疗。4个周期后，肿瘤标志物CEA降至435ng/ml。复查肝脏CT示肝脏转移灶较前部分缩小（图3-28），疗效评价为SD。8个周期后，复查肝脏CT示肝脏转移灶较前缩小43％（图3-29），疗效评价为PR。

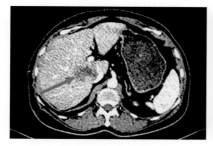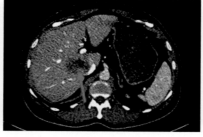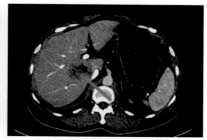

图3-28　肝脏CT图像

注：红色箭头示肝脏病灶。

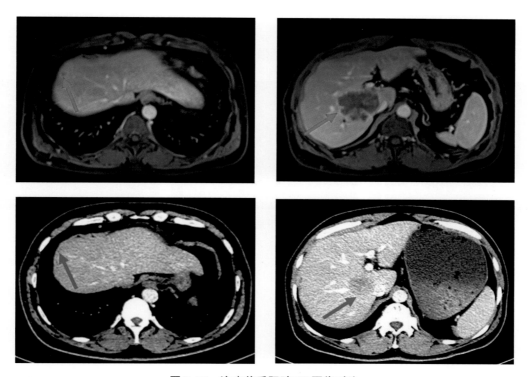

图3-29　治疗前后肝脏CT图像对比

注：红色箭头示治疗前肝脏病灶；蓝色箭头示治疗后肝脏病灶。

2. 第二次MDT讨论

讨论时间：2015-06-12。

讨论科室：肿瘤科、肝胆外科、影像科。

讨论意见：患者经全身治疗后，肝脏转移灶较前明显缩小，疗效评价为PR，建议积极考虑行肝脏转移灶切除联合术中消融，争取达到无瘤生存（no evidence of disease，NED）。

执行情况及治疗结局：

2015-06-16行肝脏转移灶手术＋消融治疗。术中B超探查发现6个病灶，术中见肝表面灰白色转移结节3枚，予以切除，消融治疗3处（肝S4段、S8段及S2段转移灶）。术后病理：（肝脏）绒毛管状腺癌，考虑结肠来源。术后恢复可。2015-07-07至2015-08-25续行4个周期FOLFIRI联合西妥昔单抗治疗。2015-09-14始行肝S8段转移灶放疗DT 45Gy/15F。复查未见明显肿瘤进展征象（至2016-12-14）。（图3-30）

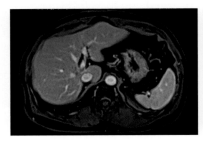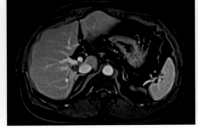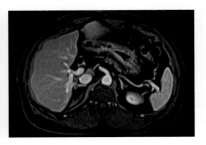

图3-30 随访期间典型MRI图像

第二次转移：肝脏（PFS2 15个月）。

2017-05-31肝脏MRI增强：肝右后叶包膜下见强化结节，大小约为2.2cm×1.4cm。（图3-31）

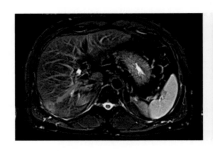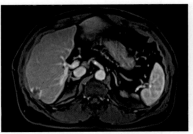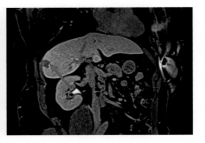

图3-31 肝脏MRI图像

注：红色箭头示肝脏病灶。

3. 第三次MDT讨论

讨论时间：2017-06-02。

讨论科室：肿瘤科、肝胆外科、影像科。

讨论意见：肝脏病灶单发，争取局部治疗达到无瘤生存，建议行肝脏转移灶手术治疗。

执行情况及治疗结局：

2017-06-06行腹腔粘连松解术＋肝转移瘤切除术。术后病理：（肝右叶）绒毛管状腺癌。结合临床病史,符合结肠癌肝转移。2017-07行肝脏转移灶术后瘤床放疗DT 36Gy/6F,随访至2019-06-25未见肿瘤进展(图3-32)。

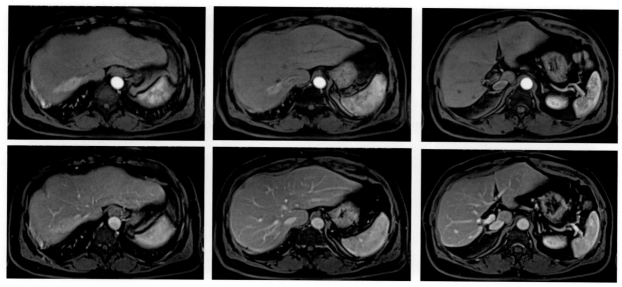

图3-32　肝脏MRI图像

第三次转移:肝脏(PFS3 23个月)。

2019-12-19复查肝脏MRI:肝右后叶上段见斑片状稍长T_1稍长T_2信号影,长径约为14mm,轻度弥散受限,边缘可见强化(图3-33),考虑疾病进展。

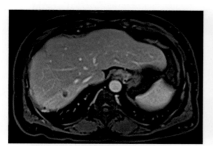
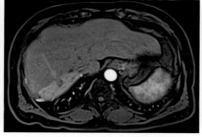
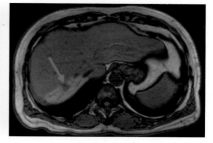

图3-33　肝脏MRI图像

注:红色箭头示肝脏病灶。

4. 第四次MDT讨论

讨论时间:2019-12-23。

讨论科室:肿瘤科、肝胆外科、影像科。

讨论意见:肝脏病灶依旧为单发状态出现,争取局部治疗达到无瘤生存,建议行肝脏转移灶手术治疗。

执行情况及治疗结局:

2019-12-27行肝脏肿块消融术(右侧)＋腹腔镜下肠粘连松解术(右侧)＋腹股沟疝无张力修补术(双侧)。术后未行肿瘤专科治疗,规律复查未见疾病进展。

第四次转移：肝脏（PFS4 16个月）。

2021-04-28肝脏增强MRI：肝右后叶团状混杂T_1等—稍长T_2信号，大小约为90.7mm×83.3mm×59.3mm（截面×上下径），增强扫描示边缘强化，DWI示其内少许区域弥散受限，门脉右支部分分支显影不清，考虑肿瘤复发（图3-34）。考虑既往FOLFIRI有效，目前患者中断化疗已有6年，建议再次启用既往有效方案转化治疗。2021-04-29至2021-06-11行4个周期FOLFIRI联合西妥昔单抗治疗，4个周期后疗效评价为PR方向SD（图3-35）。2021-06-25至2021-08-07续行4个周期FOLFIRI联合西妥昔单抗治疗，8个周期后疗效评价为PR（图3-36）。

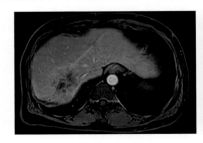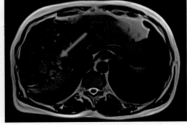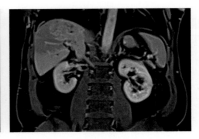

图3-34 肝脏MRI图像

注：红色箭头示肝脏病灶。

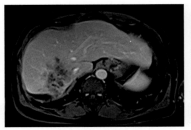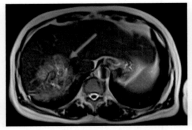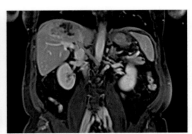

图3-35 肝脏MRI图像

注：红色箭头示肝脏病灶。

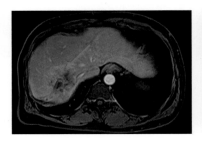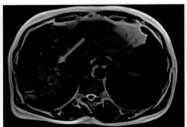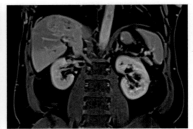

图3-36 肝脏MRI图像

注：红色箭头示肝脏病灶。

5. 第五次MDT讨论

讨论时间：2021-08-30。

讨论科室：肿瘤科、肝胆外科、影像科。

讨论意见：肝脏病灶经转化治疗后明显缩小，达PR，争取局部治疗达到无瘤生存，建议行肝脏转移灶手术治疗。

执行情况及治疗结局：

2021-09-02行复杂右半肝切除术。术中腹腔镜下探查可见肝S7段、S8段质硬肿块，边界清楚。术中超声可见肿瘤呈混杂密度影，边界欠清楚，紧贴肝右静脉和门静脉右支，下腔静脉可疑侵犯。完整切除肝脏右叶及肝脏肿瘤。术后病理：（肝右叶）中分化腺癌。结合临床病史，符合结肠癌肝转移。

第五次转移： 肝脏（术后1个月）。

术后1个月复查，2021-10-09肝脏MRI：肝内数枚小结节，大者约为6mm，较前为新见，不排除转移可能（图3-37），考虑患者疾病进展。

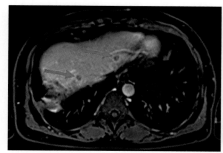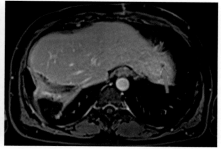

图3-37　肝脏MRI图像

注：红色箭头示肝脏病灶。

6. 第六次MDT讨论

讨论时间： 2021-10-10。

讨论科室： 肿瘤科、肝胆外科、影像科。

讨论意见： 本次进展较前4次肝脏转移PFS短（仅1个月时间），且肝转移灶分布较前广泛，目前局部治疗时机不充分，建议行全身治疗争取转化机会，同时密切注意疗效评价。

执行情况及治疗结局：

2021-10-12至2021-11-25行4个周期mFOLFOX6联合贝伐珠单抗治疗。4个周期后复查肝脏MRI：肝内数枚小结节，大者约为4mm，部分较前未见，不排除转移可能（图3-38），疗效评价为SD。考虑到患者鼻出血，暂停贝伐珠单抗治疗，于2021-12-11至2022-01-23行4个周期mFOLFOX6方案治疗。8个周期后复查肝脏MRI：前片所示数枚稍长T_1信号小结节，此次检查未见显示（图3-39），疗效评价为CR。

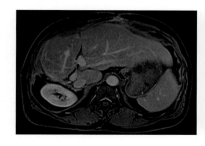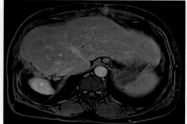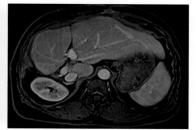

图3-38　肝脏MRI图像

注：红色箭头示肝脏病灶。

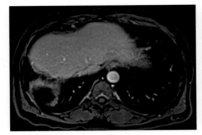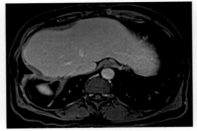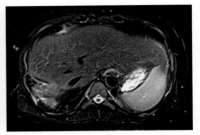

图 3-39 肝脏 MRI 图像

截至 2022-06,患者总生存期已超过 127 个月。

(三) 病例点评

本例结肠癌患者 5 次肝脏复发,得益于 6 次多学科讨论,该患者获得了 10 多年的总生存期,截至 2022-06 依旧无瘤存活中。本病例充分体现了多学科讨论在转移性结直肠癌患者治疗中的重要性。对于转移性结直肠癌患者来说,多学科讨论能够使患者病情得到多方位、全角度的考虑,在众多相关学科的通力合作下,使患者最终能够达到长期的无瘤生存状态。诚然并非所有的患者都能够取得本例患者的治疗效果,但是通过多学科讨论及联合治疗,患者可以争取到无瘤生存的机会,体现了医务工作者在治疗过程中不放弃任何一名患者的职业精神,希望今后所有的晚期结直肠癌患者都能够从多学科讨论模式中获益。

肝脏是结直肠癌主要的转移部位,结直肠癌患者约半数会出现肝转移,对肝转移的处理显得尤为重要。本例患者出现了几种肝脏进展模式:肝脏孤立转移、肝脏多发转移、肝脏孤立转移但侵犯肝内脉管系统等。对于不同模式肝转移,外科处理显得至关重要。MDT 讨论下对患者转移模式进行分类。对于潜在可切除肝转移患者,治疗方案的客观有效率与切除率呈正相关,客观有效率越高带来的切除率越高。经过积极的转化治疗,客观缓解率若能达到 70%,50% 左右的患者可以进行同期或者分期手术。对于孤立肝转移患者,没有其他高危因素的前提下,应该积极争取根治性治疗。本例患者初诊为右半结肠癌肝转移,首程治疗中已通过手术获得无瘤生存机会。第 1 次复发,初始病灶巨大,同时靠近门静脉,手术无法根治,但通过多次转化治疗后获得局部治疗机会,同时局部治疗的方法并未拘泥于单纯手术治疗,对于不适合手术治疗的部位采用局部消融这一有效的根治性治疗方式。而第 2 次、第 3 次复发时均为单发病灶,当机立断为患者选择了根治性治疗(手术+局部消融),再次达到 NED,大幅度延长了患者生存期。而第 4 次、第 5 次复发时患者瘤负荷较大,且第 5 次复发间隔时间短,并没有立即选择局部治疗,而是通过全身系统化疗为患者创造治疗机会。从该病例中既可以看到多学科讨论的重要性,也可以看到对不同转移模式的肝转移患者应该个体化制定治疗方案,合理选择局部治疗的时机及方式。

患者为右半结肠癌肝转移(RAS 全野生,BRAF V600E 野生,pMMR),通过积极转化治疗取得局部治疗机会,可以说完美体现了团队的重要性。值得关注的是,虽然为右半结肠癌患者,但是在转化治疗中并没有因为左右半的区别而放弃西妥昔单抗这一有效的转化治疗靶向药物;同时治疗过程中内科团队并没有循规蹈矩按照线数给患者选择后线治疗的方案,对既往治疗有效方案的再引入充分体现了内科治疗团队的经验及治疗多样性。

本病例还有一个特别值得关注的点,即患者肝转移灶局部治疗后的补充放疗。多项临床回顾性研究已发现,包括放疗在内的局部治疗可以通过控制局部进展病灶,达到全身治疗不变、延长患者生存期的目的。对于那些切缘毗邻/不足的患者,补充局部放疗可以达到更好的局部控制,进而改善生存。本例患者在第1次、第2次肝脏复发局部治疗后补充局部放疗,分别获得了15个月及23个月的PFS,体现了对肝转移灶毗邻切缘患者补充局部放疗的意义。

参 考 文 献

[1] MULCAHY M F, MAHVASH A, PRACHT M, et al. Radioembolization with chemotherapy for colorectal liver metastases: a randomized, open-label, international, multicenter, phase Ⅲ trial[J]. J Clin Oncol, 2021, 39(35): 3897-3907.

[2] 中华医学会外科分会胃肠外科学组,中华医学会外科分会结直肠外科学组,中国抗癌协会大肠癌专业委员会,等. 中国结直肠癌肝转移诊断和综合治疗指南(V2018)[J]. 中华结直肠疾病电子杂志,2018,7(4):302-314.

[3] FRANZESE C, COMITO T, TOSKA E, et al. Predictive factors for survival of oligometastatic colorectal cancer treated with Stereotactic body radiation therapy[J]. Radiother Oncol, 2019, 133: 220-226.

[4] LEHRER E J, SINGH R, WANG M, et al. Safety and survival rates associated with ablative stereotactic radiotherapy for patients with oligometastatic cancer: a systematic review and meta-analysis[J]. JAMA Onco, 2021, 7(1): 92-106.

(于丹丹　谷飞飞　林振宇　赵磊　王晶　张涛)

病例4: 一例肠癌肝肺脑转移患者的全程管理

(一) 病例简介

基本信息:患者,男性,65岁。

主诉:右半结肠癌术后17个月,发现肝肺占位4天。

现病史:2017-09-25因便血1周余在我院行肠镜示回盲部新生物,活检,病理示腺癌。2017-10-11在我院外科行腹腔镜下右半结肠癌根治术,术后诊断:右半结肠腺癌术后pT3N1bM0。于2017-11-07至2018-04-12行FOLFOX4方案化疗7个周期,因骨髓毒性严重停止治疗,后定期复查。2019-03-21胸部CT：右肺上叶近水平裂胸膜处有一枚结节，大小约为6mm×5mm，考虑肿瘤转移。腹部MRI增强：肝右叶S8段新发结节，弥散受限，约为16mm×12mm，考虑转移瘤可能性大。于2019-03-25来我院就诊。

既往史及家族史：无特殊。

体检阳性体征与重要阴性体征：无。

主要辅助检查：

2019-03-19肿瘤标志物：CEA 22.8ng/ml，CA199、CA125正常。

基因检测：*KRAS*、*NRAS*、*BRAF V600E*位点均未见突变。

免疫组化：pMMR。

2019-03-21胸部CT：右肺上叶近水平裂肿瘤转移。腹部增强MRI：肝右叶S8段转移瘤。（图3-40）

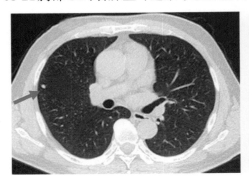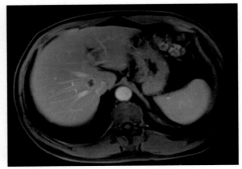

图3-40　肺部CT和肝脏MRI图像

注：红色箭头分别示右肺及肝右叶病灶。

诊断：右半结肠腺癌pT3N1bM0术后进展（肝转移、肺转移）（*RAS*、*BRAF*野生型，pMMR）。

（二）病例讨论

1. 首次MDT讨论

讨论时间：2019-03-25。

讨论科室：肿瘤科、肝胆外科、胸外科、介入科、影像科、病理科。

讨论意见：目前诊断为右半结肠腺癌术后肝肺转移。患者目前为寡转移，治疗目标为NED。肝脏病灶1个，建议行手术或者射频消融治疗。肺部病灶可能为转移灶，小于1cm，可密切观察。局部处理肝脏病灶后再予以全身化疗或加靶向治疗。

执行情况及治疗结局：

2019-04-10于我院介入科行肝转移瘤射频消融术。

2019-04-24行FOLFIRI方案化疗1个周期，其间出现Ⅱ度血小板减少后停止化疗，后拒绝继续化疗。因肝脏转移瘤靠近血管，射频消融术后肿瘤边缘存在强化，故于2019-05-27行肝转移瘤瘤床区放疗，DT 40Gy/5F。后定期复查，2019-09-26复查肺部CT：右肺结节较2019-03-19时略增大，由6mm变成9mm（图3-41）。复查肝脏MRI：肝脏病灶稳定。2019-10患者出现严重头晕，不能下床独立行走，伴额头及右侧肢体麻木。于2019-10-29行脑部MRI:脑桥新发占位,约为17mm×14mm,瘤内卒中,考虑转移瘤可能。脑部蛋氨酸PET-MRI示脑桥结节,蛋氨酸代谢异常增高,SUVmax 4.51,考虑转移性恶性肿瘤(图3-42)。疗效评价为PD。

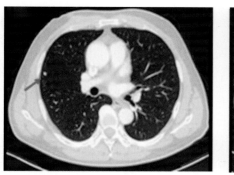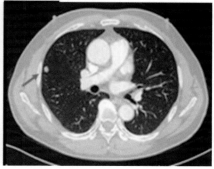

图3-41 肺部CT图像

注:红色箭头示肺部病灶。

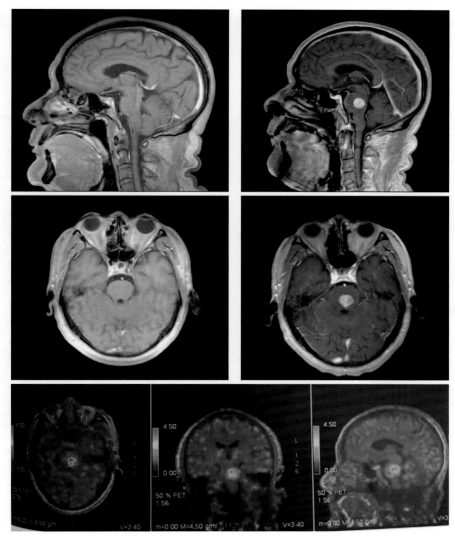

图3-42 脑部MRI和脑部蛋氨酸PET-MRI图像

2. 第二次MDT讨论

讨论时间：2019-11-04。

讨论科室：肿瘤科、脑外科、神经内科、影像科。

讨论意见：影像科考虑脑部病灶为肠癌转移灶。患者为晚期结肠癌合并肝、肺、脑干转移，每个器官内为单发病灶，肝转移灶经过治疗后稳定，右肺单个病灶稍有增大。因脑干转移灶严重影响患者生活质量及生存，建议先行脑干病灶局部放疗，再行化疗＋靶向治疗。靶向治疗考虑选用抗VEGF单抗。

执行情况及治疗结局：

2019-11-05至2019-11-10行脑干病灶射波刀放疗，DT 20Gy/4F，并同步行替莫唑胺化疗。2019-11-22复查脑部CT：病灶变化不明显。遂于2019-11-24行脑干病灶射波刀加量放疗，DT 20Gy/4F，贝伐珠单抗200mg治疗一次，放疗后患者头晕、脸部麻木及右侧肢体麻木症状有所改善，可以下地行走。2019-12-10行伊立替康＋贝伐珠单抗化疗1个周期。

2019-12-27、2020-01-17行FOLFIRI＋贝伐珠单抗化疗2个周期，其间出现Ⅱ～Ⅲ度血小板减少。患者再次拒绝治疗。2020-05-28复查MRI示肝脏及脑干病灶稳定，肺部CT示结节较前略增大（图3-43）。于2020-05-30至2021-05-25行卡培他滨＋贝伐珠单抗治疗，其间复查，疗效评价为SD。2021-07-27复查肺部CT：右肺上叶近水平裂实性结节，较前稍增大；右肺前段沿肺纹理分布的多发结节，较前新发，疗效评价为PD（图3-44）。

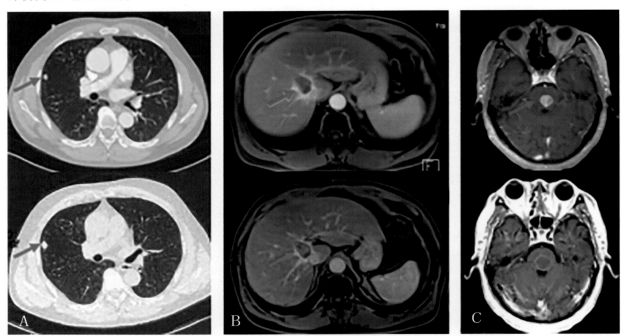

图3-43 肺部CT、肝脏CT和脑部MRI图像

注：A中红色箭头示肺部病灶变化；B中红色箭头示肝脏消融病灶；C中红色箭头示脑干病灶。

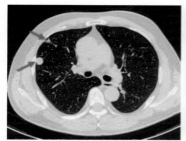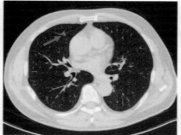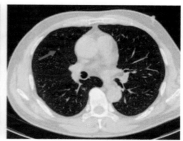

图3-44 肺部CT图像

注:红色箭头示肺部病灶。

3. 第三次MDT讨论

讨论时间: 2021-08-02。

讨论科室: 肿瘤科、胸外科、影像科。

讨论意见: 患者目前诊断为结肠癌综合治疗后(肝转移、脑转移、肺转移),不可手术切除,但病程为缓慢进展,治疗目的为控制病灶,提高生活质量,延长生存期。对右上肺增大病灶可行局部放疗。全身治疗上考虑患者化疗耐受性差,治疗期间持续存在Ⅱ~Ⅲ度血小板减少,建议更改为呋喹替尼靶向治疗,同时考虑到抗血管靶向联合免疫治疗在部分晚期肿瘤中取得了一定效果,可联合免疫治疗。

执行情况及治疗结局:

2021-08-16始行右肺上叶病灶射波刀放疗,DT 48Gy/6F,同时口服呋喹替尼5mg/d。治疗期间出现高血压,给予培哚普利叔丁胺片及硝苯地平控释片治疗后好转。2021-09-22开始联合PD-1单抗治疗,末次治疗时间为2022-03-15。其间复查,疗效评价为SD(图3-45)。

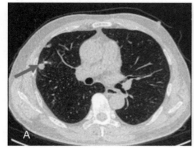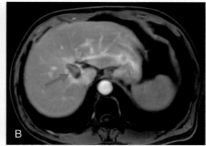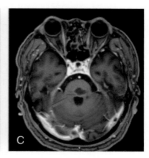

图3-45 肺部CT、肝脏CT和脑部MRI图像

注:A中红色箭头示肺部病灶;B中红色箭头示肝脏消融病灶;C中红色箭头示脑干病灶。

(三)病例点评

本例患者初始为结肠癌伴肝转移、肺转移。对肝转移灶可以行R0切除,且手术难度不大,也可以考虑射频消融治疗以达到NED状态。因实际操作中肝脏转移瘤靠近血管,射频消融术后肿瘤边缘存在强化,故后续补充了立体定向放疗。在此后3年多的治疗过程中,该患者肝脏病灶始终控制良好,未出现肝脏病灶进展。

患者随后出现脑干转移,初始为寡转移,通过多次局部治疗及全身治疗的完美配合,患者的生存期大幅度延长,体现了多学科讨论以及局部治疗在寡转移瘤中的重要性。

脑转移性肿瘤包括脑实质转移瘤和脑膜转移瘤。脑实质转移瘤最常见的发生部位为大脑半球,其次为小脑和脑干。脑膜转移瘤较脑实质转移瘤少见,但预后更差。脑干转移瘤患者大都出现交叉性瘫痪,即病灶侧周围性瘫痪、对侧痉挛性瘫痪和感觉障碍。关于脑转移瘤患者是否适合外科手术切除,需考虑肿瘤个数、肿瘤大小、肿瘤部位、组织学类型、患者全身状况等,以上因素要单独评估,手术选择时还应整合所有因素,综合权衡。值得注意的是,脑转移的患者均处于晚期,手术选择应该谨慎。尽管目前借助神经导航、术中功能定位等技术,神经外科医生可以对颅内任何一个部位进行操作,但脑深部或功能区转移瘤手术的致残率总体上较浅表或非功能区手术的致残率高。因此,对位于脑干、丘脑、基底节的脑转移瘤,原则上不首选外科手术。

结直肠癌脑转移的发生概率为0.6%~2.9%,而且肺转移患者比肝转移患者更容易发生脑转移,右半结肠癌患者比左半结肠癌患者容易发生脑转移。从结直肠癌手术到脑转移诊断的中位时间间隔为20.5个月。在影像学上,结直肠癌脑转移多好发于幕上,幕下转移仅占15.8%。结直肠癌脑转移的中位总生存期为5个月,1年生存率为27%,2年生存率为11.2%。年龄、癌胚抗原水平和颅外转移至肝、肺或骨是独立影响预后的因素。基于这三个预后因素的评分系统可将患者分为3个预后亚组(得分为0~1分、2~3分和4分)。0~1分、2~3分和4分患者的中位生存期分别为14个月、5个月和2个月。该患者评分为2分,预期生存期为5个月。

由于靠近关键的神经结构,脑干转移瘤(brainstem metastases,BSM)的治疗选择有限,而BSM的生长可导致急性并发症发生或死亡。立体定向放射外科(SRS)是BSM的唯一局部治疗方法。William C. Chen等的一项荟萃分析结果显示,SRS治疗BSM的有效性和安全性与SRS治疗非脑干脑转移瘤的相当,接受SRS治疗的BSM患者很少因BSM进展而死亡,并经常出现症状改善。该患者经脑干病灶射波刀放疗,DT 40Gy/8F,脸部麻木、头晕及右侧肢体麻木症状明显改善,取得了显著的疗效,且远超预期生存期,体现了放疗在脑干转移瘤中的重要作用。

该患者在出现复发转移后,截至2022-10,生存期超过43个月。患者在化疗期间持续存在Ⅱ~Ⅲ度血小板减少,限制了化疗药物的使用。在局部病灶控制稳定的前提下,使用卡培他滨+贝伐珠单抗的方案维持治疗,取得了超过1年的PFS。而在病情再次进展后,使用抗血管靶向联合免疫治疗,取得了6个月的PFS。在制定综合治疗方案时,需要根据患者的体力状况、年龄、器官功能、合并症等进行评估,给予患者最适当的个体化治疗。对于不适合进行高强度治疗的患者,建议单药或联合靶向药物、减量的两药方案、靶向联合免疫等治疗策略,以提高生活质量并尽量延长生存期。

参 考 文 献

[1] CHRISTENSEN T D ,SPINDLER K L,PALSHOF J A ,et al. Systematic review:brain metasta-

ses from colorectal cancer-Incidecne and patient characteristics[J]. BMC Cancer, 2016,16(1):1-14.

[2] CHYUN Y,HAYWARD E,LOKICH J. Metastasis to the central nervous system from colorectal cancer[J]. Med Pediatr Oncol,1980,8(3):305-308.

[3] QUAN J C,GUAN X,MA C X,et al.Prognostic scoring system for synchronous brain metastasis at diagnosis of colorectal cancer:A population-based study[J]. World J Gastrointest Oncol,2020,12(2):195-204.

[4] JICHUAN QUAN,CHENXI MA,PENG SUN,et al.Brain metastasis from colorectal cancer:clinical characteristics,timing,survival and prognostic factors[J].Scandinavian journal of gastroenterology,2019,54(11):1370-1375.

[5] WILLIAM C CHEN,Ulysis H Baal,Joe D Baal,et al.Efficacy and safety of stereotactic radiosurgery for brainstem metastases:a systematic review and meta-analysis[J]. JAMA Oncol,2021,7(7):1033-1040.

（张秋月 杨盛力 刘涛 胡建莉）

病例5：一例晚期特殊病理肠癌治疗体会

（一）病例简介

基本信息：患者,男性,36岁。

主诉：回盲部腺癌术后11个月,右下腹疼痛半个月。

现病史：2018-01肠镜确诊回盲部腺癌。于2018-01-30在当地医院行剖腹探查术＋右半结肠根治。术后病理:(回盲部)中分化腺癌(部分为黏液腺癌),癌组织穿透肠壁全层浸至阑尾肌层(符合pT4b),癌旁检出脉管内癌栓,切片上未见明确神经侵犯;回盲部周围淋巴结(14/15)见癌转移,另检出回肠系膜淋巴结(7枚)、结肠系膜淋巴结(8枚)及大网膜淋巴结(1枚)未见癌转移;结肠切缘、回肠切缘及送检吻合口切片上未见癌累及。术后分期pT4bN0M0,术后于当地医院行1个周期XELOX(奥沙利铂＋卡培他滨)方案化疗,自诉因血小板降低无法耐受化疗,后暂停化疗。2018-06复查,未见肿瘤复发或进展。2018-12出现右下腹疼痛,CT显示右侧腰大肌髂血管前1.7cm×1.2cm软组织密度影,考虑转移。为行进一步诊治,于2019-01-15至我院就诊。

既往史及家族史：无特殊。

体检阳性体征与重要阴性体征：无。

主要辅助检查：

肿瘤标志物:CEA 11.7ng/ml,CA199 68.1U/ml。

基因检测:*KRAS K117N*突变型,*BRAF*野生型。

免疫组化:pMMR。

2018-12增强CT：右侧腰大肌髂血管前1.7cm×1.2cm软组织密度影，考虑转移（图3-46）。

2019-01-18 PET-CT：右前盆腔紧邻肠壁及腹壁结节样影，代谢增高；右侧盆腔髂血管旁多发结节样密度影伴囊样变，代谢环形增高，考虑多为恶性肿瘤性病变（转移）（图3-47）。

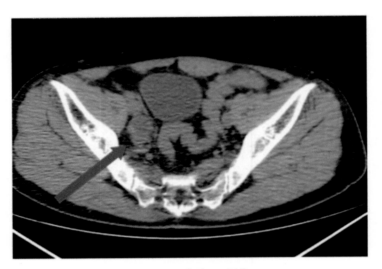

图3-46　盆腔CT图像

注：红色箭头示盆腔转移灶。

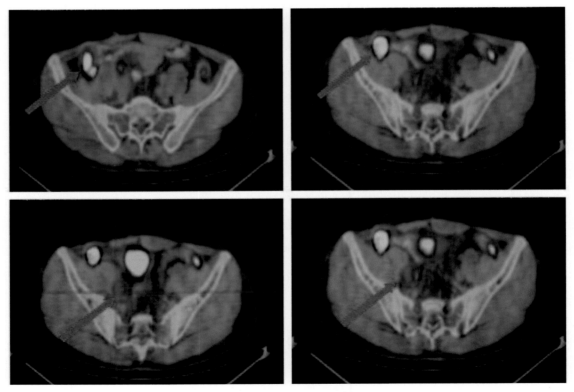

图3-47　PET-CT图像

注：红色箭头示盆腔转移灶。

诊断：回盲部腺癌（部分黏液腺癌）治疗后进展 rpT0N0M1c，Ⅳc期。

（二）病例讨论

1. 首次 MDT 讨论

讨论时间：2019-01-18。

讨论科室：肿瘤科、胃肠外科、影像科、病理科。

讨论意见：目前诊断为结肠癌Ⅳ期，转移部位主要为盆腔及腹壁，由于转移灶毗邻血管及肠壁，侵及腹壁，现阶段行 R0 手术切除存在困难。尽管存在盆腔及腹壁转移，但转移灶仍较为局限，且肿瘤类型为黏液腺癌，此类型肿瘤呈现侵袭性生长模式，对抗血管生成治疗较为敏感，不排除靶向联合化疗的转化治疗可诱导肿瘤退缩以及后续行根治性手术的可能性。因此建议先行转化治疗，再评估进一步手术的可能性。药物治疗上，鉴于患者既往使用奥沙利铂时剂量、疗程不足，且时隔近 1 年，考虑奥沙利铂仍应有效，建议转化治疗的方案采用贝伐珠单抗联合奥沙利铂及氟尿嘧啶类。

执行情况及治疗结局：

患者因费用原因拒绝联合贝伐珠单抗。2019-01-19 行 FOLFOX 方案化疗 1 个周期，化疗后出现Ⅲ度血小板减少，恶心、呕吐反应重，耐受差。后患者出现右侧盆腔区疼痛加重，于 2019-01-28 至 2019-03-21 行盆腔转移灶放疗 50.4Gy/28F，同期予卡培他滨化疗，后卡培他滨维持。2019-04-01 复查，肿瘤标志物 CEA 5.1ng/ml，CA199 62.2 U/ml，影像学疗效评价为缩小 SD（图 3-48）。

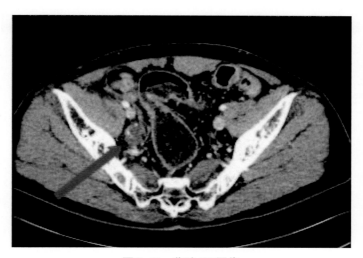

图 3-48　盆腔 CT 图像

注：红色箭头示盆腔转移灶。

2. 第二次 MDT 讨论

讨论时间：2019-06-04。

讨论科室：肿瘤科、胃肠外科、影像科。

讨论意见：放化疗后邻近髂血管的病灶已较前缩小，且与血管间出现间隙，考虑存在根治性手术的可能，建议行腹腔探查及肿瘤减灭术。

执行情况及治疗结局:

2019-06患者于外院行盆腔腹壁病灶及髂血管旁病灶肿瘤切除术,且术中灌注化疗,术后肿瘤标志物恢复正常,影像复查未见肿瘤征象。鉴于术后患者体能下降,且存在Ⅱ~Ⅲ度血小板减少,后续予以定期复查。2020-06复查,发现肿瘤标志物较前明显升高:CEA 49.3ng/ml,CA199 12000.0U/ml。2020-06-02腹部MRI:腹膜后、盆腔、盆腔右侧髂血管旁及右下腹紧邻肠壁可见多发混杂信号结节影,增强扫描示不均匀强化,髂血管旁较大者约为2.7cm×2.6cm,紧邻肠壁较大者约为2.2cm×0.9cm,腹主动脉旁较大者截面约为2.0cm×2.9cm(图3-49),考虑疾病进展。

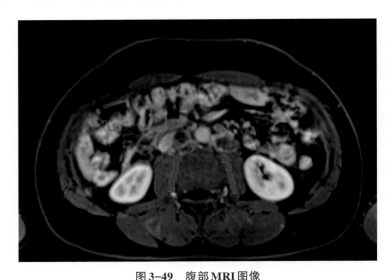

图3-49 腹部MRI图像

注:红色箭头示腹膜后淋巴结转移灶。

3. 第三次MDT讨论

讨论时间: 2020-06-01。

讨论科室: 肿瘤科、胃肠外科、影像科。

讨论意见: 目前影像学资料上已存在广泛盆腔及腹膜后淋巴结转移,现阶段已无手术治疗的可能性,建议以全身治疗为主,治疗目标以缓解症状、延缓疾病进展为主。鉴于患者肿瘤的病理类型,建议抗血管生成治疗联合化疗。考虑采用以伊立替康为主的化疗方案。

执行情况及治疗结局:

2020-06-04至2020-09-28行伊立替康化疗联合贝伐珠单抗靶向治疗8个周期,肿瘤标志物CEA 6.9ng/ml,CA199 2002.2 U/ml,较前下降不明显,影像学疗效评价为SD。后续因胃肠道反应重,耐受较差,改治疗方案为卡培他滨+贝伐珠单抗维持。于2020-12出现左侧锁骨上淋巴结肿大,同时肿瘤标志物升高:CEA 3.1ng/ml,CA199 3000.0U/ml。影像复查显示,盆腔、腹膜后病灶较前增大,颈部、左侧锁骨上异常强化结节灶,边界模糊,多考虑淋巴结转移,疾病进展,疗效评价为PD(图3-50)。

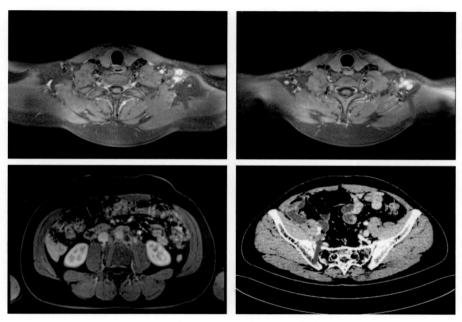

图3-50 颈部、腹部MRI图像及盆腔CT图像

注:红色箭头示淋巴结转移灶。

于2020-12更换治疗方案为呋喹替尼联合替吉奥治疗,治疗中颈部淋巴结逐步缩小,肿瘤标志物进行性下降。治疗3个周期后,于2021-02-28复查肿瘤标志物:CEA 6.9ng/ml,CA199 100.0 U/ml,较前明显下降。2021-03-05复查示腹盆部转移灶以及颈部淋巴结较前明显缩小,疗效评价为PR。于2021-03-15起行颈部、左锁上转移灶放疗50Gy/25F,后行左锁骨上残留淋巴结放疗加量10Gy/5F,放疗后影像学疗效评价为CR。后继续替吉奥联合呋喹替尼治疗,其间出现Ⅲ度白细胞减少和Ⅱ度血小板减少,无其他不良反应。于2022-03复查颈部、腹部及盆腔CT:颈部、左锁骨上淋巴结、腹膜后、盆腔病灶及其余部位未见进展,疗效评价为cCR(图3-51)。

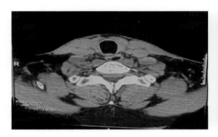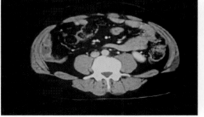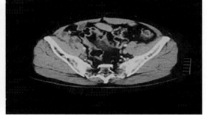

图3-51 颈部、腹部及盆腔CT图像

（三）病例点评

本例患者为结肠黏液腺癌伴盆腔转移,初始不可切除,通过MDT讨论后进行全身治疗、手术治疗及放疗,使转移灶最终达到cCR,截至2022-05,cCR持续时间达13个月,生存期已达40个月。这一病例不仅显示多学科讨论在这种少见晚期结肠恶性肿瘤中的必要性,同时也提示对于少见疾病,基于疾病的特点,合理选择局部治疗以及个体化药物治疗,兼顾治疗疗效以及不良反应,在延长生存期的同时兼顾患者生活质量是必要的。

肠道黏液腺癌(mucinous adenocarcinoma,MAC)是一种少见的恶性肿瘤,其中结肠黏液腺癌在结直肠恶性肿瘤中的发生率为10%~15%,远低于结直肠腺癌的发生率。而发生在阑尾及回盲部的黏液腺癌在实体瘤中的发生率仅为1%左右。黏液腺癌具有较独特的生物学行为,与非黏液腺癌相比,表现出较强的向周围组织浸润性生长的特性,术后易复发或远处转移,且这一类型肿瘤对于常规化疗药物的敏感性较差。已有研究显示与其他类型的结直肠癌相比,黏液腺癌的疾病亚型是一不良预后因素:转移性MAC患者的中位总生存期为8.0~14.0个月,而转移性腺癌患者的中位总生存期为17.9~23.4个月。鉴于此,现有的治疗共识建议,对于局限病灶或者转移灶较为局限的病例,手术仍然是首选。对于存在腹腔播散的病例,建议行新辅助或转化治疗,依据治疗反应评估行后续肿瘤减灭术的可能。在现行的转化治疗中,以氟尿嘧啶以及奥沙利铂为主的常规化疗,其有效率仅为20%。而靶向治疗,特别是抗血管生成治疗能改善黏液腺癌的不良预后,因此已被推荐用于黏液腺癌的治疗。

呋喹替尼是一种可口服的小分子血管内皮生长因子受体(VEGFRs)抑制剂,其独特之处在于可靶向VEGFR激酶家族(VEGFR1、VEGFR2、VEGFR3),实现抗血管生成及抑制肿瘤增殖作用。在针对晚期肠癌后线治疗的FRESCO临床研究中,呋喹替尼组患者的中位OS为9.30个月,较安慰剂组显著延长2.73个月($P<0.001$),降低死亡风险35%(风险比HR=0.65)。亚组分析结果显示,晚期结直肠癌合并肝转移患者,在有或没有肺转移、既往靶向治疗和 KRAS 野生型亚组,均观察到OS的显著改善。本例患者治疗效果优异,从另一个角度,即病理类型的角度出发,探索了呋喹替尼的潜在优势人群,此外提供了呋喹替尼联合化疗的治疗方案选择,有一定的临床意义。

在针对寡转移灶的治疗中,已有很多研究表明放疗在其中起到的作用,包括立体定向放疗(SBRT)、调强适形放疗(IMRT)等,均可在全身治疗的基础上通过控制局部进展病灶,达到延长患者生存期的目的。本病例也体现了在病灶局限时,及时进行局部放疗的意义,特别是对常规治疗不敏感的肿瘤患者。

参 考 文 献

[1] LI J,QIN S,XU R H,et al. Effect of fruquintinib vs placebo on overall survival in patients with previously treated metastatic colorectal cancer:the fresco random-ized clinical trial[J]. JAMA,2018,319(24):2486-2496.

[2] MEKENKAMP L J,HEESTERBEEK K J,KOOPMAN M,et al. Mucinous adenocarcinomas:poor prog-nosis in metastatic colorectal cancer[J]. Eur J Cancer,2012,48(4):501-509.

[3] HUGEN N,BROWN G,GLYNNE-JONES R,et al. Advances in the care of patients with muci-nous colorectal cancer[J]. Nat Rev Clin Oncol,2016,13(6):361-369.

[4] HE X,ZHANG P,LI Z,et al. Curative-intent radiotherapy in patients with oligometa-static lesions from colorectal cancer:a single-center study[J].Medicine (Balti-more),2018,97(40):e12601.

[5] ENGELS B,GEVAERT T,EVERAERT H,et al. Phase Ⅱ study of helical tomotherapy in the multidisciplinary treatment of oligometastatic colorectal cancer[J]. Radiat Oncol, 2012,7:34.

（盛宇涵　马虹　张涛）

病例6：一例胃、肠双重癌肝肺转移患者的全程管理

（一）病例简介

基本信息：患者，男性，63岁。

主诉：腹泻、消瘦半年。

现病史：患者于2017-06因腹泻、消瘦半年就诊于外院。外院腹部CT：胃窦部胃壁增厚，考虑胃癌，肝内多发占位，考虑转移瘤可能。外院病理：胃窦腺癌。遂至我院就诊。

既往史及家族史：无特殊。

体检阳性体征与重要阴性体征：无。

主要辅助检查：

2017-06-02 CT：胃窦部胃壁增厚，考虑胃癌，肝内及双肺多发占位，考虑转移瘤可能。（图3-52、图3-53）

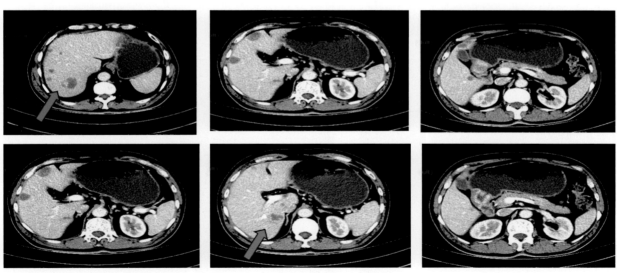

图3-52　治疗前腹部增强CT图像

注：红色箭头示肝脏病灶。

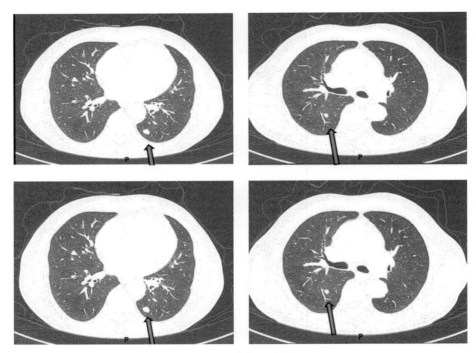

图 3-53　肺部 CT 图像

注：红色箭头示肺部病灶。

病理会诊及免疫组化结果：取胃窦组织活检，示腺癌，部分为印戒细胞癌 HER-2(0)。

超声内镜：胃腔内可见较多食物残渣，胃窦幽门区见环周溃疡型新生物，周围黏膜隆起，幽门狭窄，内镜无法通过。超声扫查：该病变处黏膜层至固有肌层显示不清，呈低回声增厚，最厚为 14mm，浆膜层尚连续、完整。弹性成像示质地中等偏硬。胃壁外未见明显肿大淋巴结，病变与周围脏器界限清楚。诊断：胃窦浸润性病变（T2N0?）（图 3-54）。

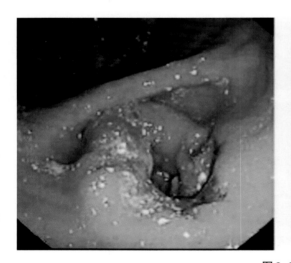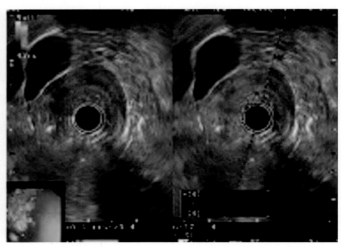

图 3-54　超声胃镜图像

诊断：胃窦腺癌 cT2N0M1b（肝、肺），HER-2(0)。

治疗经过：入院后于 2017-06-09 至 2017-12-02 行 FOLFOX4 方案化疗 11 个周期。2017-09 复查上

腹部CT,疗效评价为PR(图3-55)。

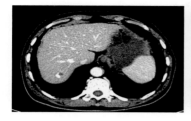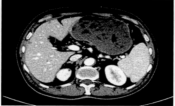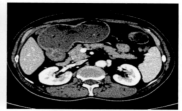

图3-55　上腹部增强CT图像

完成一线治疗后,2018-03-20予以卡培他滨维持化疗,末次服药时间为2018-05-09。2018-06复查,发现复发(图3-56、图3-57)。

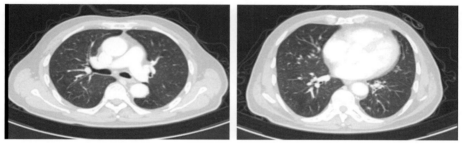

图3-56　肺部CT图像

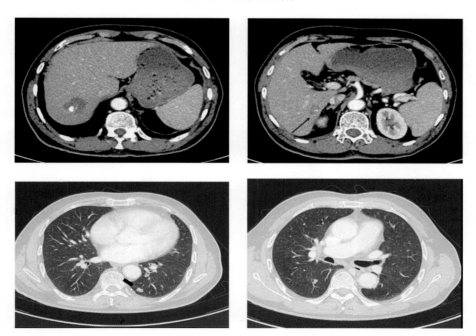

图3-57　肺部及上腹部CT图像

后续治疗:2018-06-26至2018-08-25入组14T-CR-JVCR(雷莫芦单抗＋紫杉醇)临床研究,疗效评价为PD(图3-58)。2018-09-15至2018-12-17行替吉奥＋阿帕替尼治疗,疗效评价为PD。2019-01-22至2019-02-13于当地医院行奥沙利铂＋卡培他滨化疗2个周期,疗效评价为PD。2019-03-17至2019-04-03行XELIRI(伊立替康＋卡培他滨)方案化疗2个周期,疗效评价为PD(图3-59)。

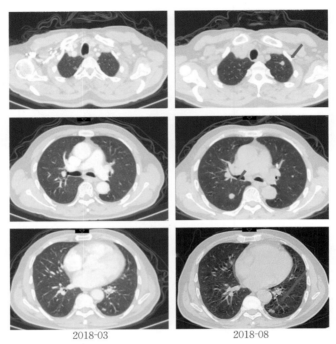

2018-03   2018-08

图3-58　肺部CT图像

注：红色箭头示肺部病灶。

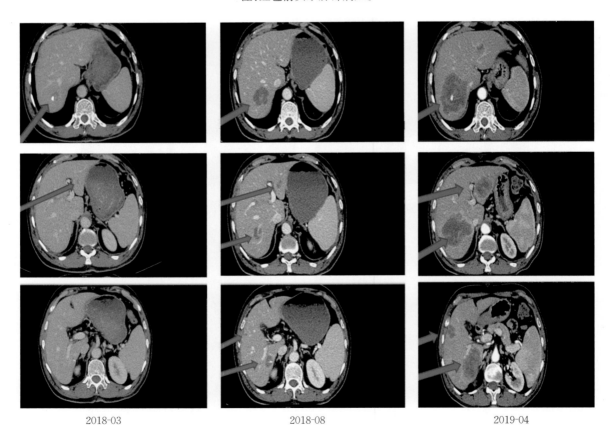

2018-03   2018-08   2019-04

图3-59　上腹部CT图像

注：橙色箭头示肝脏病灶。

在XELIRI治疗期间因出现大便困难,直肠镜检发现直肠病变(图3-60)。同时复查胃镜,提示胃窦环周僵硬,表面凸凹不平,食管、胃体、十二指肠未见明显异常(图3-61)。病理(乙状结肠活检组织):腺癌 MSH6(＋),MSH2(＋),MLH1(＋),PMS2(＋)。追问患者病史,自诉半年前出现大便困难,近期加重,初期未予以注意。因此出现直肠病变时间不明。分子病理提示 *KRAS*、*NRAS*、*BRAF* 全野生。

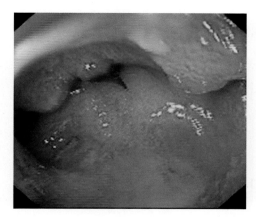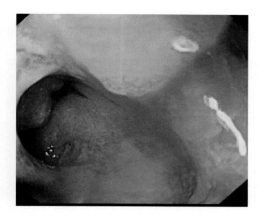

图3-60　肠镜图像

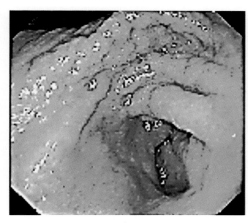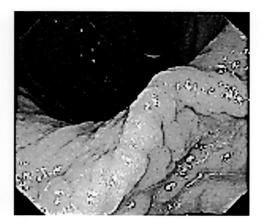

图3-61　胃镜图像

修正诊断:①胃窦腺癌 cT2N0M1b(肝转移、肺转移),HER-2(0);②直肠腺癌 pMMR,*KRAS*、*NRAS*、*BRAF* 全野生。

患者初诊即出现肝转移、肺转移,目前考虑双原发,是否初诊即存在？目前复发肝病灶为肠癌转移还是胃癌转移？下一步治疗如何进行？

(二) 病例讨论

1. 首次科内讨论

讨论时间:2019-04-25。

讨论科室:肿瘤科。

讨论意见:考虑患者出现直肠病变时间不明,不排除初次就诊即为双重癌可能,无法确认肝肺病变是否为原发病变转移,因一线治疗胃肠病变均有效,因此出现病变退缩。目前患者多程治疗后进展,肠道病变症状加重,建议治疗偏向肠道肿瘤,加入靶向药物。

执行情况及治疗结局:

2019-04-27至2019-06-12予以西妥昔单抗+FOLFIRI方案化疗4个周期。2019-04-23与2019-06-25 CT图像对比示肝病变部分增大,部分缩小,疗效评价为SD。(图3-62)

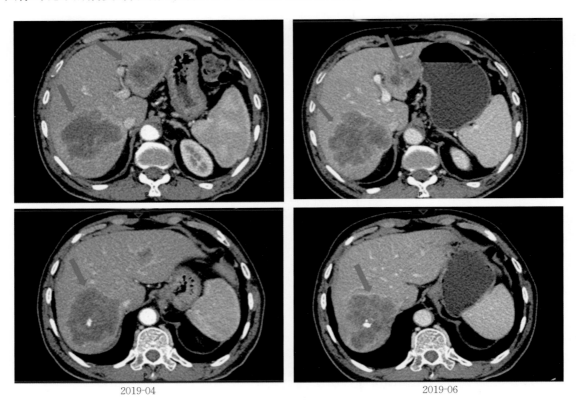

2019-04   2019-06

图3-62 上腹部增强CT图像
注:橙色箭头示肝脏病灶。

2. 第二次科内讨论

讨论时间:2019-06-29。

讨论科室: 肿瘤科。

讨论意见:因患者病变出现异质性,建议行增大病变穿刺活检和二代测序。总评价为SD,治疗仍有效,可继续。

执行情况及治疗结局:

2019-07-16 B超引导下肝脏病变穿刺活检(图3-63)并行二代测序。2019-06至2019-07继续西妥昔单抗+FOLFIRI方案化疗5~7个周期。2019-08-08基因检测结果:*HER-2*阳性,TMB 6.35Muts/Mb。

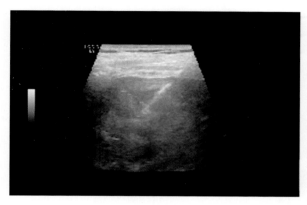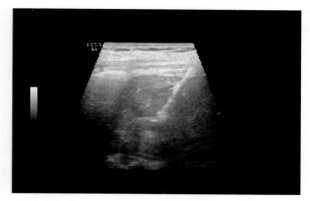

图 3-63　超声引导下穿刺图像

3. 首次 MDT 讨论

讨论时间:2019-08-09。

讨论科室:肿瘤科、影像科、病理科。

讨论意见:取胃部组织活检,病理及免疫组化染色:HER-2(0)。予以补充直肠部活检,病理及免疫组化染色:HER-2(3+)。同时请病理科、影像科进行多学科讨论后认为,患者肠道及胃部的病理结果无法明确区分来源,但胃病变分化程度更差,因此结合分子病理结果考虑肝占位与肠癌同源;同时根据影像学资料考虑初始肝病变位置与后发病变位置一致,因此推断为同时胃癌及肠癌双重肿瘤患者,肝病变为肠癌转移。

执行情况及治疗结局:

2019-08 至 2019-10 行 8～11 个周期西妥昔单抗＋FORFIRI 方案化疗＋曲妥珠单抗治疗,定期复查肝脏 MRI,疗效评价为 PR。(图 3-64、图 3-65、图 3-66)

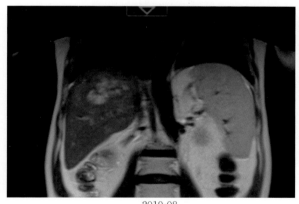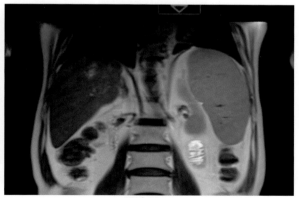

2019-08　　　　　　　　　　　　　　　　　　2019-10

图 3-64　肝脏 MRI 图像

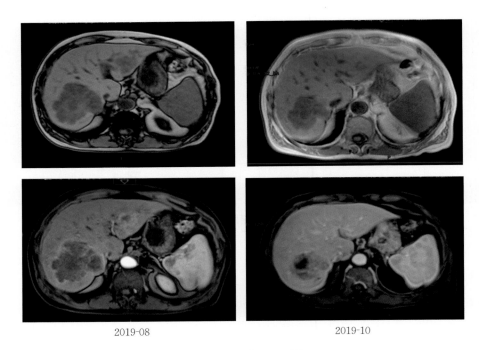

2019-08   2019-10

图3-65　肝脏MRI图像

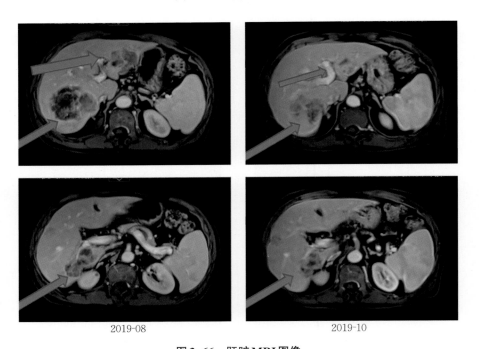

2019-08   2019-10

图3-66　肝脏MRI图像

注:橙色箭头示肝脏病灶。

治疗期间出现严重皮疹,皮疹遍布全身伴有严重瘙痒,对症治疗后缓解不明显。后修正治疗方案为西妥昔单抗(250mg/m²)+曲妥珠单抗,皮疹再次加重,因此停用西妥昔单抗。治疗期间肿瘤标志物在病情复发后持续上升,加入西妥昔单抗后下降,后出现平台期,加入曲妥珠单抗后再次下降,但停止靶向治疗后再次上升(图3-67)。同时2019-12复查CT:肺部结节明确进展(图3-68)。

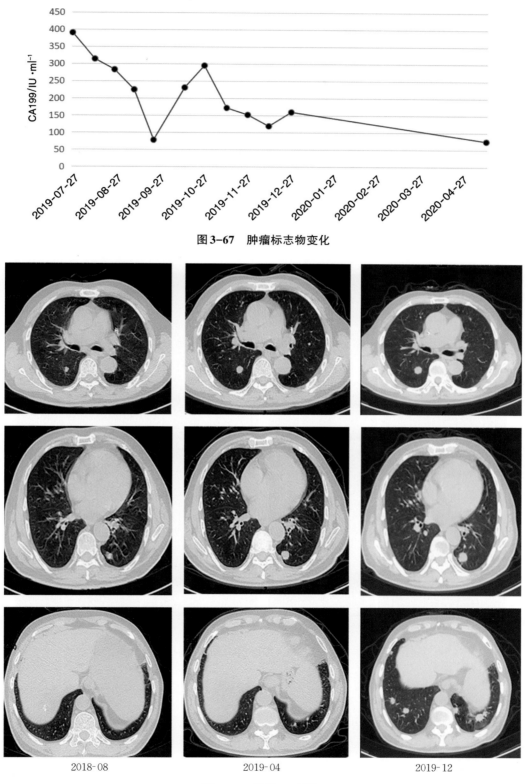

图 3-67　肿瘤标志物变化

2018-08　　　　　　　　2019-04　　　　　　　　2019-12

图 3-68　肺部 CT 图像

4. 第三次科内讨论

讨论时间：2019-12-20。

讨论科室：肿瘤科。

讨论意见：对于双重肿瘤，双重靶向药物已有证据，免疫联合治疗证据不足，但仍可考虑。

执行情况及治疗结局：

因患者靶向（曲妥珠单抗）及胃癌免疫治疗已存在证据，国产免疫药物可及性及费用等多方面考虑，患者选择免疫联合靶向治疗。2019-12-23 曲妥珠单抗联合 PD-1 单抗治疗 1 个周期。后防控新型冠状病毒感染期间治疗中断。2020-02 至 2020-05 间断曲妥珠单抗单药治疗 3 次，时间间隔不定。2020-05 复查肝脏 MRI、肺部 CT，疗效评价为 PR（图 3-69、图 3-70），后至当地医院继续间断维持免疫治疗，未再返我院。

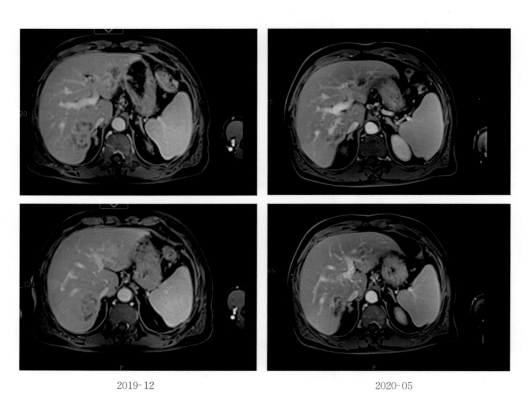

2019-12   2020-05

图 3-69　肝脏 MRI 图像

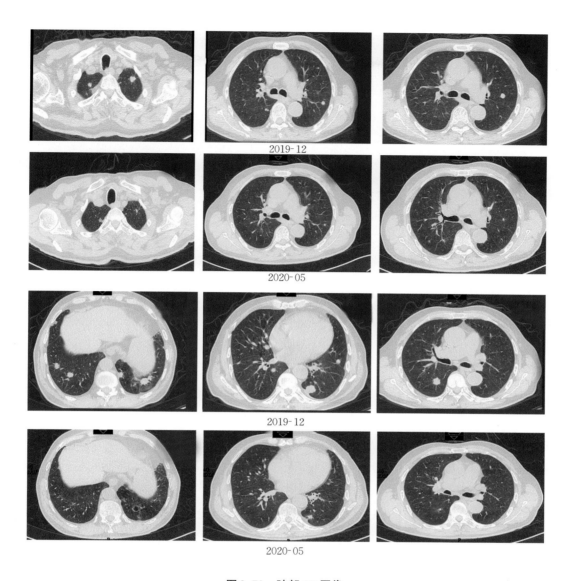

2019-12

2020-05

2019-12

2020-05

图 3-70　肺部 CT 图像

（三）病例点评

　　本例患者为罕见双重肿瘤患者,病情复发时才出现双重肿瘤症状并证实为双重肿瘤。初诊出现肝肺转移,与后期复发病灶部位一致,因此可反推治疗初期即为双重肿瘤,但出现双重肿瘤的时间无法确定。初诊治疗过程顺利,但出现进展后后线药物治疗均失败,直至肝转移被证实为肠道来源,并且发现特殊靶点后治疗出现转机。后续发展中肝病变出现治疗异质性,经穿刺证实 HER-2 阳性后疗效得到稳定控制。对于肺病变未行穿刺,来源无法确定,但从治疗转归推测,肺病变进展与肝病变疗效不一致且对免疫治疗高度有效,提示肺病变来源于胃的可能性大。因此,对于晚期多发转移患者,穿刺转移灶仍具有指导意义。本病例治疗期间为 2020 年,当时免疫联合曲妥珠单抗作用于胃癌的 Checkmate811 研究结果未出,在双重肿瘤多发进展的同时进行后续治疗均处于探索阶段。治疗在摸索中前进。在本病例的后续治疗中发现,分子病理及个体化基因检测结果的出现扭转了整个治疗进程。尤其是后线治疗中,个体化分子病理检测十分重要。

治疗过程中患者的每个症状不容忽视,诊疗过程中的多学科会诊、科内多次讨论为理清复杂病情提供了更有效的思路。个体化的基因检测指导治疗走向是未来肿瘤科发展的必然方向,也能给患者带来最大获益。

(王晶　张涛)

病例7: 一例直肠癌肺转移维持治疗的全程管理

(一)病例简介

基本信息:患者,女性,41岁。

主诉:大便带血1周。

现病史:患者2014-10开始无明显诱因出现大便带血,约为1ml/次,未予重视。2014-11-02于当地医院行肠镜检查:直肠距肛门4.0cm处见菜花样肿物,占肠腔1/3周。活检病理:腺癌。于2014-11-08来我院就诊。

既往史:2011-03行乳腺癌根治术,术后诊断为右乳浸润性导管癌pT1N3M0,Luminal型。于2011-03至2011-08行放化疗,随后定期复查,未见肿瘤复发和转移。

家族史:无特殊。

专科体检:ECOG PS评分为0分。腹软,腹部压痛弱阳性,反跳痛阴性。直肠指检:距肛门4cm处可触及肿块,质硬,活动度中,无触痛,指套染血。

主要辅助检查:肿瘤标志物CEA 12.8μg/L;X线片未见异常。

手术治疗经过:2014-11-03行腹腔镜下直肠癌根治术,术中见距肛门4cm处直肠前壁一肿块,穿透肠壁全层,肉眼见带肛门肠管18.0cm×5.5cm一段,紧邻齿状线见2.5cm×2.0cm溃疡型肿块,切面灰白,层次不清。病理诊断:直肠中分化腺癌侵及肠壁全层及其外脂肪组织,两侧手术切缘切片上未见癌累及,肠系膜淋巴结12枚切片上未见癌转移,另见癌结节2枚。术后病理分期:直肠中分化腺癌术后pT3N1cMx。

术后肿瘤标志物:CEA正常。

术后CT复查(2014-12):左肺见多发小结节,大小约0.3cm,不排除转移瘤(图3-71);腹盆腔未见异常。

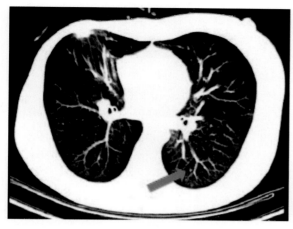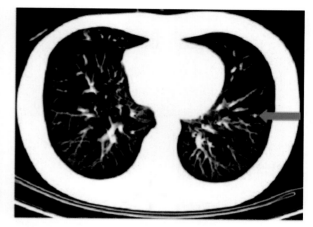

图3-71　肺部CT图像

注:红色箭头示肺部病灶。

术后治疗经过:2014-12-26至2015-09-22行FOLFOX4方案化疗12个周期,并完成术后辅助放疗DT 45Gy/25F,后定期随访。

随访复查:2015-09及2015-12肺部CT示肺部病灶增大(图3-72)。进一步行PET-CT:左肺部分结节较前增大,代谢增高,考虑转移性病变。(图3-73)

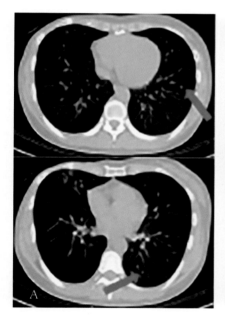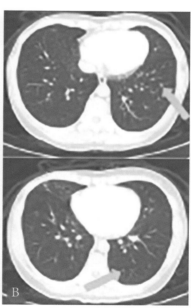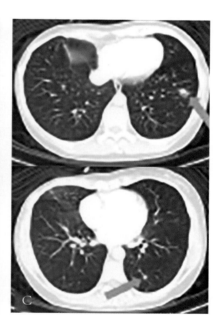

图3-72　肺部CT图像

注:A中红色箭头示治疗前肺部病灶;B中黄色箭头示治疗后肺部病灶;C中蓝色箭头示随访期肺部病灶。

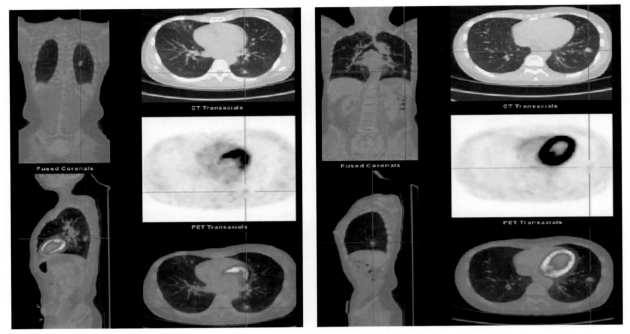

图3-73 肺部PET-CT图像

(二) 病例讨论

1. 首次MDT讨论

讨论时间: 2015-12-26。

讨论科室: 肿瘤科、胸外科、影像科、病理科。

讨论意见: 患者肺部转移灶较前进展,由于有乳腺癌和直肠癌双重肿瘤病史,为进一步明确转移瘤来源及性质,建议行穿刺活检。根据活检病理及基因检测,选择相应二线化疗及靶向治疗方案。如果确诊为肠癌肺转移,建议选用FOLFIRI联合贝伐珠单抗治疗。

执行情况及治疗结局:

2016-01行CT引导下左肺结节穿刺活检术,活检病理:腺癌,结合病史及免疫组化染色结果,符合肠癌肺转移。免疫组化染色:CK20(+),Villin(+),CDX2(+),CK7(-),TTF-1(-)。实时荧光定量PCR:*KRAS*基因4号外显子发生突变;*NRAS*未见突变。

二线治疗经过:2016-01-19至2016-07-05行FOLFIRI+贝伐珠单抗方案化疗12个周期,其间4周期、8周期、12周期复查肺部CT,疗效评价为PR。(图3-74)

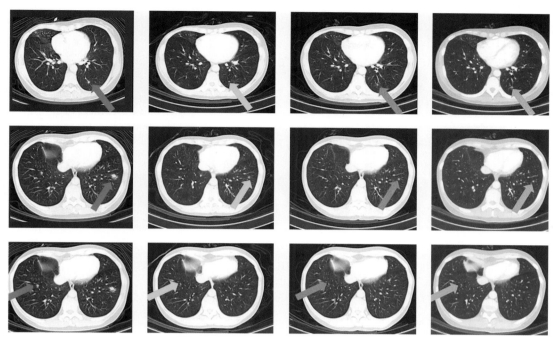

图 3-74　肺部 CT 图像

注:红色箭头示二线化疗前肺部病灶;黄色箭头、蓝色箭头及橙色箭头分别示4周期、8周期

及12周期化疗后肺部病灶。

二线维持治疗:2016-08-09 至 2016-08-30 行卡培他滨＋贝伐珠单抗治疗 2 个周期。因无法耐受卡培他滨引起的重度手足综合征反应,于 2016-09-20 至 2016-10-12 行替吉奥＋贝伐珠单抗治疗 2 个周期。2016-11-01 至 2019-03-25 行贝伐珠单抗单药维持治疗,维持治疗期间疗效评价为 SD。(图3-75)

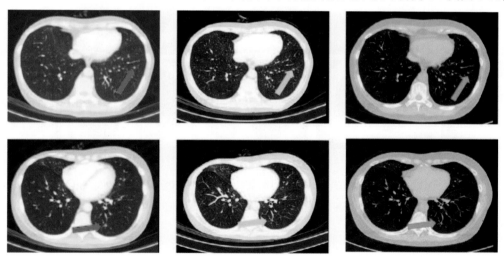

图 3-75　肺部 CT 图像

注:红色箭头示维持治疗前肺部病灶;黄色箭头示维持治疗期间肺部病灶;蓝色箭头示维持治疗

2年后肺部病灶。

二线维持治疗中断:2019-06 肺部 CT 复查显示肺部病灶有增大趋势(图3-76)。同时,CEA 由正常水平上升到7.8μg/L。

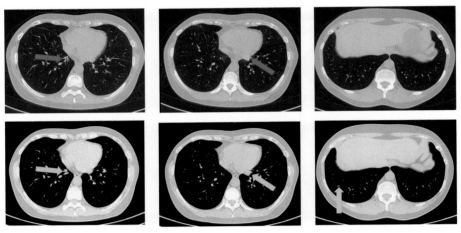

图3-76 肺部CT图像

注:第一排红色箭头示治疗前肺部病灶;第二排黄色箭头示治疗后肺部病灶。

二线再次启动维持治疗:2019-07-08至2021-06-30继续行贝伐珠单抗维持治疗23次,肺部病灶缓慢进展(图3-77)。CEA水平为50.4μg/L。

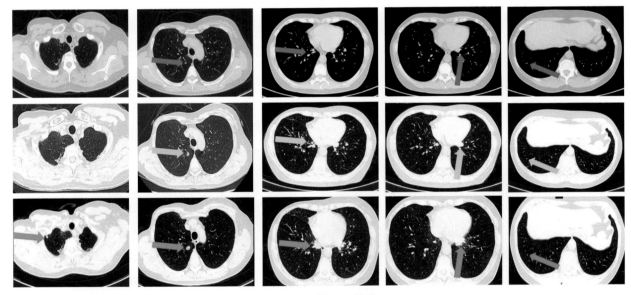

图3-77 肺部CT图像

注:第一排红色箭头示2019年6月复查时肺部病灶;第二排黄色箭头示2020年9月复查时肺部病灶;第三排蓝色箭头示2021年7月复查时肺部病灶。

2. 第二次MDT讨论

讨论时间:2021-07-20。

讨论科室:肿瘤科、胸外科、影像科、病理科。

讨论意见:患者肺部多发转移瘤,无法达到NED,治疗目标为控制肿瘤生长,延长患者生存期,提高生活质量。二线治疗时FOLFIRI方案有效,维持治疗过程中疾病进展,三线治疗时可重启FOLFIRI方案。由于患者对氟尿嘧啶耐受性欠佳,建议使用伊立替康联合雷替曲塞,同时联合贝伐珠单抗治疗。

执行情况及治疗结局：

三线治疗经过：于2021-07-24、2021-08-14、2021-09-08、2021-09-29、2021-10-22、2021-11-13行6个周期贝伐珠单抗＋伊立替康＋雷替曲塞方案化疗，疗效评价为PR。(图3-78)

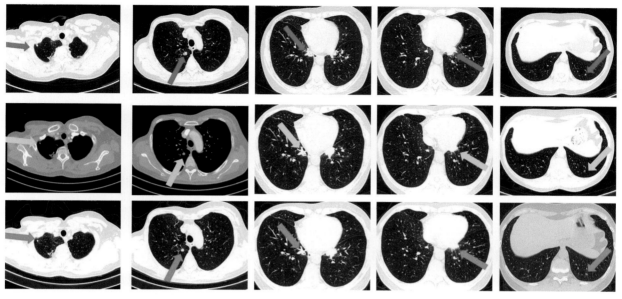

图3-78 肺部CT图像

注：第一排红色箭头示2021年7月复查时的肺部病灶；第二排黄色箭头示2021年9月复查时的肺部
病灶；第三排蓝色箭头示2021年11月复查时的肺部病灶。

三线维持治疗：2021-11-24开始行贝伐珠单抗维持治疗。2022-03患者开始出现咳嗽，并逐渐加重。2022-03-21复查CT：双肺多发转移瘤，较前增多增大，左肺门淋巴结较前增大。(图3-79)

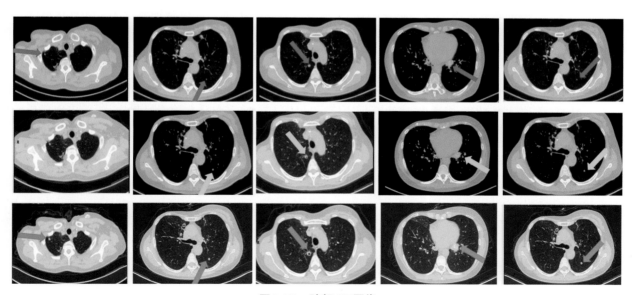

图3-79 肺部CT图像

注：第一排红色箭头示2021年10月复查时肺部病灶；第二排黄色箭头示2022年1月复查时
肺部病灶；第三排蓝色箭头示2022年3月复查时肺部病灶。

3. 第三次MDT讨论

讨论时间: 2021-04-15。

讨论科室: 肿瘤科、胸外科、影像科。

讨论意见: 患者肺部多发转移瘤,病情缓慢进展,目前PS评分为1分,主要症状为剧烈咳嗽。为改善患者生活质量,控制肿瘤生长,建议在全身治疗的基础上行左肺转移灶放疗。

执行情况及治疗结局:

于2021-04-25开始肺部转移灶姑息放疗,DT 56Gy/28F,同步贝伐珠单抗维持治疗,截至2022-04,OS达91个月。

(三)病例点评

目前,在结直肠癌中肺脏已成为仅次于肝脏的第二常见转移部位。初始肺转移占转移性结直肠癌的30%左右。由于中下段直肠的静脉血通过髂血管至体循环,因而出现肺转移的比例要明显高于上段直肠和结肠。同时,肺转移KRAS突变型频率高于KRAS野生型。肺转移病变生长相对较慢,总体预后较好。这是一例KRAS突变的下段直肠癌肺转移患者,通过积极的靶向联合化疗及持续的贝伐珠单抗维持治疗,获得了长期的生存。该病例有以下几个特点:①属于同时性单纯性直肠癌肺转移,疾病进展缓慢。②肿瘤标志物CEA变化与疾病进展程度相关。③肺部转移灶对贝伐珠单抗治疗敏感:在患者二线FOLFIRI联合贝伐珠单抗治疗有效后,贝伐珠单抗第一次维持治疗2.5年,中断3个月,疾病有进展趋势,CEA有升高表现,再次重启贝伐珠单抗维持治疗长达2年,疾病缓慢进展。④贝伐珠单抗跨线治疗有效:该患者二线治疗进展后使用贝伐珠单抗联合化疗三线治疗,仍然有效,主要是由于贝伐珠单抗引起耐药的分子通路不同于化疗,癌细胞对贝伐珠单抗很少耐药,它可以发挥持续的抗肿瘤血管生成作用。⑤贝伐珠单抗获益时间长,无严重不良反应发生,本例维持治疗超过5年。当然患者再次出现了疾病进展,后线全身治疗仍有多种选择,如TAS-102、呋喹替尼或瑞戈非尼等。对于肺转移患者,由于其分子特征与原发灶存在差异,因而在条件允许的情况下,可考虑积极行肺转移灶的相关分子检测,以便制定治疗方案。该例患者肺多发转移,无法达到NED,行肺转移灶穿刺活检,仍提示KRAS突变。在治疗过程中,如果出现异质性严重影响患者生活质量的肺转移灶,可以在全身药物系统治疗后的疾病稳定阶段,多学科讨论及征求患者意愿后考虑行局部病灶姑息放疗。该患者在三线治疗后肺转移灶缓慢进展,出现剧烈的咳嗽症状,在全身治疗的基础上,联合局部放疗,改善了患者生活质量。同时放疗也可改善肿瘤微环境,为后阶段的靶向和免疫治疗提供更有利的免疫微环境。总的来说,肠癌肺转移的预后与治疗决策需要根据转移灶数量、位置、大小、症状、基因分型、患者意愿及费用等多种因素综合考虑,在遵循指南的基础上,通过多学科讨论进行量体裁衣的个体化治疗,以给患者带来长久的生存获益。

参 考 文 献

[1] MITRY E, GUIU B, COSCONEA S, et al. Epidemiologgy, management and prognosis of colorectal cancer with lung metastases: a 30-year population-based study[J]. Gut, 2010, 59(10): 1383-1388.

[2] WANG Z, WANG X, YUAN J, et al. Survival benefit of palliative local treatments and efficacy of different pharmacotherapies in colorectal cancer with lung metastasis: results from a large retrospective study[J]. Clin Colorectal Cancer, 2018, 17(2): e233-e255.

[3] NORDHOLM-CARSTENSEN A, KRARUP P M, JORGENSEN L N, et al. Occurrence and survival of synchronous pulmonary metastases in colorectal cancer: a nationwide cohort study[J]. Eur J Cancer, 2014, 50(2): 447-456.

[4] PRASANNA T, CRAFT P S, CHUA Y J, et al. The outcome of patients (pts) with metastatic colorectal cancer(mCRC) based on site of metastases(mets) and the impact of molecular markers and site of primary canceron metastatic pattern[J]. J Clin Oncol, 2017, 35(15_suppl): 3560.

[5] MOORCRAFT S Y, LADAS G, BOWCOCK A, et al. Management of resectable Colorectal lung metastases[J]. Clin Exp Metastasis, 2016, 33(3): 285-296.

[6] 中国医师协会外科医师分会多学科综合治疗专业委员会, 中国抗癌协会大肠癌专业委员会. 结直肠癌肺转移多学科综合治疗专家共识(2018版)[J]. 中国肿瘤临床, 2019, 46(2): 51-63.

（金敏　李燕　蔡开琳　刘红利　张涛）

病例8：一例胰腺癌术后复发患者的全程管理

（一）病例简介

基本信息：患者，女性，52岁。

主诉：体检发现CA199升高3天。

现病史：患者2015-05初体检时发现肿瘤标志物升高，CA199 303U/ml，余在正常范围内。无其他特殊不适。遂至我院门诊行PET-CT：胰头部代谢增高，考虑恶性肿瘤性病变。门诊胃镜未见明显异常。为进一步诊疗至我院胰腺外科就诊，门诊以"胰头占位"收入。

起病以来，患者精神、食欲、睡眠可，二便可，体力体重无明显下降。

既往史及家族史：无特殊。

体检阳性体征与重要阴性体征：ECOG PS评分为0分，未见明显阳性体征。

主要辅助检查：

2015-05 PET-CT：胰头部代谢增高，考虑恶性肿瘤性病变，其他部位未见肿瘤侵及。(图3-80)

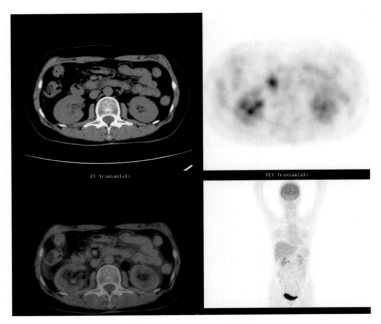

图3-80　PET-CT图像

胃镜：未见肿瘤征象

2015-05肿瘤标志物：CA199 324.7U/ml。血常规、肝肾功能、电解质、凝血功能均未见明显异常。

诊断：胰头占位。

(二) 病例讨论

1. 首次MDT讨论

讨论时间：2015-05-20。

讨论科室：肿瘤科、胃肠外科、肝胆外科、影像科、病理科。

讨论意见：目前诊断考虑为胰头占位，结合肿瘤标志物升高，考虑胰腺恶性肿瘤可能性大。PET-CT未见明显转移征象，患者目前体能较好，无手术禁忌，建议外科根治性手术治疗。待术后明确分期，视情况行肿瘤科专科治疗。

执行情况及治疗结局：

2015-05-25于我院胃肠外科行剖腹探查及胰十二指肠切除术，术中见胰头十二指肠降部一大小约2cm×2cm包块，质硬，活动度可，腹膜后未及肿大淋巴结。术后病理：(胰头)腺鳞癌(肿瘤主要由低分化腺癌及低分化鳞状细胞癌构成，部分癌细胞呈梭形)侵及十二指肠肠壁浆膜层，癌组织侵及神经；切缘(一);肠周淋巴结(1/1)切片上可见癌转移;胃大弯侧淋巴结(2枚)及胰周淋巴结(4枚)切片上均未见癌转移。

术后诊断:胰头腺鳞癌术后pT1cN1M0 ⅡB期。

术后辅助治疗:根据2015年美国国立综合癌症网络(National Comprehensive Cancer Network,NCCN)胰腺癌指南,2015年8月于外院行第1周期FOLFOX方案(d1~d5)。2015-09拟行第2周期化疗,因严重胃肠道反应不能耐受而中止化疗。

2015-11患者自觉腰背痛、肩部不适、乏力,伴间断低热、脂肪泻。2015-12至我院复查肿瘤标志物示CA125 95.4U/ml,CA199 557.3U/ml;复查肝胆脾平扫+增强CT示肝脏多发转移瘤(图3-81),考虑疾病复发。

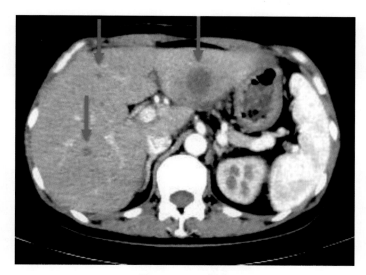

图3-81 CT图像

注:红色箭头示肝脏病灶。

诊断:胰腺癌术后化疗后复发;肝多发转移瘤。

2. 第二次MDT讨论

讨论时间:2015-12-10。

讨论科室:肿瘤科、胰腺外科、肝胆外科、影像科。

讨论意见:考虑患者已行手术,术后短期内出现多发肝内转移瘤,R0切除困难,根据2015年NCCN胰腺癌指南,建议按照晚期一线行全身治疗为主的系统性化疗,化疗方案选择吉西他滨为主的双药联合化疗。

执行情况及治疗结局:

2016-01-20至2016-05-25行6周期吉西他滨联合替吉奥化疗。化疗过程中于2016-06-21给予肝脏2个病灶放疗DT GTV 50Gy/10F,CTV 45Gy/10F,PTV 40Gy/10F,同步给予替吉奥口服化疗。

疗效评价:化疗2个周期后疗效评价为PR,化疗及放疗6个周期后疗效评价为持续PR(图3-82、图3-83)。肿瘤标志物CA199最低降至27.7 U/ml。2016-06复查MRI,总体疗效评价为PR。

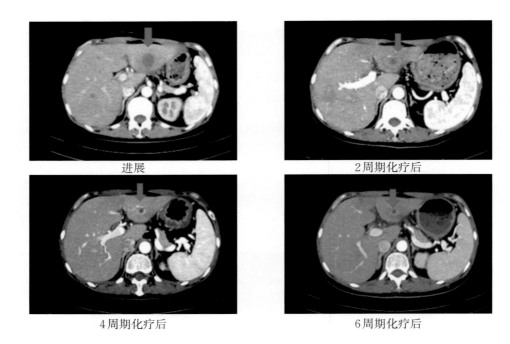

进展　　　　　　　　　　　　　　2周期化疗后

4周期化疗后　　　　　　　　　　　6周期化疗后

图3-82　CT图像

注:红色箭头示肝脏病灶。

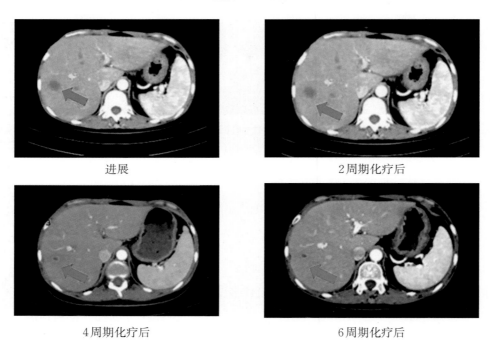

进展　　　　　　　　　　　　　　2周期化疗后

4周期化疗后　　　　　　　　　　　6周期化疗后

图3-83　CT图像

注:红色箭头示肝脏病灶。

　　2016-08行第7周期时因出现Ⅲ度血小板减少而中止化疗,只完成第1天治疗。后予以单药替吉奥维持治疗并定期复查。2016-11至2019-07定期复查,影像学评估无明显肿瘤进展征象(图3-84)。其间2018-10评估肝脏病灶,疗效接近CR。

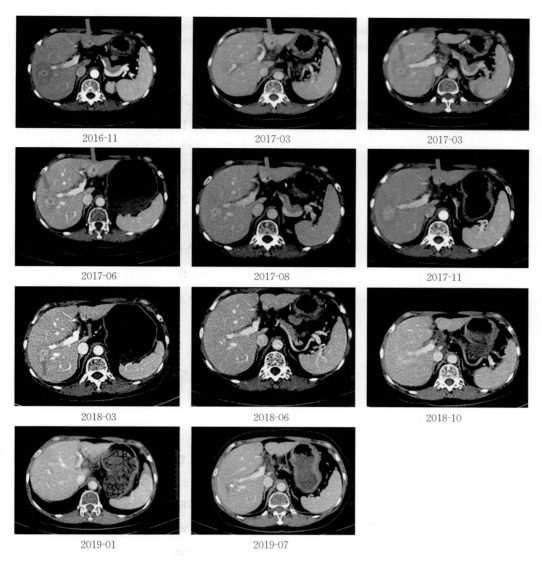

图 3-84　CT图像

注:红色箭头示肝脏病灶。

2020-06患者诉腰背部明显疼痛,CA199升高至198.2 U/ml。2022-07复查MRI示肝脏病灶增大,疗效评价为PD。(图3-85)

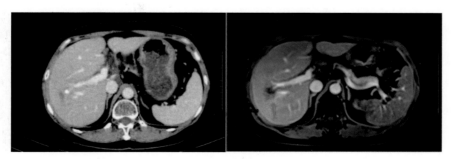

图 3-85　MRI图像

注:红色箭头示肝脏病灶。

2020-07-20 PET-CT:腹膜后肿块,代谢增高,考虑转移;肝内见多发结节状高密度影,放射性分布,未见明显异常浓聚。其他部位未见转移征象(图3-86)。查体:ECOG PS评分为1～2分,腰部疼痛,无其他阳性体征。

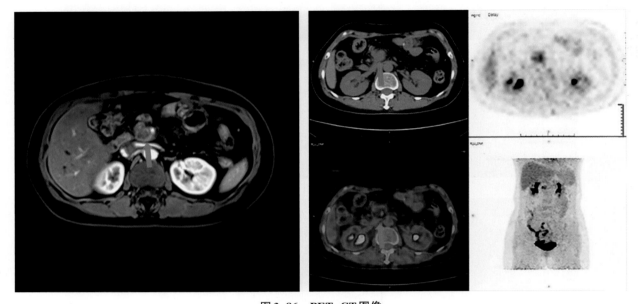

图3-86　PET-CT图像

注:红色箭头示腹膜后病灶。

3. 第三次MDT讨论

讨论时间:2020-07-21。

讨论科室:肿瘤科、胰腺外科、肝胆外科、影像科。

讨论意见:考虑患者一线化疗后进展(腹膜后淋巴结及肝脏转移灶的疗效评价为PD)。对于腹膜后转移灶不考虑手术,建议局部放疗处理腹膜后肿块以缓解疼痛症状。同时根据2020年CSCO胰腺癌诊疗指南建议改变全身治疗方案,考虑患者因疼痛导致体能下降,ECOG PS评分为1～2分,可选择紫杉醇类单药化疗。

执行情况及治疗结局:

于2020-07-28行腹膜后转移灶放疗,DT 35Gy/5F,过程顺利,耐受可。于2020-08-21行白蛋白紫杉醇(d1＋d8,每3周)方案化疗。化疗后第2天患者诉阴道出血,妇科检查未见器质性病变。化疗后血液检查提示Ⅱ度血小板减少及白细胞减少,予以对症支持治疗后,血小板仍持续下降,中止化疗出院。后于2020-09-10予以白蛋白紫杉醇治疗1个周期,过程顺利,耐受可。因患者体能恢复,ECOG PS评分为0～1分,后于2020-10-14、2020-11-10行白蛋白紫杉醇＋吉西他滨治疗2个周期。2020-12-15复查MRI,疗效评价:腹膜后淋巴结PR,肝脏病灶SD(图3-87)。

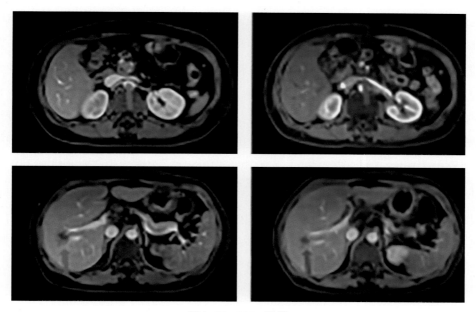

图3-87 MRI图像

注:红色箭头示治疗前腹膜后及肝脏病灶;蓝色箭头示治疗后腹膜后及肝脏病灶。

于2020-12-18给予白蛋白紫杉醇＋吉西他滨治疗1个周期,过程顺利,耐受可。后患者因手脚麻木伴疼痛,诉不愿继续化疗,遂终止治疗。2021-04-04复查MRI提示疾病进展(肝脏病灶的疗效评价为PD,图3-88)。于2021-04-08、2021-04-27、2021-05-14给予mFOLFOXIRI化疗3个周期,耐受可。3个周期后疗效评价为PD(图3-89)。后患者拒绝返院治疗,于2021-09去世。

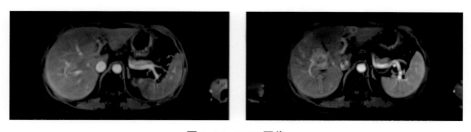

图3-88 MRI图像

注:红色箭头示肝脏病灶。

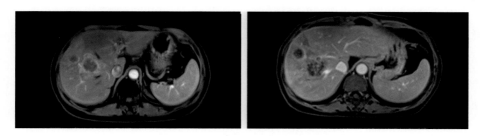

图3-89 MRI图像,疗效评价为PD

(三)病例点评

胰腺癌的治疗疗效极差,5年总生存率仅为2％～3％。80％～90％胰腺癌患者就诊时已无法手术。

而可手术的胰腺癌患者术后复发率高达50%～86%,5年生存率小于20%。本例患者初诊时考虑为无远处转移的胰腺恶性肿瘤,首次MDT讨论后选择手术,完成了根治性切除及淋巴结清扫。初诊时分期诊断为胰头腺鳞癌pT1cN1M0 ⅡB期。然而患者未规范完成全程术后辅助化疗,术后半年即出现疾病复发,表现为肝脏多发转移灶,病灶广泛,无法切除。我们根据2015年NCCN胰腺癌指南,按照晚期一线选择了基于吉西他滨与替吉奥的系统化疗方案,在全身治疗获得持续缓解的基础上,续行替吉奥同步放化疗方案,使患者获得持续性疾病缓解,PFS达到44个月。早年美国胃肠肿瘤研究组开展的研究均以5-氟尿嘧啶作为标准同步放化疗药物,在吉西他滨出现后,多项临床研究均证明其同步放化疗结果优于5-氟尿嘧啶,同时其他药物如紫杉醇、卡培他滨、替吉奥和靶向药物等均被证明有一定放疗增敏作用。参考这些数据的治疗方案在本病例中确实获得了较好的疗效。

当然,更为重要的是该患者在后线出现腹膜后淋巴结转移并疼痛显著加重后,团队根据病情发展,迅速调整了治疗目标,通过腹膜后病灶立体定向放疗(SBRT)控制疼痛,同时更换化疗方案为紫杉醇类药物,再次获得了PR的疗效,患者二线治疗的PFS超过8个月,最终患者OS为76个月。这也体现了团队的实力与创造性,更提示我们在后线治疗中,要具体问题具体分析,理论联合实际,科学制定个体化诊疗方案,为患者争取最大受益。

尽管还没有Ⅲ期随机研究的发表,但是目前国内外有多个回顾性和前瞻性研究报道了不同的肝转移瘤SBRT的效果,证明其对不能手术的肝转移瘤患者是一种无创性、耐受性好、且能有效延长生存期的治疗手段。本病例体现了进展后局部放疗的意义,第一次肝脏病灶放疗疗效达到CR,PFS约4年;第二次腹膜后淋巴结放疗疗效达到PR,充分显示放疗在转移性肿瘤中的作用。

参 考 文 献

[1] SMALL W J R,BERLIN J,FREEDMAN G M,et al. Full-dose gemcitabine with concurrent radiation therapy in patients with nonmetastatic pancreatic cancer:a multicenter phase Ⅱ trial[J]. J Clin Oncol,2008,26(6):942-947.

[2] KANG H,CHANG J S,OH T G,et al. Full-dose gemcitabine is a more effective chemotherapeutic agent than 5-fluorouracil for concurrent chemoradiotherapy as first-line treatment in locally advanced pancreatic cancer[J]. Chemotherapy,2014,60(3):191-199.

[3] LI CP,CHAO Y,CHI K H,et al. Concurrent chemoradiotherapy treatment of locally advanced pancreatic cancer:gemcitabine versus 5-fluorouracil,a randomized controlled study[J]. Int J Radiat Oncol Biol Phys,2003,57(1):98-104.

[4] RICH T,HARRIS J,ABRAMS R,et al. Phase Ⅱ study of external irradiation and weekly paclitaxel for nonmetastatic,unresectable pancreatic cancer:RTOG-98-12[J]. Am J

Clin Oncol,2004,27(1):51-56.

[5] CRANE C H,WINTER K,REGINE W F,et al. Phase Ⅱ study of bevacizumab with concurrent capecitabine and radiation followed by maintenance gemcitabine and bevacizumab for locally advanced pancreatic cancer:Radiation Therapy Oncology Group RTOG 0411[J]. J Clin Oncol,2009,27(25):4096-4102.

[6] SUDO K,YAMAGUCHI T,ISHIHARA T,et al. Phase Ⅱ study of oral S-1 and concurrent radiotherapy in patients with unresectable locally advanced pancreatic cancer[J]. Int J Radiat Oncol Biol Phys,2011,80(1):119-125.

[7] ARANDA E,MANZANO J L,RIVERA F,et al. Phase Ⅱ open-label study of erlotinib in combination with gemcitabine in unresectable and/or metastatic adenocarcinoma of the pancreas:relationship between skin rash and survival(Pantar study)[J]. Ann Oncol,2012,23(7):1919-1925.

[8] WATKINS D J,STARLING N,CUNNINGHAM D,et al. The combination of a chemotherapy doublet (gemcitabine and capecitabine) with a biological doublet (bevacizumab and erlotinib) in patients with advanced pancreatic adenocarcinoma. The results of a phase Ⅰ/Ⅱ study[J]. Eur J Cancer,2014,50(8):1422-1429.

[9] MAHADEVAN A,BLANCK O,LANCIANO R,et al. Stereotactic body radiotherapy (SBRT) for liver metastasis-clinical outcomes from the international multi-institutional RS-Search(R) patient registry[J]. Radiat Oncol,2018,13(1):26.

[10] LEE M T,KIM J J,DINNIWELL R,et al. Phase I study of individualized stereotactic body radiotherapy of liver metastases[J]. J Clin Oncol,2009,27(10):1585-1591.

（唐境　薛军　张涛）

病例9：一例肝癌介入治疗后肺转移患者的病例分享

（一）病例简介

基本信息：患者,男性,42岁。

主诉：肝癌TACE术后7个月余。

现病史：患者2018年4月在当地医院行肝脏超声发现肝占位。2018-05-10在当地医院进一步行CTA+CTV:①肝右叶占位,原发性肝癌可能性大,建议进一步检查以排除其他;②肝右动脉供血肝右叶病灶,门脉右后支受压移位。进一步做PET-CT:肝右叶团块病灶,代谢异常增高,诊断为肝癌(CNLC Ⅰb期,BCLC A期,child-pugh A级5分)。2018-05-14在当地医院行肝癌载药微球介入栓塞术5次,术后上腹部增强及胸部平扫CT:肝右后叶占位TACE术后,建议复查。后多次在当地医院行TACE术,术后恢复可,曾口服阿帕替尼1个月,因高血压不能耐受停止使用。2018-12-05于我院门诊做肝胆腹膜后下腹部增强MRI:①肝右后叶下段见6.2cm×3.8cm×5.2cm长T_1稍长T_2信号肿块影,多考虑为肝脏恶性肿瘤性病变,其中DWI弥散受限,增强扫描可见不均匀渐进性强化,考虑肿瘤活灶。双肺多发肺结节,不能排除转移。②腹盆腔及腹膜后未见明显肿大淋巴结。为进一步诊治就诊我院,门诊以"肝癌介入治疗后"收入。起病来,患者精神、食欲、睡眠可,二便可,体力、体重无明显下降。

既往史及家族史:无特殊。

体检阳性体征与重要阴性体征:无。

主要辅助检查:

肿瘤标志物:AFP 11810.3μg/L。

乙肝表面抗原:34.27IU/ml。乙肝核心抗体:7.58PEI U/ml。乙肝DNA定量<100copies/ml。

胸部CT:多发结节,不能排除转移。

2018-12-05于我院门诊做肝胆腹膜后下腹部增强MRI:①肝右后叶下段见6.2cm×3.8cm×5.2cm长T_1稍长T_2信号肿块影,多考虑为肝脏恶性肿瘤性病变,其中DWI弥散受限,增强扫描可见不均匀渐进性强化,考虑肿瘤活灶。双肺多发肺结节,不能排除转移。②腹盆腔及腹膜后未见明显肿大淋巴结。(图3-90)

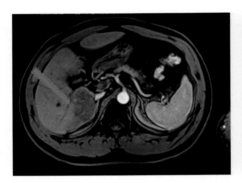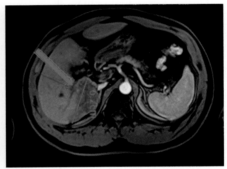

图3-90 肝脏MRI图像

注:红色箭头示肝脏病灶。

诊断:原发性肝癌TACE术后进展(CNLC Ⅲb期,BCLC C期,child-pugh A级5分);肺转移。

(二)病例讨论

1.首次MDT讨论

讨论时间:2018-12-11。

讨论科室:肿瘤科、肝胆外科、影像科、病理科。

讨论意见:患者肝癌介入治疗后进展患者,MRI提示肿瘤活灶。双肺多发肺结节,考虑转移。针对这部分人群,考虑治疗策略以全身治疗为主,局部治疗为辅,全身治疗以免疫治疗为主,而放疗可以联合免疫治疗起到协同作用,延长患者生存期。

执行情况及治疗结局:

2018-12-11于我院开始肝脏病灶X-立体定向放射治疗40Gy/5F,过程顺利。

2019-01-14复查肺部CT：①右肺下叶及左肺内散在多个大小不一实性圆形结节，边缘光滑，左肺下叶背段者较大约为9mm×8mm，考虑多为转移瘤，建议随诊复查；②右肺尖不规则小结节，约为6mm×2mm，右肺上叶前段胸膜下小斑片影，边缘模糊，建议随诊复查。疗效评价为PD(图3-91)。

于2019-01-24、2019-02-14使用帕博利珠单抗治疗2个周期，因经济原因，2019-03-09起改行特瑞普利单抗免疫治疗4个周期。2019-05-08复查肺部CT：右肺下叶及左肺内散在多个大小不一实性结节，边缘光滑，大者位于左肺下叶背段，大小约为13mm×9mm，增强后可见强化，考虑为转移瘤，结节普遍较前增大，考虑患者病情再次进展(图3-91)。

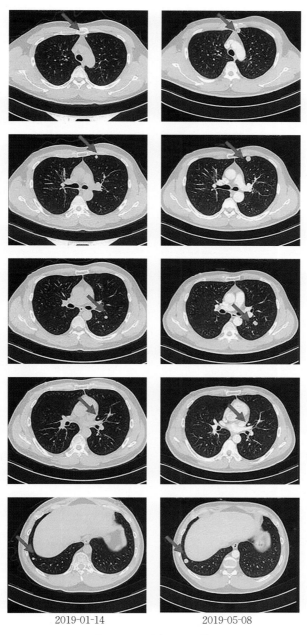

2019-01-14   2019-05-08

图3-91　肺部CT图像

注：红色箭头示肺部病灶。

2. 第二次MDT讨论

讨论时间: 2019-05-27。

讨论科室: 肿瘤科、胸外科、肝胆外科、影像科、介入科。

讨论意见: 患者肝癌综合治疗后疾病进展,现主要以肺转移灶增大为主,肝脏原发灶经放疗后控制稳定,建议考虑肺部进展病灶局部放疗,系统治疗仍以免疫治疗为主,外科干预不适用。

执行情况及治疗结局:

于2019-05-27行左肺病灶40Gy/20F。2019-05-09、2019-05-31、2019-06-28继续行特瑞普利单抗治疗第5、6、7周期,定期复查(图3-92)。2019-10-28开始右肺转移灶放疗40Gy/5F。2020-07就诊于我院门诊,复查肺部CT:右肺转移灶明显缩小,但右肺上叶纵隔旁新发一直径约2.7cm结节影,较前增大,周围见磨玻璃密度影病灶(图3-93)。

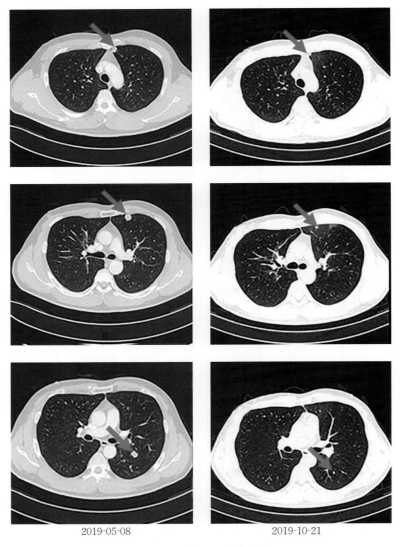

2019-05-08   2019-10-21

图3-92 肺部CT复查图像

注:红色箭头示肺部病灶。

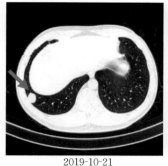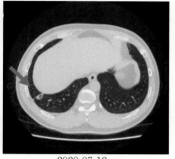

2019-10-21 2020-07-12

图3-93 肺部CT图像

注:红色箭头示肺部病灶。

2019-07-24行左肺转移灶放疗40Gy/8F(图3-92)。2020-09复查肺部CT:右肺下叶小结节灶较前增大(右肺下叶见条片影及小结节灶,结节灶长径约为14mm;双肺内散在小结节影,较大者约为4mm×2mm)(图3-94)。后患者于院外门诊定期复查,影像学评估疾病进展(图3-95)。

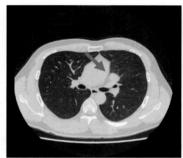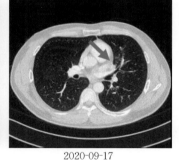

2020-07-12 2020-09-17

图3-94 肺部CT图像

注:红色箭头示肺部病灶。

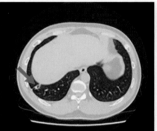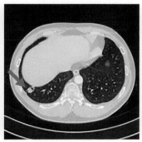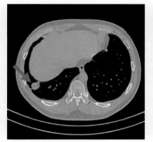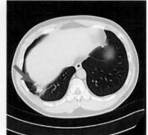

2020-07-12 2020-09-17 2021-02-24 2021-09-26

图3-95 肺部CT图像

注:红色箭头示肺部病灶。

2021-02-27复查MRI:①肝右叶恶性肿瘤性病变治疗后复查,肝右后叶下段异常信号影,范围较前大致相仿;②所及右肺下叶大小约1.6cm×1.5cm强化结节影,较前增大(图3-96)。2021-03-05给予右肺占位放疗:射波刀PTV 48Gy/8F,周一至周五。后门诊定期复查。2021-09-26复查MRI:右肺下叶病灶再次进展,仍有活灶。

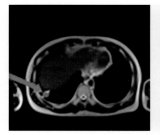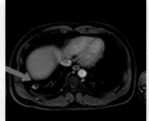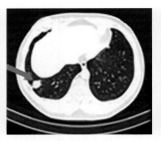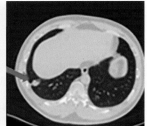

图3-96　MRI及肺部CT图像

注:红色箭头肺部病灶。

3. 第三次MDT讨论

讨论时间: 2021-10-26。

讨论科室: 肿瘤科、胸外科、肝胆外科、影像科。

讨论意见: 患者经介入、放疗、免疫等综合治疗后疾病进展,靶向治疗虽未经尝试,但是目前患者可供选择治疗方案已经较少,建议患者加入临床研究,对于局部较大病灶仍可选择立体定向放疗或者手术治疗。

执行情况及治疗结局:

遂于我院外科行右下肺病灶切除术。术后病理:(右下肺)低分化癌,结合免疫表型及临床病史,符合肝细胞癌转移(图3-97)。金属丝切缘切片上未见癌累及。送检切片上未见癌累及。送检(第7组)淋巴结(3枚)切片上未见癌转移。

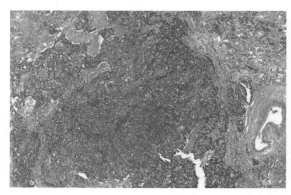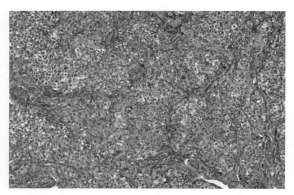

图3-97　术后病理图像(HE染色,×100)

注:(右下肺)低分化癌,符合肝细胞癌转移。

术后予以仑伐替尼口服。2022-06初影像学复查发现左侧耻骨转移,考虑疾病进展。遂于2022-06-01至2023-02-16行阿替利珠单抗1200mg+贝伐珠单抗500mg治疗10个周期,同时于2022-06-13开始行左侧耻骨转移灶放射治疗PTV 25Gy/5F,2022-09-14开始行髂骨放疗PTV 15Gy/3F,定期行唑来膦酸护骨治疗。2022-11-08于当地医院复查,提示双肺多发微小实性结节,较前增多增大,考虑疾病进展。于2022-11-18行奥沙利铂+吉西他滨治疗1个周期。2023-03-03签署嵌合抗原受体T细胞免疫疗法(chimeric antigen receptor T-cell immunotherapy,CART)项目,于2023-03-13行外周血单个核细胞采集。2023-03-16开始采用瑞戈非尼桥接治疗。2023-04-15行CART细胞回输

32.2ml,耐受尚可。2023-05-24行卡度尼利单抗治疗1个周期,这期间同时服用瑞戈非尼。2023-05-30患者突发左侧肢体偏瘫,急查CT示脑出血,于神经外科行急诊手术,最终抢救无效死亡。

（三）病例点评

我国大多数肝癌患者在初诊时已属于中晚期（CNLC－Ⅱb期、Ⅲa期和Ⅲb期）,中位生存期为2年左右。总体而言,绝大多数中晚期患者短期复发率较高,多数患者手术或介入治疗后生存不理想。近年来,肝癌的非手术治疗取得显著进展,特别是抗血管生成药物联合免疫治疗用于晚期或不可切除肝癌患者的治疗可获得30％左右的客观缓解率,中位生存期也提高至20个月左右。同时,放疗也因设备和技术的进步,在缩小肿瘤、控制癌栓方面获得较以往更好的效果,患者的生存也得到改善。

对于肝癌肺转移,目前没有标准全身治疗及局部治疗推荐,放疗是改善中晚期肝癌患者生存的重要途径。目前,肝癌远处转移是影响肝癌预后的主要因素之一,大分割放疗作为一种局部治疗手段,弥补了治疗手段的不足。有研究表明,SBRT针对寡病灶、肝癌原发灶有着与手术切除相同的治疗效果。同时,大分割放疗可以促进肿瘤新抗原释放,改善肿瘤微环境,与免疫治疗起到协同作用。

本例肝癌患者在介入治疗进展后,通过立体定向放疗（原发灶及转移灶）联合靶免治疗,截至2023-05-30,取得了4年的总生存期、13个月的无进展生存期,在二线局部治疗没有标准治疗推荐的情况下,其背后的分子生物学机制值得我们进一步研究。

目前用于肝癌姑息性治疗的手段包括局部治疗（放疗尤其是大分割放疗、介入治疗）及系统性药物治疗。不同治疗方法存在各自的优势和劣势,适应证有重叠,治疗手段的实施涉及多个学科。同时,肝癌生物学行为异质性高,不同个体的肝脏疾病背景以及预后影响因素均存在较大差异;并且由于肝癌姑息治疗实施的时间尚短,目前关于其适用人群、具体方式和手段、时机的把握、治疗过程中不良反应的管理等尚缺乏明确的指引和规范,需要在实践中逐步总结经验,不同学科间反复沟通讨论,求同存异,形成共识。因此,开展肝癌姑息治疗过程中多学科团队的合作及沟通十分重要,必须建立相对固定的多学科团队,形成通畅便捷的沟通渠道,以保证可根据患者的病情变化及时对治疗方案进行调整,使患者最大程度获益。

参 考 文 献

[1] WAHL D R,STENMARK M H,TAO Y,et al. Outcomes after stereotactic body radiotherapy or radiofrequency ablation for hepatocellular carcinoma[J]. J Clin Oncol,2016,34(5):452-459.

[2] KIM N,CHENG J,JUNG I,et al. Stereotactic body radiation therapy vs. radiofrequency

ablation in Asian patients with hepatocellular carcinoma [J]. J Hepatol,2020,73 (1):121-129.

[3] OLSEN J R,MURPHY J D,HALLEMEIER C L,et al. Cross-modality comparisons between radiofrequency ablation and stereotactic body radiotherapy for treatment of hepatocellular carcinoma:limitations of the national cancer database[J]. J Clin Oncol, 2018,36(24):2564-2565.

[4] SANUKI N,TAKEDA A. Are head-to-head comparisons between radiofrequency ablation and stereotactic body radiotherapy really necessary for localized hepatocellular carcinoma?[J]. J Clin Oncol,2018,36(24):2563-2564.

[5] FENG M,SURESH K,SCHIPPER M J,et al. Individualized adaptive stereotactic body radiotherapy for liver tumors in patients at high risk for liver damage:a phase 2 clinical trial[J]. JAMA Oncol,2018,4(1):40-47.

[6] KUDO M,FINN RS,QIN S,et al. Lenvatinib versus sorafenib in first-line treatment of patients with unresectable hepatocellular carcinoma:a randomised phase 3 noninferiority trial[J]. Lancet,2018,391(10126):1163-1173.

[7] FINN R S,IKEDA M,ZHU A X,et al. Phase Ib study of lenvatinib plus pembrolizumab in patients with unresectable hepatocellular carcinoma[J]. J Clin Oncol,2020,38(26): 2960-2970.

[8] VOGEL A,QIN S,KUDO M,et al. Lenvatinib versus sorafenib for first-line treatment of unresectable hepatocellular carcinoma:patient-reported outcomes from a randomised,open-label,non-inferiority,phase 3 trial[J]. Lancet Gastroenterol Hepatol,2021,6(8):649-658.

（刘中安　李品东　薛军）

第四章　妇科肿瘤多学科诊疗病例

病例1：一例宫颈癌肺转移患者的免疫联合治疗

（一）病例简介

基本信息：患者，女性，29岁。

主诉：阴道出血半年余，确诊宫颈鳞癌2个月。

现病史：2017-02无明显诱因出现阴道不规则出血，量多于平素月经时，经期后阴道出血淋漓不尽，无发热、腹痛、尿频、肛周坠胀等不适。于2017-07就诊于当地医院，妇科检查：阴道畅，宫颈肿瘤充满阴道上段，未见正常宫颈组织，外生型，菜花状，病灶约为7cm×6cm，阴道穹隆及阴道未见异常。三合诊：主骶韧带未触及异常。活检病理：宫颈鳞状细胞癌（镜下为高－中分化）。2017-07-10行盆腔MRI：子宫颈部明显增大，其内可见不规则团块状软组织信号，病灶侵犯前唇、后唇，累及阴道上段，大小约为6.7cm×7.1cm×4.1cm，边界欠清，宫旁未见明确侵犯，盆腔右侧见一大小约为2.9cm×2.8cm×5.8cm团块状长T_1或等T_2信号，边界清楚，考虑为肿大的淋巴结，部分融合、囊变坏死。后于2017-07-13至2017-07-15、2017-08-03至2017-08-05在当地医院行TP方案（紫杉醇类＋铂类）化疗2个周期。于2017-08-20来我院就诊。

既往史及家族史：无特殊。

体检阳性体征与重要阴性体征：浅表淋巴结未触及明显肿大。妇科检查：阴道畅，宫颈肿瘤充满阴道上段，未见正常宫颈组织，外生型，菜花样，病灶约7cm×6cm大小，阴道穹隆及阴道未见异常。三合诊：主骶韧带未触及异常。

主要辅助检查：

肿瘤标志物：未见异常。

胸部CT：未见异常。

2017-08-24于我院复查MRI：宫颈不均匀增厚，信号异常，以前唇为著，可见团片状等T_1稍长T_2信号影，边界不清，约为6.1cm×4.7cm，增强扫描示强化不均匀，DWI示弥散受限，宫颈基质环完整，可疑阴道后穹隆受累，子宫直肠脂肪间隙存在；盆腔淋巴结增多，大者位于右侧髂血管旁，增强扫描示不均匀强化，大小约为2.7cm×2.8cm。以上所述，多考虑宫颈癌并盆腔淋巴结转移。（图4-1）

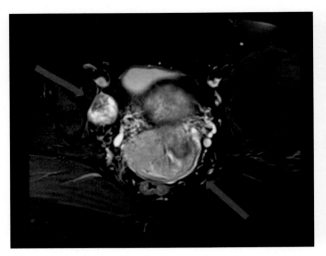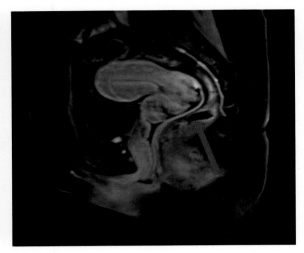

图4-1　盆腔MRI图像

注:红色箭头示宫颈癌及转移淋巴结病灶。

诊断:宫颈癌ⅡA2期(FIGO 2009分期)。

(二) 病例讨论

1. 首次MDT讨论

讨论时间:2017-08-15。

讨论科室:肿瘤科、妇科、影像科、病理科。

讨论意见:根据宫颈癌FIGO 2009分期诊断为ⅡA2期。如果选择手术,对于术前淋巴结阳性的患者,术后需要辅助放疗,为了避免手术及放疗的双重打击,建议直接予以盆腔放疗+包含顺铂的同期化疗(指顺铂单药或顺铂加5-氟尿嘧啶)+近距离放疗。

执行情况及治疗结局:

因患者比较年轻,坚持手术,于2017-08-25至2017-08-27在当地医院再行TP方案化疗1个周期。2017-09-14就诊于我院妇科,行子宫附件平扫+增强MRI(图4-2):宫颈不均匀增厚,信号异常,大小约为5.3cm×3.8cm,增强扫描示强化不均匀,DWI示弥散受限,宫颈基质环完整,阴道后穹隆受累可疑,子宫直肠脂肪间隙存在;盆腔淋巴结增多,数目较前变化不明显,大者位于右侧髂血管旁,增强扫描示不均匀强化,大小约为2.8cm×2.3cm。以上所述,多考虑宫颈癌,病变范围较前有所缩小。疗效评价为SD。明确无手术禁忌证后,于2017-09-18行腹腔镜下广泛子宫+双侧输卵管切除+盆腔淋巴结清扫术。术中见盆腔充血,少量血性腹水;膀胱与子宫前壁粘连,子宫正常大小,表面光滑,宫颈膨大;双侧附件外观未见明显异常。术后剖视子宫,见宫颈处一5cm×4cm大小菜花样病灶,表面质脆出血,易脱落,宫颈外口扩张,质硬,不连续,形态失常,宫旁未见明显累及。双侧闭孔淋巴结质硬肿大,与髂内血管及腰肌致密粘连。术后病理:①子宫颈中分化鳞状细胞癌(角化型),癌组织穿透子宫颈壁,侵及双侧宫旁及阴道穹隆,癌周见神经侵犯及脉管内癌栓;子宫体、双侧宫旁切缘、双侧输卵管及阴道壁切缘切片上均未见癌累及;盆腔淋巴结(2/18枚)及宫旁淋巴结(1/7枚)见癌转移。②增生形象子宫内膜。③(双侧)输卵管镜下未见明显异常。

	髂总淋巴结	髂外淋巴结	腹股沟淋巴结	髂内淋巴结	闭孔淋巴结	宫旁淋巴结
左侧	(0/1)	(0)	(0/2)	(0/2)	(0/3)	(1/6)
右侧	(0/2)	(0)	(0/3)	(0/1)	(2/4)	(0/1)

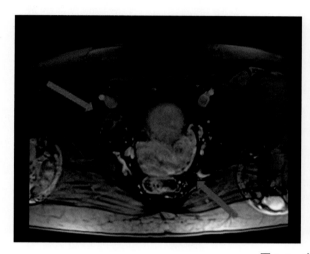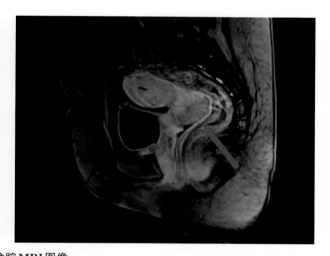

图4-2 盆腔MRI图像

注:红色箭头示宫颈癌及转移淋巴结病灶。

2. 第二次MDT讨论

讨论时间:2017-10-15。

讨论科室:肿瘤科、妇科、病理科、影像科。

讨论意见:患者术后病理提示有淋巴结阳性和宫旁阳性等高危因素,同时伴多个中危因素,建议术后辅助治疗:盆腔外照射联合以铂类为基础的同期化疗±阴道近距离放疗。因患者高中危因素较多,且患者比较年轻,可考虑辅助化疗,初始新辅助化疗TP方案敏感性较差,建议更换化疗方案。

执行情况及治疗结局:

2017-10-20始行瘤床+淋巴结引流区放疗(IMRT, PTV DT 50.4Gy/28F),并同步奈达铂40mg每周增敏1次,共5次,结束后补充阴道残端组织间插植DT 18Gy/(6F·3D)。放疗后改用培美曲塞+顺铂方案化疗4个周期。疗效评价达CR,后定期复查。

2019-01-03门诊复查:左肺下叶基底段见一薄壁囊影,大小约为4.1cm×3.7cm,考虑肺大疱;双肺多发结节影,部分较前增大,部分较前新发,较大者位于左肺下叶,约为2.0cm×1.3cm,考虑转移瘤(图4-3)。盆腔复查未见明显异常。

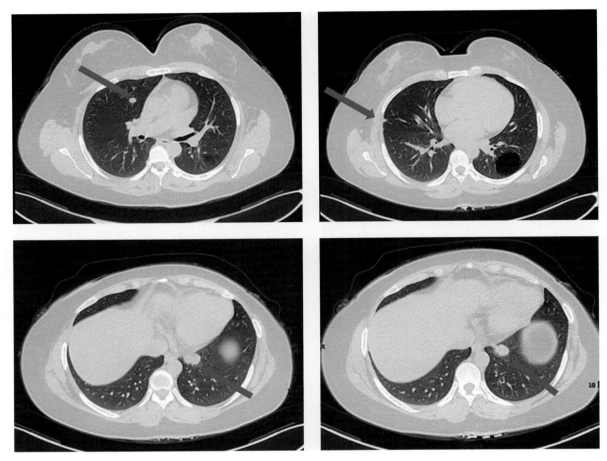

图4-3 肺部初始转移灶CT图像

注:红色箭头示肺部病灶。

3.第三次MDT讨论

讨论时间:2019-01-18。

讨论科室:肿瘤科、胸外科、妇科、影像科。

讨论意见:患者双肺多发转移,以全身治疗为主,可考虑基因检测。免疫检查点抑制剂单药治疗疗效有限,联合抗血管生成药物有协同作用,加上化疗可能有不错的疗效。后续免疫检查点抑制剂联合抗血管生成药物维持治疗。对于肺部转移灶,考虑局部放疗处理。

执行情况及治疗结局:

患者未行PD-L1检测。于2019-01-23至2019-04-17行白蛋白紫杉醇联合顺铂化疗+卡瑞利珠单抗+阿帕替尼治疗4周期,出现Ⅱ度白细胞减少,未见明显免疫不良反应,2个周期后疗效评价达PR,4个周期后肺部转移灶进一步缩小(图4-4),后续卡瑞利珠单抗+阿帕替尼维持。于2019-05-27至2019-06-26行双肺转移灶残留病灶调强放疗(4D-CT),DT PTV 60Gy/20F,疗效评价达CR。卡瑞利珠单抗+阿帕替尼一直维持治疗至2020-12,未出现明显免疫相关不良反应。截至2022-03,患者一直定期复查,未见明显复发征象,生活质量良好。

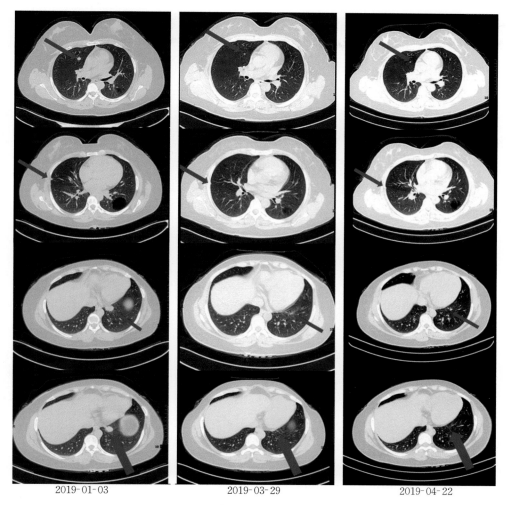

图4-4　肺部转移灶治疗后复查CT图像

注:红色箭头示肺部病灶。

（三）病例点评

宫颈癌的FIGO分期在2018年进行了一次更新,淋巴结被纳入新的分期。该患者根据宫颈癌FIGO 2009分期为ⅡA2期。2017年NCCN指南建议对于宫颈癌ⅡA2期患者的首次治疗可选择盆腔放疗＋包含顺铂的同期化疗(指顺铂单药或顺铂加5-氟尿嘧啶)＋近距离放疗,A点总剂量≥85Gy(1级证据);广泛子宫切除＋盆腔淋巴结切除＋主动脉旁淋巴结取样(2B级证据);盆腔放疗＋包含顺铂的同期化疗＋近距离放疗,A点总剂量为75～80Gy,放疗结束后行辅助性子宫切除术(3级证据),但对于术前淋巴结阳性的患者,术后需要辅助放疗。该患者根据宫颈癌FIGO 2018分期为ⅢC1期。2022年NCCN指南对于宫颈癌ⅢC1期患者建议直接选择盆腔放疗＋包含顺铂的同期化疗(指顺铂单药或顺铂加5-氟尿嘧啶)＋近距离放疗,避免手术及放疗的双重打击,无论是不良反应、生活质量还是费用方面影响都更小。晚期及复发转移性宫颈癌患者的治疗选择有限,预后不佳,5年生存率为17％。患者初始治疗结束9个月后出现双肺多发转移,改以全身治疗为主。基于KEYNOTE-158的研究结果,帕博利珠单抗被FDA批准用于复发宫颈癌一线治疗失败PD-L1阳性的患者,但单药的疗效不尽如人意,所以协和医院肿瘤中心在2018-12就开始了免疫联合治疗的探索。免疫检查点抑制剂联合抗血管生成药物有协同作用,不仅可以改变肿瘤微环境,还可以诱导肿瘤血管正常化,联合化疗还有望进一步提高疗效,且不受PD-L1表达水平的限制,是我们借鉴肺癌IMpower 150研究结果得到的启示,同时选择了抗血管生成药物阿帕替尼,因为该药物可以通过抑制ABC转运蛋白的外排作用逆转多药耐药。最终我们给该患者选择了白蛋白紫杉醇+顺铂+卡瑞利珠单抗+阿帕替尼的联合治疗方案,取得了不错的疗效,截至2022-03,达到了38个月的PFS。在维持治疗期间对双肺转移残留病灶放疗,多项临床回顾性研究已证实,放疗联合免疫治疗也有协同作用,并能达到增敏的效果,进一步控制局部病灶,同时也延长了PFS和OS。

参 考 文 献

[1] LIMA J,ALI Z,BANERJEE S. Immunotherapy and systemic therapy in metastatic/recurrent endometrial and cervical cancers[J]. Clin Oncol (R Coll Radiol),2021,33(9):608-615.

[2] CHUNGF H C,ROS W,DELORD J P,et al. Efficacy and safety of pembrolizumab in previously treated advanced cervical cancer:results from the phase Ⅱ KEYNOTE-158 study[J]. J Clin Oncol,2019,37:1470-1478.

[3] FENG C H,MELL L K,SHARABI A B,et al. Immunotherapy with radiotherapy and chemoradiotherapy for cervical cancer[J]. Semin Radiat Oncol,2020,30(4):273-280.

[4] LAN C,SHEN J,WANG Y,et al. Camrelizumab plus apatinib in patients with advanced cervical cancer (CLAP):a multicenter,open-label,single-arm,phase Ⅱ trial[J]. J Clin Oncol,2020,38(34):4095-4106.

[5] WEST H J,MCCLELAND M,CAPPUZZO F,et al. Clinical efficacy of atezolizumab plus bevacizumab and chemotherapy in KRAS-mutated non-small cell lung cancer with STK11,KEAP1,or TP53 comutations:subgroup results from the phase Ⅲ IMpower150 trial[J]. J Immunother Cancer,2022,10(2):e003027.

[6] MI Y J,LIANG Y J,HUANG H B,et al. Apatinib (YN968D1) reverses multidrug resistance by inhibiting the efflux function of multiple ATP-binding cassette transporters[J]. Cancer Res,2010,70(20):7981-7991.

(杨勤 李贵玲)

病例2：一例晚期极高危绒毛膜癌合并肺栓塞患者的治疗

（一）病例简介

基本信息：患者，女性，40岁。

主诉：确诊绒毛膜癌1周。

现病史：患者2021-04无明显诱因出现阴道不规则出血，经期延长，无明显下腹痛，无胸闷、胸痛、咯血等症状。2021-10至外院就诊，确诊为绒毛膜癌伴肺、脑转移，合并肺栓塞。为进一步诊治，于2021-11-03来我院就诊。

既往史及家族史：有乙肝病史，口服恩替卡韦治疗。27岁妊娠1次，剖宫产1次，葡萄胎病史，无流产史。

体检阳性体征与重要阴性体征：无。

主要辅助检查：

2021-11-04 β-HCG＞225000.0mIU/ml；超敏肌钙蛋白 I 17.2ng/L。

2021-11-05 B型脑尿钠肽 71.1pg/ml。

诊断：绒毛膜癌伴肺转移、脑转移（Ⅳ期，极高危组），肺栓塞。

（二）病例讨论

1. 首次MDT讨论

讨论时间：2021-11-05。

讨论科室：肿瘤科、心内科、介入科、血管外科。

讨论意见：患者为晚期绒毛膜癌多发肺转移、脑转移，合并肺栓塞，化疗可能增加血栓形成及栓子脱落（恶心、呕吐可增加胸腹腔压力）风险，引起无法预料的并发症，治疗风险极大，严重时可引起猝死。全院会诊建议先行抗凝治疗并行心脏MRI检查。

执行情况及治疗结局：

2021-11-06予以低分子肝素钠皮下注射治疗。

2021-11-09心脏MRI：①左心房轻度增大，左心室收缩功能测值轻度降低；②左心室中间段下壁心肌外膜侧局部心肌炎可能，占位性病变待排，建议复查；③右下肺静脉左心房开口处充盈缺损影，血栓可能性大，建议必要时行CT肺动脉造影检查。（图4-5）

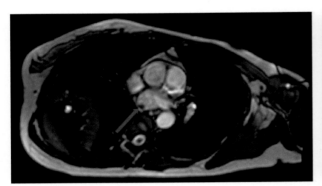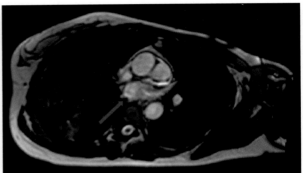

图4-5　心脏MRI图像

注:红色箭头示肺栓塞病灶。

2021-11-10超敏肌钙蛋白I 12339.1ng/L,较2021-11-04的值显著上升。

2. 第二次MDT讨论

讨论时间: 2021-11-10。

讨论科室: 肿瘤科、心内科、放射科。

讨论意见: 患者无明显诱因突发超敏肌钙蛋白I显著上升,考虑心肌损伤(①急性冠状动脉综合征?②心肌炎?)。予以辅酶Q10 20mg,tid;曲美他嗪35mg,bid;维生素C 2片,tid。考虑患者为晚期绒毛膜癌,全身多发转移,化疗是目前唯一的有效治疗手段,建议在心肌酶下降基础上进行化疗。

执行情况及治疗结局:

(1)应用上述药物后超敏肌钙蛋白I较前明显下降。

2021-11-12超敏肌钙蛋白I 3139ng/L,较前明显下降。

2021-11-12开始行第1周期EMA/CO(依托泊苷、氨甲蝶呤、放线菌素D、环磷酰胺和长春新碱)方案化疗,同时抗凝、护心治疗。

2021-11-17心脏B超:①升主动脉不宽,主动脉瓣形态、活动正常;肺动脉不宽,肺动脉瓣形态、活动正常。②心脏各房室腔未见明显增大。右肺静脉汇入左心房处见一大小约为1.7cm×1.4cm的高回声团,表面略呈绒毛状结构,随心动周期飘动。③二尖瓣形态、活动可,三尖瓣形态、活动可。④室间隔不厚,与左心室后壁呈逆向运动,未见明显节段性室壁运动异常。⑤心脏各结构未见明显连续中断。⑥CDFI:室间隔基底段运动频谱E/A>1。

2021-11-17心电图:窦性心律,Ⅱ、Ⅲ、aVF导联上呈异常Q波。

2021-11-17 D-二聚体:0.77mg/L。

2021-11-19超敏肌钙蛋白I 1000.0ng/L。

2021-11-22改用利伐沙班20mg,qd,po,抗凝治疗。

(2)2021-12-02至2022-03-03继续行5个周期EMA/CO方案化疗。

肺部CT、脑部及腹盆腔MRI提示肺转移灶、脑转移灶较前明显缩小;子宫病灶较前稍缩小。

2022-03-01 β-HCG 4.3mIU/ml(首次降至正常)。

（3）肺部影像学复查结果。

2021-11-02肺部CT（图4-6）。

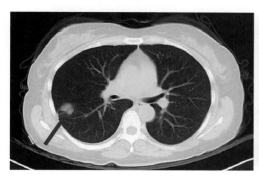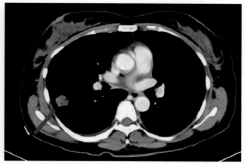

图4-6 肺部CT图像

注：红色箭头示肺部病灶。

2021-12-22肺部CT（图4-7）。

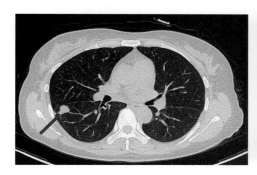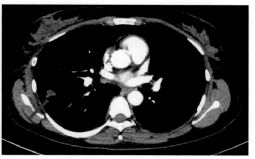

图4-7 肺部CT图像

注：红色箭头示肺部病灶。

2022-03-01化疗6个周期后复查肺部CT（图4-8），肺部转移灶较前明显缩小。

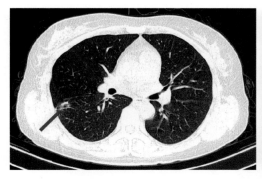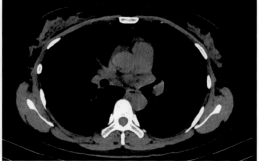

图4-8 肺部CT图像

注：红色箭头示肺部病灶。

（4）脑部影像学复查结果。

2021-11-03脑部MRI（图4-9）。

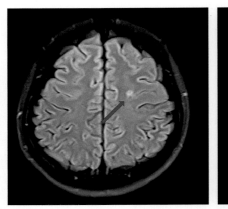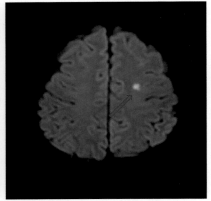

图4-9 脑部MRI图像

注:红色箭头示脑部病灶。

2021-12-22复查脑部MRI(图4-10)。

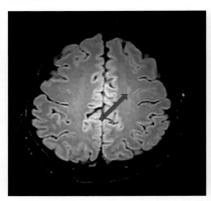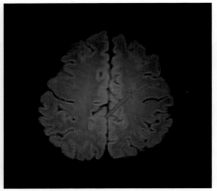

图4-10 脑部MRI图像

注:红色箭头示脑部病灶。

(5)盆腔MRI复查结果。

2021-12-22复查盆腔MRI(图4-11)。

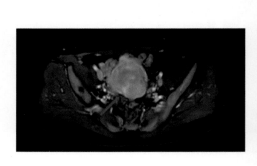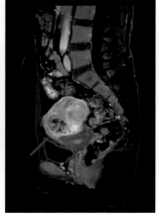

图4-11 盆腔MRI图像

注:红色箭头示子宫病灶。

2022-03-01复查盆腔MRI(图4-12),子宫病灶较前稍缩小。

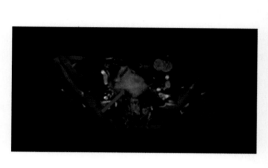
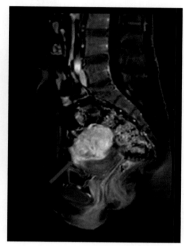

图4-12 盆腔MRI图像

注:红色箭头示子宫病灶。

3. 第三次MDT讨论

讨论时间:2022-03-20。

讨论科室:肿瘤科、妇科。

讨论意见:2022-03-01复查β-HCG已恢复正常,脑部、肺部转移灶均明显缩小,然而子宫病灶缩小不明显。因90%绒毛膜癌可以在化疗后达到根治,且患者保留子宫意愿强烈。讨论后建议患者续行3~4个周期化疗后进行宫腔诊刮,明确有无宫腔病灶残留。如有残留可考虑手术或放疗。

执行情况及治疗结局:

患者继续3~4个周期EMA/CO方案化疗。

(三)病例点评

妊娠滋养细胞肿瘤(gestational trophoblastic neoplasia,GTN)的治疗以联合化疗为主,必要时可行手术或放疗。初治高危GTN首选EMA/CO方案化疗,完全缓解率及长期生存率均在90%以上。EMA/CO化疗强度大,常见的不良反应为骨髓抑制和肝肾毒性。高危GTN停止化疗的指征为β-HCG正常后再巩固化疗3~4个周期。手术作为GTN的辅助治疗,应在化疗的基础上进行。仅当肿瘤导致大出血或化疗耐药病灶等情况下才实施手术。本例患者5次化疗后血β-HCG水平降至正常,脑肺转移灶均得到控制,一般状况好,孤立的耐药病灶位于子宫,建议再行3个周期化疗后复查,如仍有子宫病灶可考虑手术切除。放疗在绒毛膜癌治疗中作为化疗的补充,主要用于化疗后脑肺转移灶、盆腔残存病灶或耐药病灶的治疗。对于脑转移灶可进行全脑放疗并肿瘤区域加量;对于寡转移灶也可用SBRT技术。对于肺部、盆腔耐药病灶,放疗野应包括受累区域,给予高姑息剂量。本例患者化疗后脑肺转移灶消退明显,局部子宫病灶未完全消退,待化疗结束后如仍有残留,如患者不接受手术可考虑放疗。免疫治疗也给化疗耐药、复发GTN

患者带来了新的希望。一项单臂Ⅱ期临床研究表明卡瑞利珠单抗联合阿帕替尼治疗化疗耐药、复发GTN的客观有效率为55%,其中50%的患者达到完全缓解。

静脉血栓栓塞(venous thromboembolism,VTE)是肿瘤患者的常见并发症。研究表明肿瘤相关VTE发病率为4%~20%,比非肿瘤患者高4~7倍,是导致肿瘤患者死亡的第二大原因。妇科肿瘤、肿瘤分期晚、化疗、手术等均为肿瘤患者发生VTE的危险因素。VTE包括深静脉血栓和肺栓塞。其中约50%的腿部近端深静脉血栓患者合并有肺栓塞。肺栓塞的典型临床症状为呼吸困难、胸痛、咯血。该例绒毛膜癌合并肺栓塞患者的症状不明显,通过CT肺动脉造影、心脏MRI做出临床诊断。目前肺栓塞的治疗主要为溶栓、抗凝、病因治疗。对于本例患者,初期采用低分子肝素皮下注射,出院后改为利伐沙班口服。

本例晚期绒毛膜癌伴肺转移、脑转移合并肺栓塞患者,治疗初期出现肺静脉心房入口处血栓脱落,导致超敏肌钙蛋白I显著上升,病情危重。我们多次进行院内会诊,多学科讨论,积极对症治疗,给患者赢得了化疗机会。由于绒毛膜癌对化疗极其敏感,我们在积极治疗肺栓塞的同时,及时进行全身化疗,使患者的肿瘤得到了有效的控制。

参 考 文 献

[1] 中国抗癌协会妇科肿瘤专业委员会. 妊娠滋养细胞疾病诊断与治疗指南(2021年版)[J]. 中国癌症杂志,2021,31(06):520-532.

[2] CHENG H,ZONG L,KONG Y,et al. Camrelizumab plus apatinib in patients with high-risk chemorefractory or relapsed gestational trophoblastic neoplasia(CAP 01):a single-arm,open-label,phase 2 trial[J]. Lancet Oncol,2021,22(11):1609-1617.

[3] STREIFF MB,HOLMSTROM B,ANGELINI D,et al. Cancer-associated venous thromboembolic disease,version 2.2021,NCCN clinical practice guidelines in oncology[J]. J Natl Compr Canc Netw,2021,19(10):1181-1201.

[4] 王乔宇,武明芬,柳鑫,等. 2021中国静脉血栓栓塞症防治抗凝药物的选用与药学监护指南[J]. 中国临床药理学杂志,2021,37(21):2999-3016.

(姜瑶 李贵玲)

病例3: 一例复发难治性卵巢癌靶向联合免疫治疗

（一）病例简介

基本信息:患者,女性,50岁。

主诉:卵巢浆液性乳头状囊腺癌术后化疗8个月,疾病进展3天。

现病史:患者2007-01于外院行全子宫＋双侧附件＋大网膜切除术＋阑尾切除＋淋巴结清扫＋肿瘤减灭术。术后病理:双侧卵巢浆液性乳头状囊腺癌(Ⅲb期R2)。术后行腹腔灌注化疗一次＋TP方案化疗7个周期。2010-11复查发现阴道残端赘生物,活检病理为阴道残端腺癌,考虑复发。再次于外院行TP方案化疗6个周期及瘤床区放疗(具体剂量不详)。末次化疗时间为2011-08。后定期复查,未见异常。患者2014年8月复查CA125,呈逐步上升趋势,PET-CT示肝门区结节钙化灶、腹膜后多发淋巴结及脾脏代谢异常升高,为新发病灶,考虑为转移性病变,于2014-08-06始行GP＋贝伐珠单抗方案化疗8个周期,于6个周期化疗后复查,疗效评价为CR。2015-06起CA125由88.3U/ml升高至548U/ml,查CT示脾脏病灶较前增大;腹膜后、双侧盆壁及腹股沟淋巴结增多增大,疗效评价为PD。遂于2015-11-05至2016-05-13于外院行DP(多西他赛＋奈达铂)方案化疗8个周期,疗效评价为PR。2017-02-03于我院门诊复查肺平扫＋腹盆腔CT增强:脾脏前部强化欠均,可见小结节状弱强化影,考虑转移瘤可能,考虑疾病复发。

既往史及家族史:无特殊。

体检阳性体征与重要阴性体征:无。

主要辅助检查:

肿瘤标志物:CA125 45.6U/ml。

基因检测:*sBRCA1/2*、*tBRCA1/2*均为野生型。

胸部CT:未见异常。

2017-02-03复查腹盆腔CT:脾脏前部强化欠均匀,可见小结节状弱强化影,考虑转移瘤可能。(图4-13)

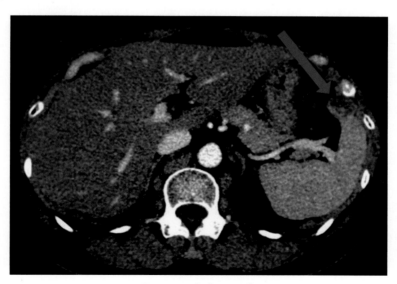

图4-13 脾脏CT图像

注:红色箭头示病灶。

（二）病例讨论

1. 首次MDT讨论

讨论时间：2017-02-07。

讨论科室：肿瘤科、消化肿瘤外科、影像科。

讨论意见：患者此次复发病灶局限、孤立，直径小于3cm，在化疗缓解的情况下可考虑局部X刀放疗，能达到与手术相同的效果。

执行情况及治疗结局：

2017-02-08行多西他赛＋顺铂化疗1个周期，后复查CA125 54.3U/ml。因胃肠道反应不耐受于2017-03-03至2017-07-20改行长春瑞滨＋奥沙利铂化疗3个周期。后于2017-07-30起行脾脏占位X刀放疗：PTV 40Gy/5F。放化疗后于2017-08-31复查腹盆腔CT：脾脏占位消失（图4-14），CA125正常，综合疗效评价为CR。

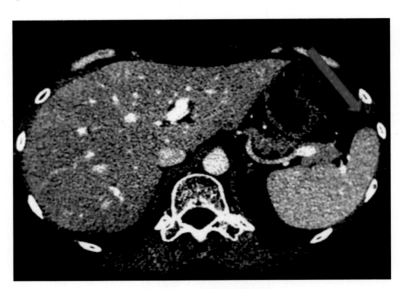

图4-14　脾脏CT图像

注：红色箭头示脾脏病灶。

2017-11-01因复查CA125 115.3U/ml，行全身PET-CT：腹膜后及双侧腰大肌多发肿大淋巴结，代谢增高，考虑为转移性病变（图4-15）。于2017-11至2017-12行长春瑞滨＋阿帕替尼方案治疗2个周期。2018-02因出现肠梗阻暂停化疗，行肠道支架植入术。2018-05复查CA125 131U/ml。遂于2018-05至2018-08行紫杉醇＋卡铂方案化疗5个周期，化疗后复查CA125 14U/ml，影像学评价为PR。后于2018-09起行奥拉帕利维持治疗。于2019-05因CA125持续升高至126U/ml，于2019-05-17复查腹盆腔MRI：腹膜后多发淋巴结肿大，双侧腰大肌占位，较大者约为31mm×21mm，左侧输尿管上段可疑受累，考虑疾病再次复发（图4-16）。

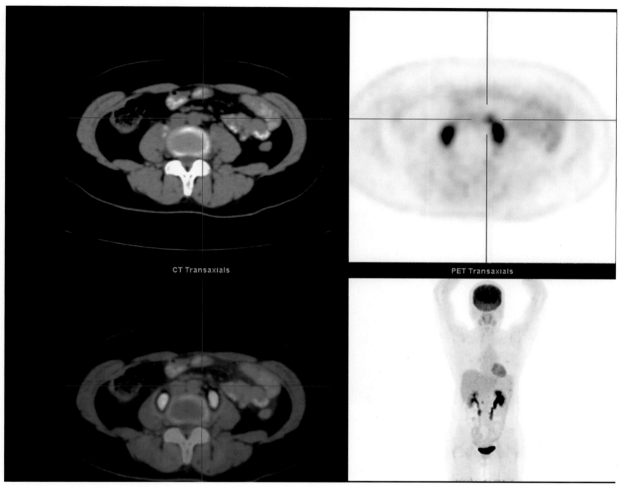

图 4-15　全身 PET-CT 图像

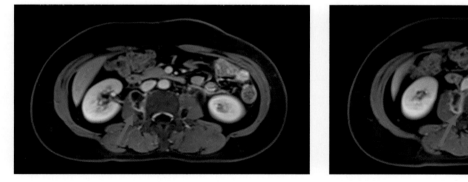

图 4-16　腹部 MRI 图像

注:红色箭头示腹膜后病灶。

2. 第二次 MDT 讨论

讨论时间: 2019-05-20。

讨论科室: 肿瘤科、消化肿瘤外科、影像科。

讨论意见: 患者此次虽仍为局部复发,但病灶位于腰大肌与椎体之间,若行手术可能难以达到 R0

切除。在全身其他部位控制良好的情况下,可考虑在化疗达到部分缓解后予以局部病灶的累及野放疗,疗效好,损伤小。

执行情况及治疗结局：

2019-05-22行脂质体阿霉素＋顺铂化疗1个周期后,因CA125稍有升高,患者坚持要求更换化疗方案,遂于2019-06-13至2019-08-23行白蛋白紫杉醇＋奈达铂4个周期,CA125由206.7U/ml下降至58U/ml。2019-09-23至2019-09-30行双侧髂腰肌病灶射波刀放疗,PTV 37.5Gy/5F。放疗结束后于2020-04-16复查腹盆腔MRI:右侧腰大肌－髂腰肌－闭孔内肌内侧缘见不规则条片状软组织信号影,其中右侧腰大肌上段旁病灶消失,疗效评价为PR(图4-17)。

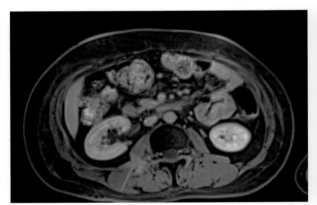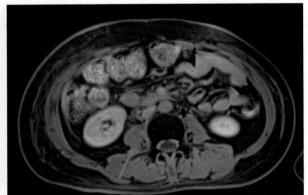

图4-17　腹部MRI图像

注:红色箭头示髂腰肌病灶。

患者于2020-06发现左侧外阴、大腿内侧皮下多发暗红色结节,活检病理:(真皮内见肿瘤团块)转移性腺癌。2020-07-15至2020-12-23行八线治疗:培美曲塞＋奥沙利铂＋PD-1单抗,共5个周期。

2020-12-20腹盆腔MRI:右侧腰大肌－髂腰肌－闭孔内/外肌见不规则条片状、结节状强化灶,病灶整体范围较前变化不明显,左侧腰大肌旁结节较前稍增大(图4-18),疗效评价为增大的SD,考虑疾病缓慢进展。于2021-01-23复查CA125 601.1U/ml,HE4 2264.5pmol/L。后于2021-01-26改行伊立替康＋来曲唑治疗1个周期后复查CA125,持续升高达782.2U/ml。又于2021-02-24改行单药盐酸多柔比星脂质体化疗1个周期。于2021-03-21查体:左侧大腿根部可触及12枚结节,会阴部多枚结节,延伸至会阴后联合。此时疾病呈持续状态。2021-04-06腹盆腔MRI:阴道残端未见明显肿块影,直肠左侧不规则斑片影强化明显,较前(2020-12-20)范围增大,直肠壁增厚强化较前明显,范围增大;膀胱壁弥漫性增厚,局部结节影,右侧腰大肌－髂肌－髂腰肌－闭孔内/外肌见不规则条片状、结节状强化灶,坏死成分增多,左侧腰大肌及髂肌旁强化结节灶较前增大,双侧会阴及大腿内侧根部皮肤结节状、条片状强化灶,较前增多、增大(图4-18)。

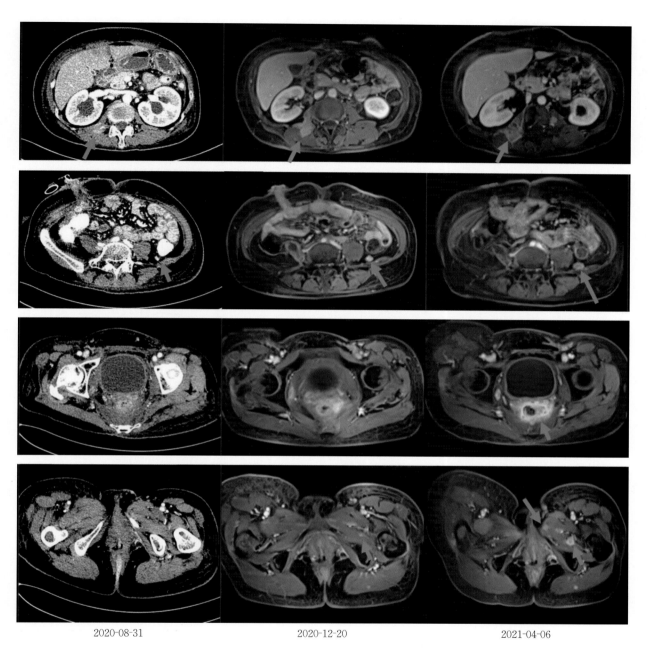

| 2020-08-31 | 2020-12-20 | 2021-04-06 |

图4-18 盆腔及会阴部CT及MRI图像

注:第一至四排红色箭头分别示右侧髂腰肌病灶、左侧髂腰肌旁病灶、直肠病灶、
大腿根部肌肉内病灶。

3. 第三次MDT讨论

讨论时间:2021-04-15。

讨论科室:肿瘤科、妇科、影像科。

讨论意见:患者已接受八线化疗,共51个化疗周期,虽然此次复发的无进展期为9个月,但治疗十分曲折,先后行培美曲塞+奥沙利铂+PD-1单抗治疗5个周期、伊立替康+来曲唑治疗1个周期、单药盐酸多柔比星脂质体化疗1个周期等多疗程多方案化疗。虽然CA125有所下降,但腿部及外阴、会阴复发转移灶及盆腹腔病灶呈进展趋势,临床治疗变得十分棘手。国内外指南对于铂耐药/难治卵巢癌的治疗策略有限,2021年NCCN指南建议,对于铂耐药/难治卵巢癌的患者,推荐参加临床试验、给予最佳支持治疗或参照复发卵巢癌治疗。对于这类患者推荐非铂类单药化疗,且无首选药物,荟萃分析的总体有效率仅为10%~20%,中位无进展生存期(mPFS)为3~4个月,中位OS为9~12个月。且患者身体的一般状况已无法再耐受化疗。随着对PARP抑制剂研究的深入,PARP抑制剂治疗铂耐药/难治卵巢癌显示初步疗效,国际国内指南也均推荐PARP抑制剂作为铂敏感及铂耐药复发性卵巢癌的治疗方案。尤其在2019年美国妇科肿瘤学会(Society of Gynecologic Oncology,SGO)会议上,一项关于"上皮性卵巢癌使用PARP抑制剂后再使用PARP抑制剂"的小型研究表明,前线使用过PARP抑制剂的患者并不完全耐药,前线使用PARP抑制剂并不一定意味着未来PARP抑制剂耐药,初始使用PARP抑制剂的毒性与第二次使用PARP抑制剂的毒性无显著相关性。ANNIE(Ⅱ期)研究中,尼拉帕利＋安罗替尼治疗铂耐药复发性卵巢癌的ORR达53.3%。OPAL研究(Ⅱ期)队列A中,尼拉帕利＋贝伐珠单抗＋多塔利单抗(PD-1单抗)治疗1-2线铂耐药卵巢癌也初显疗效。众所周知,肿瘤需要促进血管生成来维持其生长,在这个过程中其DNA复制压力增加,对同源重组更加依赖,相应基因的表达也会增加。PARP抑制剂与抗血管生成药物两者一个抑制合成修复,一个抗血管生成,两者联合具有协同作用,那么在这样的情况下再加上免疫治疗,利用肿瘤免疫微环境,使PARP抑制剂＋抗血管生成药物＋免疫治疗药物这样强强联合的治疗方案成为克服PARP抑制剂耐药和提高疗效的关键。除了以上数据,我国自主研发的PARP抑制剂帕米帕利,由于其强效、低耐药性和高血脑屏障穿透力的独特作用机制,在后线复发性卵巢癌治疗中凸显优势。因此,综合上述循证医学的证据,建议该患者尝试帕米帕利＋呋喹替尼＋帕博利珠单抗三药联合治疗。

执行情况及治疗结局:

2021-05-15开始予以帕米帕利＋呋喹替尼＋帕博利珠单抗治疗至2021-09,CA125逐渐回落,影像学检查示盆腹腔病灶较前缩小,疗效评价为缩小的SD(图4-19)。这一治疗效果不仅显示出在复发、难治性卵巢癌中,PARP抑制剂联合抗血管生成药物似乎具有可耐受的抗肿瘤活性,还显示出PARP抑制剂联合抗血管生成药物＋免疫治疗药物对铂耐药复发性卵巢癌的良好疗效,特别是对于BRCA野生型患者,值得进一步探索。该患者目前共经历了九线治疗,从最开始的铂敏感复发,渐渐过渡到铂耐药复发,后进入疾病持续进展状态,通过PARP抑制剂联合抗血管生成药物＋免疫治疗药物,截至2021-09,总生存期达15年之久。

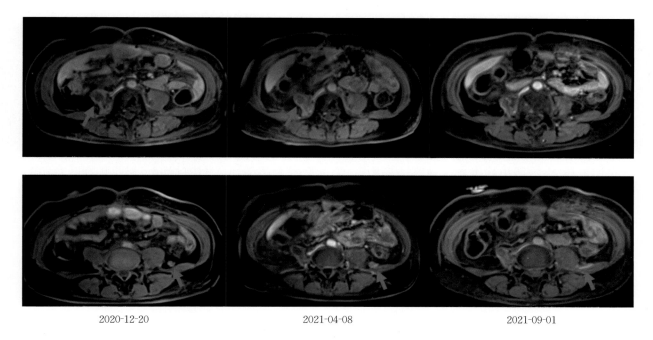

| 2020-12-20 | 2021-04-08 | 2021-09-01 |

图4-21　腹盆腔MRI图像

注:第一排红色箭头示右侧髂腰肌病灶;第二排红色箭头示左侧髂腰肌旁病灶。

(三)病例点评

卵巢癌是女性生殖系统恶性程度较高的常见肿瘤,其死亡率居妇科肿瘤的首位,对女性患者的生命造成严重威胁。卵巢癌起病隐匿,多数患者就诊时已进展至晚期,即便通过手术联合化疗达到临床缓解,仍有约70%的卵巢癌患者会出现铂耐药复发。复发患者预后差,生存期短,铂耐药卵巢癌患者的治疗方案有限,可使用的化疗药物包括脂质体阿霉素、吉西他滨、拓扑替康、依托泊苷、多西他赛等,但这些单药化疗方案的客观有效率只有10%～20%,中位无进展生存期仅为3～4个月。2021年NCCN指南建议,铂耐药/难治卵巢癌患者的治疗策略有限,推荐患者参加临床试验、给予最佳支持治疗或参照复发卵巢癌治疗。

本例患者先后历经7次复发/疾病进展,接受过TP(紫杉醇＋顺铂)方案化疗＋放疗、吉西他滨＋顺铂＋贝伐珠单抗化疗、多西他赛＋奈达铂、多西他赛＋顺铂、长春瑞滨＋奥沙利铂＋X刀放疗、长春瑞滨＋阿帕替尼、脂质体阿霉素＋顺铂、白蛋白紫杉醇＋奈达铂、培美曲塞＋奥沙利铂＋PD-1单抗、伊立替康＋来曲唑、多柔比星脂质体等多种放化疗方案,并应用过奥拉帕利维持治疗,中间还出现过严重肠梗阻。第7次复发时,多种化疗方案治疗下仍呈现疾病进展状态,临床治疗十分棘手。基于优秀的研究数据和独特的作用机制,帕米帕利成为中国首个获批用于复发性卵巢癌铂敏感复发(platinum-sensitive relapsed,PSR)和铂耐药复发(platinum-resistant recurrence,PRR)患者治疗方案的PARP抑制剂,从BGB-290-102研究结果中可以看出,铂敏感患者使用帕米帕利的客观缓解率(ORR)为64.6%,铂耐药患者的ORR为31.6%,中位持续缓解时间分别为14.5个月和11.1个月,mPFS分别为15.2个月和6.2个月。另外,在免疫治疗联合PARP抑制剂的MEDIOLA研究中,奥拉帕利＋德瓦鲁

单抗治疗 *BRCA* 突变铂敏感卵巢癌患者的 ORR 达 71.9%，结果令人惊喜。因为患者样本量相对来说比较少，所以扩大样本量之后的进一步研究和对照研究都值得期待。呋喹替尼作为一种靶向血管内皮生长因子受体（VEGFR）的小分子酪氨酸激酶抑制剂，以 VEGFR 激酶家族为作用靶点，能够较好地抑制肿瘤转移和肿瘤血管生成。临床研究证明，该药物具有靶外毒性低、药物耐受性好、作用强等多种优点。一项国内多中心、Ⅱ期 ANNIE 研究显示，PARP 抑制剂＋小分子多靶点酪氨酸激酶抑制剂靶向治疗铂耐药复发性卵巢癌患者的 ORR 达 53.3%。TOPACIO 研究中尼拉帕利联合帕博利珠单抗治疗铂耐药/难治卵巢癌患者。最终结果显示，无论患者为 tBRCA 及 HRD 状态，尼拉帕利联合帕博利珠单抗治疗铂耐药/难治卵巢癌患者的 ORR 为 18%，mPFS 为 3.4 个月，患者可产生持久应答。

最终，患者选择帕米帕利＋呋喹替尼＋帕博利珠单抗治疗，病情得到控制，影像学资料显示病灶较前缩小，CA125 也逐渐下降。这一结果提示，帕米帕利、抗血管生成药物、免疫抑制剂的联合治疗方案，对于铂耐药/难治卵巢癌患者是有效的。期待该患者的后续治疗结果及更多的相关研究为后线复发的铂耐药/难治卵巢癌患者的治疗带来福音。

参 考 文 献

[1] KG ESSEL, K BEHBAKHT, T LAI, et al. PARPi after PARPi in epithelial ovarian cancer [J]. Gynecol Oncol Rep, 2021, 35:100699.

[2] SUSAN M DOMCHEK, SOPHIE POSTEL-VINAY, SEOCK AH IM, et al. Olaparib and durvalumab in patients with germline BRCA-mutated metastatic breast cancer (MEDIOLA): an open-label, multicentre, phase 1/2, basket study[J]. Lancet Oncol, 2020, 21(9):1155-1164.

[3] MUSACCHIO L, SALUTARI V, PIGNATA S, et al. Randomized phase Ⅲ trial on niraparib-TSR-042 (dostarlimab) versus physician's choice chemotherapy in recurrent ovarian, fallopian tube, or primary peritoneal cancer patients not candidate for platinum retreatment: NItCHE trial (MITO 33)[J]. Int J gynecol Cancer, 2021, 31(10):1369-1373.

[4] HONGYU XIE, WENJIE WANG, BAIRONG XIA, et al. Therapeutic applications of PARP inhibitors in ovarian cancer[J]. Biomed Pharmacother, 2020, 127:110204.

[5] YAO XIONG, YIN GUO, YE LIU, et al. Pamiparib is a potent and selective PARP inhibitor with unique potential for the treatment of brain tumor[J]. Neoplasia, 2020, 22(9): 431-440.

（陈叶珊　李贵玲）

病例4：一例转移性子宫内膜癌合并慢性肾功能不全患者的免疫治疗

（一）病例简介

基本信息：患者，女性，52岁。

主诉：子宫内膜癌术后2个月余，发现盆腔淋巴结转移1天。

现病史：2020-06患者因阴道不规则出血1年于外院行妇科B超，示宫颈下段至宫颈管内4.8cm×3.1cm×3.3cm不均匀回声。行诊断性刮宫术＋处女膜切开术。我院病理会诊：（宫内诊刮物）中分化子宫内膜样腺癌伴鳞状分化（图4-20）。于2020-11-13来我院肿瘤科就诊。

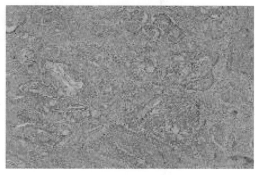 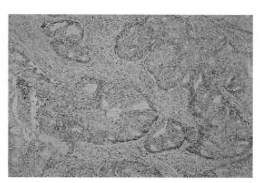

HE染色，×40　　　　　　　　　　　　　　HE染色，×100

图4-20　手术病理图像

2020-07-16我院门诊盆腔平扫＋增强＋淋巴结成像：子宫体－宫颈所见，考虑恶性肿瘤性病变，以子宫内膜癌累及宫颈可能性大，宫底部病灶可疑累及肌层，宫体－宫颈交界区病灶累及右侧宫旁，右侧髂血管旁淋巴结转移。

2020-08-28于我院行全麻腹腔镜下全子宫切除术＋双侧附件切除术＋盆腔粘连松解术。术中见网膜大片粘连于前腹壁上，肠管与左侧盆壁粘连，子宫后壁少许散在粟粒样结节，表面光滑，双侧附件未见明显异常。陶氏腔、网膜、肠管表面未见明显病灶。因患者肥胖，麻醉困难，故无法暴露盆腹腔淋巴结。剖视标本：宫颈外口光滑，子宫右侧角部可见一2cm×3cm病灶，宫腔下段见4cm×5cm病灶，向下达宫颈管内口，病灶累及肌层＞1/2。术后病理：①子宫中分化子宫内膜样腺癌伴鳞状分化，癌组织侵及外1/2肌层并累及浆膜，蔓延累及宫颈管及左侧宫角，癌周见脉管内癌栓，未见明确神经侵犯；右侧宫旁见癌累及，右侧宫角、左侧宫旁、双侧输卵管及双侧卵巢切片上均未见癌累及。②慢性宫颈炎。③（双侧）输卵管系膜胚胎残余性囊肿。

术后患者因心力衰竭、肾功能衰竭于ICU治疗。2020-11-13因CT复查考虑盆腔淋巴结转移就诊于我院肿瘤科。

既往史及家族史：慢性肾功能不全，高血压3级（极高危），2型糖尿病，精神分裂症。

体检阳性体征与重要阴性体征：无。

主要辅助检查：

2020-11-12腹盆腔CT平扫：子宫及双侧附件切除术后；右侧髂血管及下腔静脉旁多个肿大淋巴结，最大者短径为19mm，考虑肿瘤复发。(图4-21)

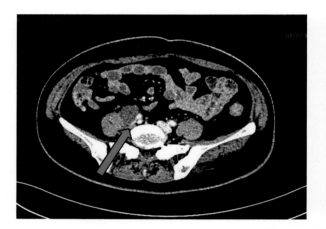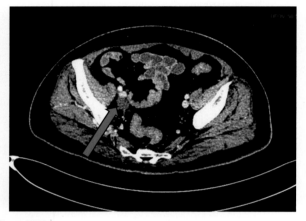

图4-21 盆腔CT图像

注：红色箭头示髂血管淋巴结转移。

2020-11-12血肌酐328.3mg/dl。

2020-11-12胸部CT：未见明显异常。

诊断： 子宫内膜腺癌伴鳞状分化Ⅱ期(FIGO 2009分期)术后进展(盆腔淋巴结)，慢性肾功能不全，高血压3级(极高危)，2型糖尿病，精神分裂症。

（二）病例讨论

MDT讨论

讨论时间： 2020-11-15。

讨论科室： 肿瘤科、肾内科、病理科。

讨论意见： 患者肾功能不全，存在化疗禁忌证，且存在精神分裂症，无法配合放疗，考虑免疫治疗对肾功能及血液透析影响最小，建议行单药免疫治疗。

执行情况及治疗结局：

至2021-11行PD-1单抗(替雷丽珠单抗)治疗。2021-04复查CT：腹盆腔未见明显肿大淋巴结，腹膜后及髂血管旁多枚小淋巴结显示，疗效评价为CR(图4-22)。其间肌酐水平稳定(图4-23)。

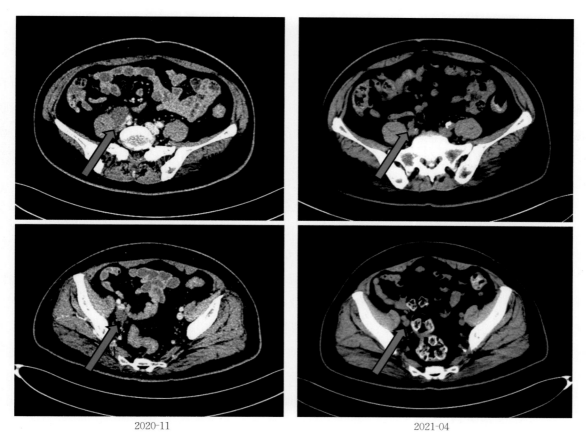

2020-11   2021-04

图4-22　盆腔CT图像

注:红色箭头示髂血管旁淋巴结转移。

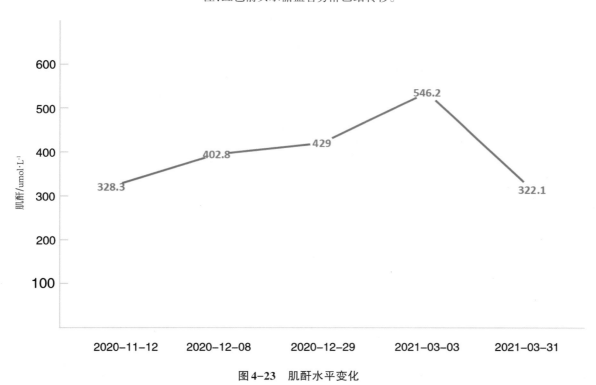

图4-23　肌酐水平变化

（三）病例点评

2013年,美国TCGA研究网络开创性地提出了子宫内膜癌(endometrial carcinoma,EC)的分子分型,将EC分为POLE超突变型(POLE ultramutated)、微卫星不稳定高突变型(microsatellite-instability high,MSI-H)、低拷贝数型(copy-number low,CNL)及高拷贝数型(copy number high,CNH)四个亚型。TCGA分子分型提示EC中存在可能从免疫治疗中获益的潜在人群,主要集中于肿瘤突变负荷较高的POLE超突变型和MSI-H型。

TCGA分子分型系统的4个分子亚型在预后上存在显著差异。POLE超突变型约占7%,肿瘤突变负荷最高,预后最好;MSI-H型约占28%,具有较高肿瘤突变负荷,预后中等;CNL型约占39%,肿瘤突变负荷较低,预后中等;CNH型约占26%,肿瘤突变负荷较低,预后最差。

该患者慢性肾功能不全,术后曾因急性肾功能衰竭于ICU治疗,长期通过血液透析维持肌酐水平,且存在精神分裂症,无法配合放疗,这给后续治疗带来了困难和挑战。我们知道很多小分子药物是通过肾排泄和肝脏代谢的,若患者的肝肾功能不全,可能导致药物清除率下降,从而在体内产生毒性,所以对于该患者化疗存在禁忌。而PD-1单抗则成为患者的救命稻草。PD-1单抗是大分子药物,不通过肝肾排泄,药代动力学数据也表明肾功能不全并不影响PD-1单抗的清除率,理论上肾功能不全的患者是可以使用PD-1单抗的,但仍然需要临床数据来论证。

此外,血液透析是利用小分子能通过而大分子不能通过半透膜的原理把它们分开,基于该原理,PD-1单抗不会被滤过,能够持续发挥作用,患者在接受免疫治疗期间可以继续根据肌酐情况行血液透析。回顾性分析来自不同病例报道的7例肾癌合并肾功能不全患者使用PD-1单抗后不良反应发生的情况,所有患者均未发生2级以上免疫相关毒性,可见PD-1单抗用于肾透析患者相比无肾透析患者不会增加免疫相关不良反应发生率。

患者选择使用单药PD-1单抗治疗,疗效评价为CR,截至2022-04,PFS已达17个月。虽然该患者由于个人原因未行分子分型检测,但是根据患者单药免疫治疗的疗效推测其很可能是可以从免疫治疗中获益的MSI-H型或POLE超突变型。

参 考 文 献

[1] KANDOTH C,SCHULTZ N,LEVINE DA,et al. Integrated genomic characterization of endometrial carcinoma[J]. Nature,2013,497(7447):67-73.

[2] BRIDGETTE A KANZ,MEGAN H POLLACK,ROMANY JOHNPULLE,et al. Safety and efficacy of anti-PD-1 in patients with baseline cardiac, renal, or hepatic dysfunction [J]. Journal for ImmunoTherapy of Cancer,2016,4:602.

[3] ANSARI J,ALI M,FARRAG A,et al. Efficacy of nivolumab in a patient with metastatic renal cell carcinoma and end-stage renal disease on dialysis:case report and literature review[J]. Case Reports Immunol,2018,2018:1623957.

[4] CARLO MI,FELDMAN DR. Response to nivolumab in a patient with metastatic clear cell renal cell carcinoma and end-stage renal disease on dialysis[J]. Eur Urol,2016,70(6):1082-1084.

[5] TABEI T,NATSUME I,KOBAYASHI K. Successful treatment of metastatic clear cell carcinoma with nivolumab in a patient receiving dialysis treatment[J]. Int J Urol,2017,24(9):708-710.

[6] MORINAGA R,KAWAHARA T, MIYOSHI Y,et al. Longer control of nivolumab in metastatic renal cell carcinoma patients with end-stage kidney disease on dialysis[J]. Case Rep Oncol,2019,12(2):608-612.

[7] IGNACIO OSMAN-GARCIA,C BELEN CONGREGADO-RUIZ, GUILLERMO LENDINEZ-CANO,et al. Outcomes and safety of biweekly and monthly nivolumab in patients with metastatic renal cell carcinoma and dialysis:three case reports and literature review[J]. Urol Int,2020,104(3/4):323-326.

（赵烨　昌喻　赵迎超　李贵玲）

病例5：一例晚期卵巢癌患者的全程管理

（一）病例简介

基本信息：患者，女性，56岁。

主诉：下腹痛半个月。

现病史：患者于2014-10无明显诱因出现下腹部绞痛及胀痛，可自行缓解，不伴恶心呕吐，不伴发热腹泻等不适，未予重视。后自觉疼痛加重，患者遂于2014-11-12就诊于当地医院，查肿瘤标志物示CA125＞600U/ml,CA153＞200U/ml。盆腔CT:盆腔实质性肿块，压迫乙状结肠及降结肠，乙状结肠—降结肠交界处明显狭窄。

既往史及家族史：1998年因子宫肌瘤行子宫切除术。

体检阳性体征与重要阴性体征：双侧腹股沟扪及肿大淋巴结，质硬，固定，无压痛。

主要辅助检查：

肿瘤标志物:CEA 2.8ng/ml,CA199 8.38U/ml,CA125＞10000U/ml,CA153 378.3U/ml。

胸部CT:未见异常。

腹部及盆腔增强CT:右侧附件区混杂密度团块影，与其左缘结肠壁分界不清，约为6.8cm×4.3cm,其内少许钙化灶;增强后示不均匀强化，其内低密度区无强化;可见增粗的卵巢动脉供血。

以上多考虑右附件来源的肿瘤性病变,卵巢癌可能,不排除累及邻近结肠壁。病灶周围小淋巴结增多。腹膜后、双侧腹股沟淋巴结增多增大(图4-24)。

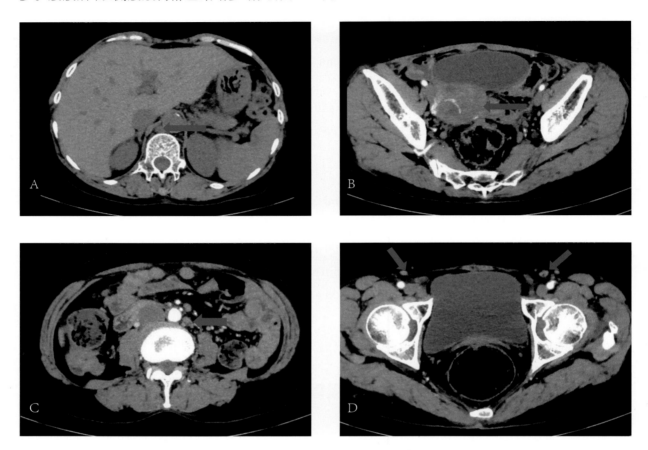

图4-24 初诊腹盆部增强CT图像

注:A、B中红色箭头示腹膜后淋巴结病灶;C中红色箭头示右侧附件病灶;D中红色箭头示
腹股沟淋巴结病灶。

腹股沟淋巴结穿刺细胞学:镜检见大量坏死物,部分癌细胞。

诊断:卵巢癌(FIGO 2014分期 ⅣB期)(2010 TNM分期cT3N1M1)。

(二)病例讨论

1. 首次MDT讨论

讨论时间:2014-11-14。

讨论科室:肿瘤科、妇产科、影像科、病理科。

讨论意见:考虑患者目前分期为ⅣB期,不排除累及邻近结肠壁,合并腹股沟、腹膜后多发淋巴结转移,手术范围大,难度高,难以实现满意减瘤,建议先行系统治疗,后期肿块缩小后再考虑手术治疗。

执行情况及治疗结局：

2014-11-15 至 2015-03-19 行 6 个周期 DC（多西他赛＋卡铂）方案化疗，5 个周期后肿瘤标志物降至正常。6 个周期后复查 CT：右侧附件区浑浊密度肿块，与邻近肠壁分界欠清，不均匀强化，最大截面约为 39mm×26mm，较前减小，下腹盆腔、腹膜后、腹股沟区淋巴结增多，部分稍大，较前缩小。疗效评价为 PR。

于 2015-04-17 行右侧附件切除＋大网膜切除＋阑尾切除术。术中见腹腔积液阴性，右侧卵巢见直径约为 4cm 的菜花样赘生物，与周围组织粘连明显，分离右侧卵巢周围粘连，行右侧附件切除术，探查见左侧漏斗韧带残端，未见左侧卵巢及输卵管，探查腹膜、大网膜、肠管、肝脏均未见明显转移，探查盆腔均未见明显肿大淋巴结，因盆腔粘连明显，分离输卵管困难，清扫淋巴结困难，故未行盆腔淋巴结清扫。术后病理：右侧卵巢高级别浆液性癌。术后于 2015-05-07、2015-05-29 行 DC 方案化疗 2 个周期。2015-06-23 复查腹部增强 CT：①原右侧附件区混杂密度肿块，本次基本上未见显示；②腹股沟区小淋巴结增多，与前大致相仿。

2. 第二次 MDT 讨论

讨论时间：2015-06-25。

讨论科室：肿瘤科、妇产科、影像科。

讨论意见：患者经全身治疗及手术治疗后疾病控制可，原发灶已完整切除，腹膜后及盆腔未见明确病理性淋巴结，腹股沟淋巴结稳定。可考虑行腹股沟淋巴结放疗。

执行情况及治疗结局：

于 2015-06-29 开始行右侧腹股沟淋巴结引流区放疗 DT 50Gy/（25F·33D）。

后患者定期复查，病情稳定。

2017-06-21 肝脏 MRI：肝脏膈顶部肝包膜下长 T_1 长 T_2 团块影，形态不规则，大小约为 3.1cm×2.9cm×2.5cm（截面×上下径），DWI 示弥散受限，增强扫描示环形强化，考虑肝转移瘤。肿瘤标志物：CA125 144.9U/ml，CEA、CA199 均在正常范围。

3. 第三次 MDT 讨论

讨论时间：2017-06-22。

讨论科室：肿瘤科、肝胆外科、影像科。

讨论意见：患者肝脏病灶存在环形强化、弥散受限，明确为转移灶。综合胸腹部影像学资料，患者目前疾病复发转移，可考虑行系统治疗。鉴于既往全身治疗方案有效，疾病控制时间较长，可考虑重启原方案，并及时评估疗效。若全身疾病控制有效，可考虑行肝转移灶放疗或手术等局部治疗。

执行情况及治疗结局：

于 2017-06-23 至 2017-09-16 行 DC（多西他赛＋卡铂）方案化疗 6 个周期，4 个周期后 CA125 降至正常范围，6 个周期后疗效评价为 SD。2017-10-18 始行肝脏转移灶 SBRT，PTV 42Gy/6F，疗效评价为 PR，后定期复查。其间行 *BRCA* 基因检测示 *BRCA1* 基因突变。2018-08-31 复查腹部增强 CT：肝脏呈放疗后改变,未见明显异常(图4-25)。

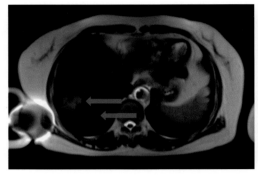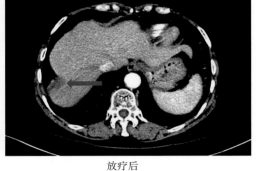

放疗前   放疗后

图4-25　放疗前后肝脏影像学图像

注:红色箭头示肝脏病灶。

2019-06-11复查肺部CT:右肺上叶实质性结节影,长径约20mm,较前新发,考虑肺转移(图4-26)。

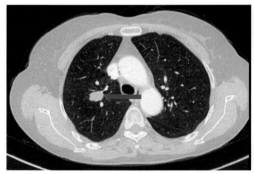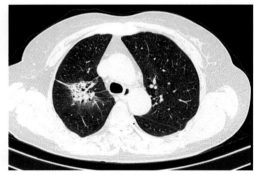

放疗前   放疗后

图4-26　肺部CT图像

注:红色箭头示肺部病灶。

4. 第四次MDT讨论

讨论时间: 2019-06-12。

讨论科室: 肿瘤科、胸外科、影像科。

讨论意见: 综合评估患者病情,患者现单发肺转移,既往经多程化疗,自觉化疗耐受性差,且存在Ⅱ～Ⅲ度骨髓抑制,可考虑行肺部局部放疗。

执行情况及治疗结局:

于2019-06-19行右肺病灶放疗,PTV 48Gy/4F。2019-10-29复查肺部CT:右肺上叶放疗后改变,原实性结节此次未见。此后定期复查,直至末次随访(2021-12),未见疾病进展征象。

（三）病例点评

卵巢癌是死亡率最高的妇科肿瘤,被称为"妇瘤之王"。虽然一线含铂联合化疗有效率较高,可达到约80%,其中50%以上可达到完全缓解,但即使达到完全缓解,仍有50%～80%的患者复发。Ⅲ、Ⅳ期患者的5年生存率仅为30%～40%。患者初诊即为卵巢癌ⅣB期,经过系统多学科综合治疗,截至2021-12,生存期已超过84个月,远远超过平均生存期,充分体现了个体化治疗和多学科综合诊治的重要性。

患者初诊时原发灶大,腹膜后、盆腔、腹股沟多发淋巴结转移,手术难度大,难以实施满意减瘤术,经多学科讨论后一致建议先行新辅助化疗。患者接受新辅助化疗6个周期后病灶明显缩小,成功实施减瘤术。初诊时肿瘤科的系统治疗为成功实施减瘤术及后续疾病的长期控制创造了条件。

本例患者对放化疗均较为敏感,多次疾病进展后经系统或局部治疗疾病均能得到较长时间的控制,可能与患者 *BRCA1* 突变有关。既往研究表明,*BRCA1* 突变的卵巢癌患者对铂类、紫杉醇等多种化疗药物敏感性均高于 *BRCA1* 野生型患者。后续基因检测结果也印证了上述猜想。患者2017年行 *BRCA* 基因检测时PARP抑制剂在我国尚未被批准用于卵巢癌的维持治疗,且当时国内此类药物不可及,患者后续治疗期间由于经济困难,未使用PARP抑制剂。随着PARP抑制剂在国内被写入卵巢癌指南,药物可及性的增加和药物价格降低,越来越多的患者有机会使用到此类药物。本例患者后续治疗中亦可考虑选择PARP抑制剂治疗。

卵巢高级别浆液性癌对放疗中度敏感,但由于卵巢癌具有腹盆腔容易广泛转移的特点,因此放疗在卵巢癌中的应用价值相对受限,仅用于部分复发患者的姑息治疗。对于全身病情稳定的患者,大分割放疗在寡病灶的局部控制方面具有独特优势。在一项82例铂耐药复发卵巢上皮性肿瘤患者的研究中,对平均2个转移灶进行8Gy 3次立体定向放疗(SBRT)后,58%的患者疗效达CR,17%的疗效达PR,15%的疗效达SD,PFS约为7.4个月。大多数进展的患者为照射野外进展。本例患者腹股沟淋巴结、肝转移灶、肺转移灶经放疗后均得到有效控制。在全身疾病控制良好的前提下,对寡病灶进行局部放疗对控制患者症状、提高生活质量、延长生存期具有重要意义。

参 考 文 献

[1] SIEGEL R L,MILLER K D,JEMAL A. Cancer statistics,2020[J]. CA Cancer J Clin,2020,70(1):7-30.

[2] PARK H K,RUTERBUSCH J J,COTE M L. Recent trends in ovarian cancer incidence and relative survival in the united states by race/ethnicity and histologic subtypes [J]. Cancer Epidemiol Biomarkers Prev,2017,26(10):1511-1518.

[3] ALSOP K,FEREDAY S,MELDRUM C,et al. BRCA mutation frequency and patterns of treatment response in BRCA mutation-positive women with ovarian cancer:a report from the Australian Ovarian Cancer Study Group[J]. J Clin Oncol,2012,30(21):2654-2663.

[4] VERGOTE I,TROPE CG,AMANT F,et al. Neoadjuvant chemotherapy or primary surgery in stage ⅢC or Ⅳ ovarian cancer[J]. N Engl J Med,2010,363(10):943-953.

[5] EISENHAUER E L,ABU-RUSTUM N R,SONODA Y,et al. The effect of maximal surgical cytoreduction on sensitivity to platinum-taxane chemotherapy and subsequent survival in patients with advanced ovarian cancer[J]. Gynecol Oncol,2008,108(2):276-281.

[6] MOORE K,COLOMBO N,SCAMBIA G,et al. Maintenance olaparib in patients with newly diagnosed advanced ovarian cancer[J]. N Engl J Med,2018,379(26):2495-2505.

（张洁莹　宋颖秋　李贵玲）

第五章　乳腺肿瘤多学科诊疗病例

病例1：一例HER-2阳性晚期乳腺癌病例分享

（一）病例简介

基本信息：患者，女性，57岁。

主诉：左乳腺癌治疗半年余，发现肝脏转移1周。

现病史：2016-06发现左侧乳房外上象限肿块，于外院行B超示左乳10点方向大小约3cm×2cm低回声团，边界不清，BI-RADS 4C类，左侧腋窝多发淋巴结肿大并融合。于外院行左乳肿块穿刺活检示浸润性导管癌，组织学3级，免疫组化染色：ER(一)、PR(一)、HER-2(3+)、KI-67(60%)。完善全身分期检查后，2016-08于外院行EC新辅助化疗2个周期，自述肿块较前增大。2016-09至2016-11改行TCH(多西他赛＋卡铂＋曲妥珠单抗)方案新辅助化疗4个周期，自述肿块较前缩小。2016-12患者要求手术治疗，于我院外科行左乳腺癌改良根治术。术后病理：(左侧)乳腺浸润性导管癌，组织学3级，癌灶大小约为1.5cm×1.0cm，同侧腋窝淋巴结8/11枚转移，乳腺组织上、下、内、外、基底、乳头及表面切缘未见癌累及。免疫组化染色：ER(一)、PR(<1%，弱)、HER-2(3+)、KI-67(60%)。本次化疗后改变符合新辅助化疗后MP系统评价G3。2017-01至2017-02术后续行TCH方案辅助化疗2个周期，化疗后复查肝脏MRI：肝脏转移(图5-1)。于2017-03来我院肿瘤科就诊。

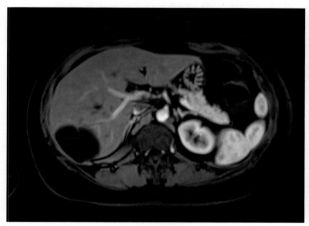
手术前肝脏MRI

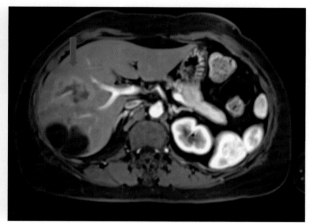
术后TCH治疗后肝脏MRI

图5-1　肝脏MRI图像

注：红色箭头示肝脏病灶。

体检阳性体征与重要阴性体征：无。

既往史及家族史：无特殊。

主要辅助检查：肿瘤标志物、肺部CT、骨ECT、脑部MRI等未见异常。肝脏增强MRI：肝脏多发异常信号影，考虑转移瘤。

诊断：左侧乳腺浸润性导管癌（HER-2阳性）术后化疗后进展，肝脏转移。

（二）病例讨论

1. 首次MDT讨论

讨论时间：2017-03。

讨论科室：乳腺肿瘤科、乳甲外科、肝胆外科、影像科。

讨论意见：结合患者影像学资料及病史，考虑患者乳腺癌辅助治疗期间进展，肝脏转移，后续以系统治疗，即靶向抗HER-2治疗联合化疗为主。建议：①肝脏转移灶活检，进一步明确诊断及分子分型；②患者曲妥珠单抗辅助治疗期间进展，考虑曲妥珠单抗原发性耐药，建议后续行二线抗HER-2治疗。

执行情况及治疗结局：

与患者及家属反复沟通后，患者及家属拒绝肝脏穿刺活检，要求直接行系统治疗。2017-03至2017-08行吡咯替尼＋卡培他滨治疗8个周期，其间复查肝脏MRI示肝脏病灶缩小，疗效评价为PR，后于2017-08复查肝脏MRI示肝脏病灶进展（图5-2），并多发骨转移。

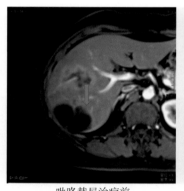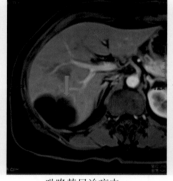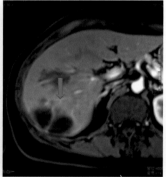

| 吡咯替尼治疗前 | 吡咯替尼治疗中 | 吡咯替尼治疗后 |

图5-2 肝脏MRI图像

注：红色箭头示肝脏病灶。

考虑当时药物可及性，经与患者及家属沟通后于2017-09至2017-10在我院肿瘤科行长春瑞滨联合阿帕替尼治疗2个周期，第2周期时出现Ⅳ度血小板、Ⅳ度白细胞减少，并肺部感染、右心衰竭，转入我院ICU治疗后好转，未完成第2周期第8天长春瑞滨化疗。

患者于2017-11至2018-12前往中国医学科学院肿瘤医院入组临床试验，行维迪西妥单抗（RC-48 ADC）治疗，其间复查肝脏MRI示肝脏、骨病灶明显好转，疗效评价为PR（图5-3）。2018-12发现左侧胸壁新发结节而出组（图5-4）。

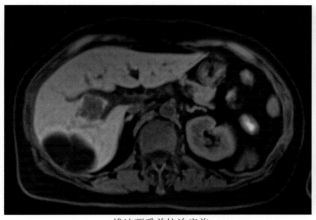

维迪西妥单抗治疗前　　　　　　　　　　维迪西妥单抗治疗后

图5-3　肝脏MRI图像

注:红色箭头示肝脏病灶。

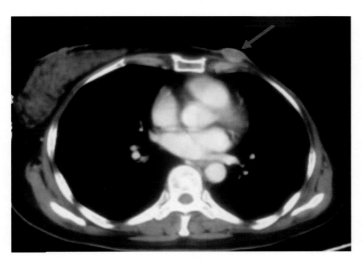

图5-4　胸壁结节CT图像

注:红色箭头示胸壁病灶。

2. 第二次MDT讨论

讨论时间: 2018-12。

讨论科室: 乳腺肿瘤科、乳甲外科、影像科、病理科。

讨论意见: 患者三线抗HER-2治疗后进展,局部胸壁复发。建议:①胸壁病灶切除及病灶活检,明确目前分子分型;②若患者持续HER-2阳性,建议更换方案,继续行抗HER-2治疗。

执行情况及治疗结局:

经与患者及家属沟通后,患者要求行胸壁肿块切除术,2018-12于我院行胸壁肿块切除术。术后病理示转移性乳腺癌,皮肤及基底切缘(一)。免疫组化染色:ER(一)、PR(一)、HER-2(3+)、KI-67(60%)。

2019-01至2019-02于外院行口服拉帕替尼+依托泊苷治疗,复查胸部CT示胸壁结节较前增多,并延至对侧(图5-5)。

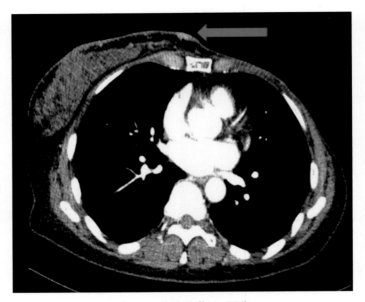

图5-5 胸壁结节CT图像

注:红色箭头示右侧胸壁病灶。

3. 第三次MDT讨论

讨论时间: 2019-03。

讨论科室: 肿瘤科、乳甲外科、影像科。

讨论意见: 患者多线抗HER-2治疗后进展,局部胸壁复发,可考虑再次胸壁活检。目前国内可及的抗HER-2靶向药物有限。帕妥珠单抗当时在国内刚刚上市,其与曲妥珠单抗联合使用为晚期HER-2阳性乳腺癌一线推荐用药,但是作为二线治疗的证据有限,国内外指南中有提及若一线治疗未使用帕妥珠单抗,二线治疗及后续治疗可以考虑使用帕妥珠单抗。

执行情况及治疗结局:

经与患者及家属沟通后,因考虑胸壁活检间隔时间较短,患者拒绝胸壁再次活检,同意行曲妥珠单抗联合帕妥珠单抗治疗。2019-03至2020-07于我科行曲妥珠单抗+帕妥珠单抗+白蛋白紫杉醇方案治疗,其间复查示胸壁结节消失,肝脏、骨病灶较前好转,疗效评价为PR(图5-6)。2020-07复查示肝脏病灶进展,骨病灶稳定。

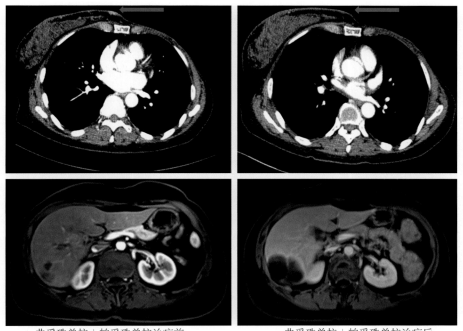

曲妥珠单抗＋帕妥珠单抗治疗前　　　　　　　曲妥珠单抗＋帕妥珠单抗治疗后

图5-6　胸壁结节CT及肝脏MRI图像

注:第一排红色箭头示胸壁病灶治疗前后变化;第二排红色箭头示肝脏病灶治疗前后变化。

4. 第四次MDT讨论

讨论时间:2020-07。

讨论科室:肿瘤科、乳甲外科、影像科。

讨论意见:患者晚期HER-2阳性乳腺癌,多发肝脏、骨转移,经历多线抗HER-2治疗,包括曲妥珠单抗、吡咯替尼、RC48-ADC、曲妥珠单抗＋帕妥珠单抗等,生存期近4年。目前EMILIA研究证实,恩美曲妥珠单抗(T-DM1)用于HER-2阳性乳腺癌二线治疗的疗效优于拉帕提尼＋卡培他滨,国内外指南均推荐用于二线抗HER-2治疗,T-DM1已于国内获批上市,在患者经济允许的情况下,可以建议行T-DM1治疗。

执行情况及治疗结局:

经与患者及家属沟通后,患者同意行T-DM1治疗,遂于2020-07开始行T-DM1治疗至2023-06,治疗期间复查示肝脏病灶消失(图5-7),余病灶(骨)稳定。

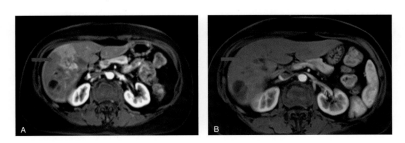

图5-7　肝脏MRI图像

注:A中红色箭头示治疗前肝脏病灶;B中红色箭头示治疗后肝脏病灶。

（三）病例点评

HER-2阳性乳腺癌占所有乳腺癌的20%～25%,HER-2阳性本身是预后不良因素,肿瘤恶性程度更高,更易发生局部侵袭和远处转移。近年来,新的抗HER-2药物不断涌现,帕妥珠单抗、拉帕替尼、吡咯替尼、T-DM1、DS8201及RC48等新型抗HER-2药物的临床应用进一步延长了晚期HER-2阳性乳腺癌患者的生存期,极大地改善了HER-2阳性乳腺癌患者的预后。该患者HER-2阳性型乳腺癌Ⅳ期,多发肝、骨转移,通过非常积极的抗HER-2靶向治疗,取得了非常好的长期生存,截至2023-06生存期已达到7年。患者先后进行了六线抗HER-2治疗,分别是曲妥珠单抗、吡咯替尼、拉帕替尼、RC48-ADC、曲妥珠单抗＋帕妥珠单抗、T-DM1,在治疗顺序上有当年药物可及性的考虑。如今在抗HER-2靶向药物越来越多的情况下,二线、三线后药物顺序如何选择还有待商榷,如何排兵布阵使患者得到最大的获益仍需要我们进一步探讨。

参 考 文 献

[1] SANDRA M SWAIN, JOSE BASELGA, SUNG-BAE KIM, et al. Pertuzumab, trastuzumab, and docetaxel in HER-2-positive metastatic breast cancer[J]. N Engl J Med,2015,372(8):724-734.

[2] JOSE BASELGA,KAREN A GELMON,SHAILENDRA VERMA,et al. Phase Ⅱ trial of pertuzumab and trastuzumab in patients with human epidermal growth factor receptor 2-positive metastatic breast cancer that progressed during prior trastuzumab therapy[J]. J Clin Oncol,2010,28(7):1138-1144.

[3] ANDER URRUTICOECHEA,MOHAMMED RIZWANULLAH,SEOCK-AH IM,et al. Randomized phase Ⅲ trial of trastuzumab plus capecitabine with or without pertuzumab in patients with human epidermal growth factor receptor 2-positive metastatic breast cancer who experienced disease progression during or after trastuzumab-based therapy[J]. J Clin Oncol,2017,35(26):3030-3038.

[4] VERMA S,MILES D,GIANNI L,et al. Trastuzumab emtansine for HER-2-positive advanced breast cancer[J]. N Engl J Med,2012,367(19):1783-1791.

（熊杰　吴红革　姚静　程晶）

病例2：一例胸壁复发乳腺癌病例分享

(一) 病例简介

基本信息：患者，女性，46岁。

主诉：右乳腺癌治疗后1年余，发现胸壁结节1个月。

现病史：患者2017-12发现右乳包块，我院B超：右乳9—10点方向低回声团，边界不清，伴细小钙化，大小约为3cm，BI-RADS 4C类。完善全身分期检查后，2017-12于我院乳甲外科行右乳肿块切除＋术中快检＋右乳腺癌改良根治术。术后病理：(右侧)乳腺浸润性导管癌，组织学3级(图5-8)，癌周脉管内见癌栓，未见神经侵犯。免疫组化染色：ER(＋,50%,中-强)，PR(＋,40%,中-强)，HER-2(1＋)，KI-67(15%)。同侧腋窝淋巴结(9/15枚)见癌转移；乳腺组织上、下、内、外、基底切缘切片上均未见癌累及。术后行EC(表柔比星＋环磷酰胺)至T(多西他赛)方案辅助化疗8次，化疗后于2018-05行右侧胸壁、锁骨上、内乳淋巴结引流区放疗，DT 50Gy/25F。后建议患者行卵巢去势＋AI内分泌治疗，患者拒绝卵巢去势治疗，后续行三苯氧胺内分泌治疗一年余至2019-09。2019-09发现右侧胸壁多发结节，于当地医院行右侧胸壁多发结节切除术，术后我院病理科会诊示乳腺浸润性导管癌(图5-9)，ER(－,<1%,弱)、PR(－,<1%,弱)、HER-2(2＋)、KI-67(15%)，癌组织 *HER-2* 基因FISH检测结果为阴性。

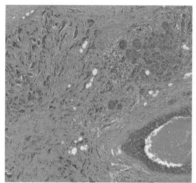 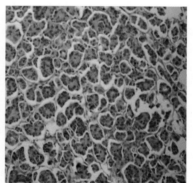

图5-8 右乳癌术后病理图像(×10) 图5-9 局部胸壁复发病理图像(×40)

既往史及家族史：无特殊。

体检阳性体征与重要阴性体征：无。

主要辅助检查：肿瘤标志物、胸部CT、腹部B超、骨ECT、脑部MRI等未见异常。

诊断：右乳腺癌治疗后局部胸壁复发，三阴型。

(二) 病例讨论

MDT讨论

讨论时间：2019-10。

讨论科室：乳腺肿瘤科、乳甲外科、病理科。

讨论意见：患者右侧乳腺癌术后放化疗后，辅助内分泌治疗期间出现胸壁复发，和原发灶相比，复发病灶由原来 Luminal B 型变为三阴型。临床上其实常见这种乳腺癌原发灶和复发转移灶免疫表型不一致，或者随着疾病进展，乳腺癌的分子分型发生改变的情况。对于激素受体来说，复发转移灶中，ER 发生改变的概率为 10%～30%，PR 为 20%～50%；ER、PR 由阳性转为阴性相对于由阴性转为阳性更为常见，且 PR 转为阴性最为常见；激素受体丢失意味肿瘤侵袭性更强，预示更差的预后。而对于 HER-2 来说，在未接受治疗情况下，相对于激素受体改变，HER-2 改变相对较少，在复发转移中由阴性转为阳性较为多见，HER-2 由阴性转为阳性，通常预示肿瘤侵袭性更强，预后更差；而 HER-2 表达丢失常发生于化疗和抗 HER-2 靶向治疗之后，同样预示预后不良。可能的相关机制包括：①肿瘤内部具有不同免疫表型的亚克隆，一些未被发现的侵袭性更强的亚克隆导致了肿瘤的复发转移，一些小样本的研究证实原发灶与转移灶之间免疫表型不同，但各转移灶之间的免疫表型高度一致。②治疗压力下肿瘤亚克隆的重新选择。治疗（包括化疗、内分泌治疗、靶向治疗等）导致治疗敏感的肿瘤亚克隆死亡，而治疗不敏感的亚克隆继续存活，导致了疾病进展。部分基础研究证实 HER-2 阳性乳腺癌细胞经曲妥珠单抗处理后，重新分离出的亚克隆呈 HER-2 阴性。③检测因素，包括取材局限、染色方法、抗原修复、评分标准、人为主观评判差异等，一般认为检测因素不是主要原因，因为各免疫组化指标表达的差异不尽相同。该患者由原来 ER、PR 阳性变成了阴性，HER-2由原来的 1＋变成 2＋，提示疾病进展，肿瘤恶性程度较前增高。

随着乳腺癌辅助治疗的进步，乳腺癌术后局部胸壁复发的病例现在已经越来越少见。同远处转移不同，乳腺癌局部胸壁复发仍然存在治愈可能，目前没有明确的治疗方案推荐，多推荐手术、放疗、全身系统治疗的多学科综合治疗。对于可以直接手术的患者，多数指南推荐直接手术切除，手术需参考肿瘤位置、数量、切除范围、深度、既往放疗与否等。目前胸壁手术切除的范围尚有一定争议，可能推荐切缘阴性的根治性切除。放疗可以进一步降低局部复发率，并延长 DFS 和 OS。对无法手术的局部胸壁复发患者，考虑行局部放疗。对已行根治切除的胸壁复发患者，考虑辅助放疗。而对既往已行胸壁放疗的患者，仍可考虑胸壁再程放疗。目前已有部分研究证实胸壁再程放疗不仅有效，而且副反应可以耐受。乳腺癌患者局部复发后，易发生远处转移，即使已经接受充分的局部治疗，系统治疗也是推荐的。

综上，经各科室充分讨论后，结合该患者局部胸壁复发，已行局部手术切除，病理类型转化为三阴型，建议患者先行化疗，后续考虑行口服类化疗药物（卡培他滨）维持。仍建议患者行局部胸壁放疗，但需充分告知再程放疗相关副反应及风险。

执行情况及治疗结局：

因考虑再程放疗风险，患者拒绝再程放疗。

患者于 2019-10 至 2020-05 行白蛋白紫杉醇治疗 6 个周期，耐受可（于防控新型冠状病毒感染期间中断 3 个月），后续行卡培他滨维持治疗 1 年后终止，其间复查未见肿瘤复发进展征象，PFS 已超过 31 个月。

（三）病例点评

乳腺癌复发转移灶的免疫表型可能与原发灶不一致，激素受体由阳性转为阴性最为常见，通常预示预后不良。该例患者局部胸壁复发后,肿瘤免疫表型发生了改变,由激素受体阳性型变成阴性型。这提示我们,乳腺癌进展后,针对复发转移灶再次活检非常必要,应与患者及家属充分沟通,有条件者尽可能再次活检。

乳腺癌治疗后局部复发包括局部胸壁及区域淋巴结复发,在治疗原则、预后上与乳腺癌远处转移有较大区别。乳腺癌远处转移原则上无法治愈,治疗以全身系统治疗为主,以延长患者生存期、改善患者生活质量为主要目的。而乳腺癌局部复发仍存在治愈可能,治疗原则上仍以综合治疗为主,但局部手术治疗占有重要地位。该例患者属于乳腺癌治疗后局部胸壁复发,且分子分型发生改变,由原先的Luminal B 型转变成三阴型。治疗上经历了手术、全身化疗,截至2022-10,PFS 已达3年。涉及科室包括病理科、外科、内科等。本病例成功体现了团队合作的必要性,除遵循治疗原则外,更应考虑患者个体化治疗的选择,以使患者的获益最大。

参 考 文 献

[1] SABRINA ROSSI,MICHELE BASSO,ANTONIA STRIPPOLI,et al. Hormone receptor status and HER-2 expression in primary breast cancer compared with synchronous axillary metastases or recurrent metastatic disease[J]. Clinical Breast Cancer,2015,15(5):307-312.

[2] HILTON J F,AMIR E,HOPKINS S,et al. Acquisition of metastatic tissue from patients with bone metastases from breast cancer[J]. Breast Cancer Research and Treatment,2011,129(3):761-765.

[3] MITTENDORF E A,WU Y,SCALTRITI M,et al. Loss of HER-2 amplification following trastuzumab-based neoadjuvant systemic therapy and survival outcomes[J]. Clin Cancer Res,2009,15(23):7381-7388.

[4] CLETUS ARCIERO,PETER THOMPSON,JANE LOWE MEISEL,et al. Multidisciplinary approaches to chest wall recurrences of breast cancer[J]. Oncology(Williston Park),2018,32(8):392-396,417.

[5] FRIEDEL G,KUIPERS T,DIPPON J,et al. Full-thickness resection with myocutaneous flap reconstruction for locally recurrent breast cancer[J]. Ann Thorac Surg,2008,85(6):1894-1900.

[6] CHAGPAR A,KUERER H M,HUNT K K,et al. Outcome of treatment for breast cancer patients with chest wall recurrence according to initial stage: implications for post-mastectomy radiation therapy[J]. Int J Radiat Oncol Biol Phys,2003,57(1):128-135.

[7] WAHL A O,RADEMAKER A,KIEL K D,et al. Multi-institutional review of repeat irradia-tion of chest wall and breast for recurrent breast cancer[J]. Int J Radiat Oncol Biol Phys,2008,70(2):477-484.

[8] IRENE L WAPNIR,STEWART J ANDERSON,ELEFTHERIOS P MAMOUNAS,et al. Prognosis after ipsilateral breast tumor recurrence and locoregional recurrences in five national surgical adjuvant breast and bowel project node-positive adjuvant breast cancer trials[J]. J Clin Oncol,2006,24(13):2028-2037.

（熊杰　吴红革　姚静　程晶）

病例3：一例HER-2扩增型乳腺癌肝转移患者的全程管理

（一）病例简介

基本信息：患者，女性，61岁。

主诉：触及左侧乳腺包块2个月。

现病史：患者入院体检发现左乳外上可触及约2.0cm×2.0cm质硬肿块，边界清，活动度差，左侧腋窝可触及约1.5cm×2.0cm质硬淋巴结，固定。B超提示左乳外上可见约2.5cm×2.0cm低回声肿块，后方回声无明显变化。左腋窝可见多个低回声结节，较大者为1.5cm×1.0cm，淋巴结门结构消失，考虑为乳腺癌伴淋巴结转移。乳腺包块穿刺活检：（左侧）乳腺浸润性导管癌（WHO Ⅱ级）。免疫组化染色：ER（＋），PR（－），HER-2（3＋），KI-67（20％）。

既往史及家族史：无特殊。

主要辅助检查：

肿瘤标志物：未见异常。

胸部CT：未见异常。

PET-CT：多节椎体和左侧髂骨转移，肝脏多发转移。（图5-10）

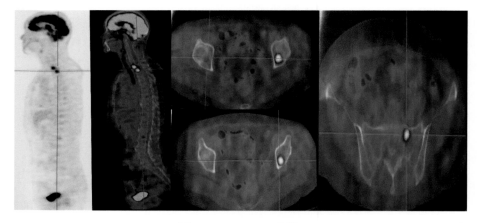

图5-10　PET-CT图像

肝脏CT:肝脏多发异常信号影,多考虑转移瘤。(图5-11)

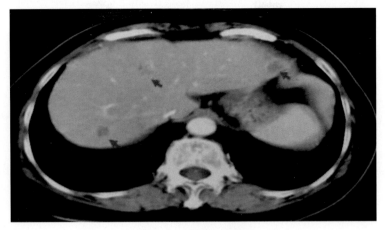

图5-11 肝脏CT图像

注:红色箭头示肝脏病灶。

诊断:左侧乳腺浸润性导管癌 cT2N2M1(肝转移、骨转移),HER-2 阳性型(HR 阳性)。

(二)病例讨论

1.首次MDT讨论

讨论时间:2013-08。

讨论科室:肿瘤科、乳甲外科、影像科、病理科。

讨论意见:考虑患者为乳腺癌多发转移。建议:①肝脏转移灶活检,进一步明确诊断;②HER-2 阳性型乳腺癌对全身治疗敏感,应积极先行化疗联合靶向转化治疗。

执行情况及治疗结局:

与患者及家属反复沟通后,患者及家属拒绝肝脏穿刺活检,要求直接行全身治疗。遂于2013-09-09至2013-12-23予以6个周期多西他赛＋卡铂＋曲妥珠单抗治疗,每2个周期后疗效评价为PR。患者化疗耐受性差。于2014-01-13至2014-02-03行多西他赛＋曲妥珠单抗治疗2个周期,疗效评价为PR(图5-12)。其间一直使用双膦酸盐治疗。

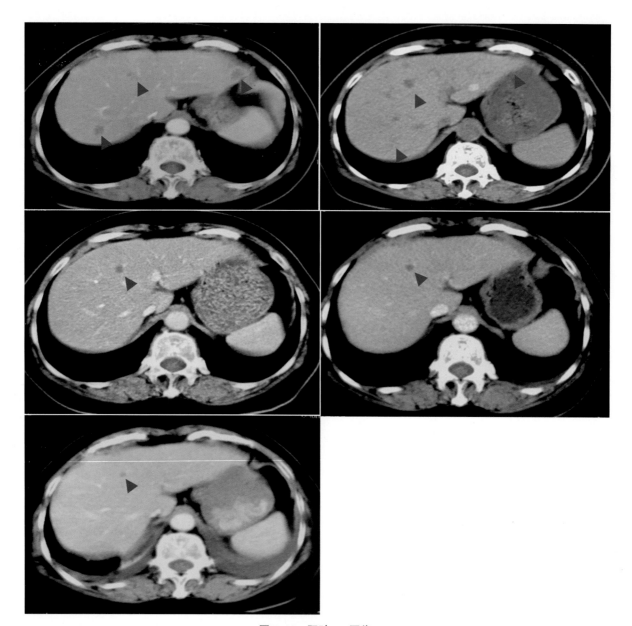

图5-12　肝脏CT图像

注:红色箭头示肝脏病灶。

乳腺B超检查:

治疗前,左乳外上2.5cm×2.0cm肿块,左腋窝多个低回声结节,较大者为1.5cm×1.0cm,未见淋巴结门结构。

治疗2次后,左乳外上1.2cm×1.0cm肿块,左腋窝多个低回声结节,较大者为1.0cm×0.5cm,未见淋巴结门结构。

治疗4次后,左乳外上1.0cm×0.5cm肿块,左腋窝多个淋巴结,较大者为0.5cm×0.4cm,少量血流信号。

治疗6次后,左乳外上直径为0.5cm肿块,左腋窝多个淋巴结,较大者为0.5cm×0.4cm,少量血流信号。

治疗8次后,左乳外上直径为0.3cm肿块,左腋窝淋巴结,较大者为0.3cm×0.2cm,少量血流信号。

2. 第二次MDT讨论

讨论时间: 2014-01-02。

讨论科室: 肿瘤科、乳甲外科、影像科。

讨论意见: 患者经全身治疗后乳腺病灶、左侧腋窝淋巴结及肝脏转移灶较前明显缩小,临床疗效评价为PR,患者因耐受问题,要求暂停化疗。目前建议采用内分泌联合靶向治疗维持,并根据患者肿块评估,考虑择期行乳腺癌局部手术。

执行情况及治疗结局:

患者积极要求先行乳腺肿块局部处理,遂于2014-01行左乳改良根治术＋腋窝淋巴结清扫术,病理:(左侧乳腺癌新辅助化疗后改良根治术乳腺标本)左侧乳腺内无肉眼可见残留灶,多处取材见局灶癌巢。术后行左侧胸壁＋内乳区＋锁骨上区放疗PTV 50Gy/25F。后选用依西美坦＋曲妥珠单抗维持治疗2年,2015-12患者停止曲妥珠单抗治疗,使用依西美坦单药维持。2016-03患者复查肝脏CT:肝脏出现新病灶,提示疾病进展(图5-13)。一线治疗PFS为30个月。

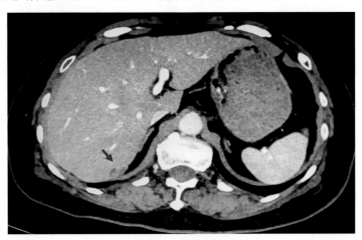

图5-13　肝脏CT图像

注:红色箭头示肝脏病灶。

3. 第三次MDT讨论

讨论时间: 2016-03。

讨论科室: 肿瘤科、乳甲外科、影像科、病理科。

讨论意见: 患者影像学资料提示肝脏出现新的病灶,再次建议行转移灶穿刺活检,根据病理学报告制定全身及局部处理方案。

执行情况及治疗结局:

患者再次拒绝行肝脏穿刺活检,并要求按照一线治疗方案继续治疗。考虑患者一线治疗方案距今有30个月时间,且疗效较好,遂于2016-04-02至2016-07-16行6个周期多西他赛＋卡铂＋曲妥珠单抗治疗,疗效评价为PR(图5-14)。后患者使用来曲唑＋曲妥珠单抗维持至2017-11,肝脏肿块增大,考虑疾病进展(图5-15)。二线治疗PFS为19个月。

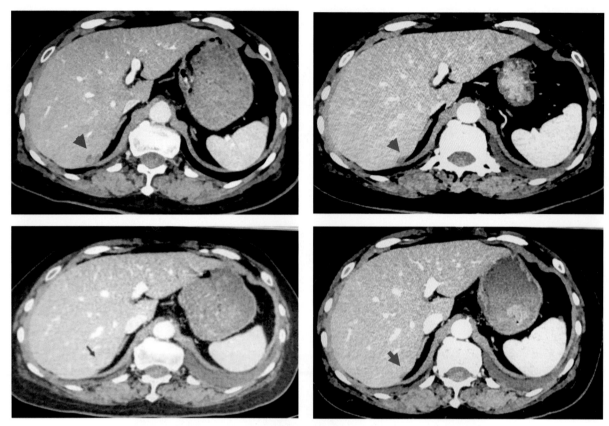

图5-14 肝脏CT图像

注:红色箭头示肝脏病灶。

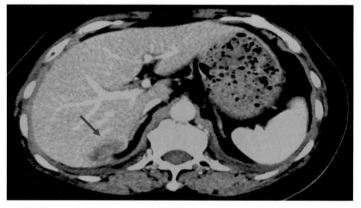

图5-15 肝脏CT图像

注:红色箭头示肝脏病灶。

4. 第四次MDT讨论

讨论时间:2017-11。

讨论科室:肿瘤科、乳甲外科、影像科、病理科。

讨论意见:患者影像学资料提示原肝脏转移灶增大,再次建议行转移灶穿刺活检,根据转移灶病理报告制定全身治疗方案,并积极开展肝脏转移灶局部治疗。

执行情况及治疗结局：

患者仍然拒绝肝脏局部穿刺活检，遂于2017-12-12行射波刀 DT 40Gy/5F 局部处理，后于2018-01-12至2018-04-27行6个周期紫杉醇酯质体＋曲妥珠单抗治疗，疗效评价为SD。后使用阿那曲唑＋曲妥珠单抗维持治疗至2023-06。截至2023-06，三线治疗PFS为62个月，随访OS为115个月。

（三）病例点评

肝脏是乳腺癌主要的转移部位，20％～30％晚期的患者存在肝转移，它是威胁患者生命的最重要因素之一。MDT讨论对于制定乳腺癌肝转移患者的个体化治疗方案非常必要。虽然目前没有研究证明乳房肿块切除可以使乳腺癌肝转移患者生存获益，但是提高局部控制率的疗效一直都有报道。该患者在接受一线诱导治疗后，无论是原发灶还是转移灶都得到了很好的控制。多学科讨论后认为，尝试给予乳腺肿块和腋窝淋巴结切除，一方面，能从病理的角度帮忙判断一线治疗疗效；另一方面，也能提高局部控制率，它是有可能转化成生存获益的。从该病例当中可以看到多学科讨论的重要性，该出手时必须出手，通过个体化治疗为患者争取最大受益。

患者为首诊乳腺癌Ⅳ期（肝转移、骨转移），通过积极全身治疗取得局部治疗机会，并达到105个月OS，可以说完美体现了团队合作的重要性。更为有意思的是，该患者从初诊到2次进展都使用了同一种治疗方案：紫杉醇类＋/－卡铂＋曲妥珠单抗诱导，AI类药物维持。该患者全身治疗方案的选择基于患者既往疗效、患者耐受性和患者及家属的意愿。这充分说明对于既往治疗有效的方案，只要间隔足够长时间，比如大于1年，再次使用是可以重新让患者获益的。本病例的成功体现了团队合作的必要性，更提示我们对于晚期患者个体化治疗的重要性。

乳腺癌寡转移是目前临床探讨的热点问题，尽管没有前瞻性Ⅲ期数据支持，但多项临床回顾性研究已发现，包括放疗在内的局部治疗可以通过控制局部进展病灶，达到延长患者生存期的目的。SBRT更是能够在对寡转移灶进行高姑息放疗的同时，达到释放肿瘤相关抗原、激活肿瘤免疫的目的。本病例完美地体现了对寡转移灶局部放疗的意义。患者的肝脏转移灶虽然经过多次全身治疗得到控制，但是在使用靶向药物维持期间都有进展。患者的肝脏转移灶在接受SBRT后，使用同样的靶向药物维持，截至2023-06，PFS已达到62个月。因此对于全身治疗效果较好的晚期乳腺癌，应当考虑对转移灶进行局部处理，尤其是SBRT。

参 考 文 献

[1] E JACQUET，A LARDY-CLEAUD，B PISTILLI，et al. Endocrine therapy or chemotherapy as first-line therapy in hormone receptor-positive HER-2-negative metastatic breast cancer patients[J]. Eur J Cancer，2018，95：93-101.

[2] NADIA HARBECK,FREDERIQUE PENAULT-LLORCA,JAVIER CORTES NAT REV DIS PRIMERS,et al. Breast cancer[J]. Nat Rev Dis Primers,2019,5(1):66.

[3] CHRIS TWELVES,SUE CHEESEMAN,WILL SOPWITH,et al. Systemic treatment of hormone receptor positive,human epidermal growth factor 2 negative metastatic breast cancer: retrospective analysis from Leeds Cancer Centre[J]. BMC Cancer,2020,20(1):53.

[4] MENG-TING CHEN,HE-FEN SUN,YANG ZHAO,et al. Comparison of patterns and prognosis among distant metastatic breast cancer patients by age groups:a SEER population-based analysis[J]. Sci Rep,2017,7(1):9254.

（王琼　胡婷　程晶）

病例4：一例晚期乳腺癌患者的全程管理

（一）病例简介

基本信息：患者,女性,63岁。

主诉：右乳腺癌综合治疗后6年余。

现病史：患者2009-06-26于当地医院行右乳腺癌改良根治术,病理示右乳浸润性导管癌Ⅱ级。免疫组化染色：ER(＋),PR(＋),HER-2(－),KI-67(当年未测)。腋窝淋巴结未见癌转移(0/13)。术后行EC(表柔比星＋环磷酰胺)方案化疗4个周期。此后服用阿拉曲唑内分泌治疗至2015-09。2015-09患者发现右胸壁包块,固定无压痛。为进一步诊治,来我院就诊。

既往史及家族史：无特殊。

体检阳性体征与重要阴性体征：右胸壁包块约为3cm×4cm,质韧,固定,无压痛。

主要辅助检查：

B超：肝胆脾、浅表淋巴结未见异常。

骨ECT：胸骨下端骨质代谢升高,考虑转移瘤。

肺部CT：右胸壁软组织影,右肺门肿块(2015-09),多考虑转移瘤(图5-16)。

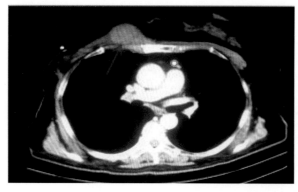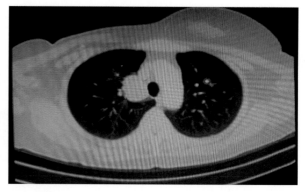

图5-16　肺部CT图像

注:红色箭头示肺部病灶。

2015-09于我院行右胸壁肿块穿刺活检,病理:转移性/浸润性腺癌,结合临床病史及免疫表型,支持乳腺来源。免疫组化染色:癌细胞:ER(+++),PR(++)、HER-2(2+)、KI-67(约30%)。FISH检测:HER-2基因处于临界值。

诊断:右乳腺癌治疗后进展(右胸壁转移、右肺门转移、骨转移)。

(二) 病例讨论

1.首次MDT讨论

讨论时间:2015-09。

讨论科室:病理科、影像科、乳甲外科、胸外科、肿瘤科。

讨论意见:乳腺癌标本一般可先经免疫组化染色检测。HER-2(3+)为阳性,HER-2(0)和HER-2(1+)为阴性,HER-2(2+)为不确定性,需进一步应用原位杂交的方法进行HER-2基因扩增状态检测,也可以选取不同的组织块重新检测或送条件更好的实验室进行检测。原位杂交检测结果又分阳性、阴性及不确定性。建议对确诊及复发的乳腺癌患者行胸部CT检查(必要时增强CT,而非胸部X线)。通过对肺窗及纵隔窗阅片,能对肺组织、胸膜、淋巴结及肿瘤血供情况做出判断,并可于CT引导下行病灶活检,有利于准确进行疗效评价。患者为乳腺癌复发,应以全身系统治疗为主。全身病情控制佳为前提,可辅以局部治疗,加强局部控制。病情再次进展时,建议尽可能对新发病灶再次活检,以明确病理诊断以及分子分型。根据新确诊分子分型拟定治疗策略。该患者为HR+内分泌治疗敏感型,已予内分泌维持治疗5年余。首程治疗仅使用蒽环类化疗药。复发后HER-2 FISH监测为临界值。据当年指南,对未使用过紫杉治疗的患者,推荐患者使用紫杉化疗。对于HER-2临界值患者不推荐抗HER-2治疗。全身系统治疗控制佳时,可加强局部治疗。

执行情况及治疗结局:

行多西他赛单药化疗8个周期及唑来膦酸护骨治疗。复查肺部CT:肺部病灶消失,胸壁病灶持续缩小,据RECIST 1.0疗效评价为PR(图5-17)。化疗后于当地医院行胸壁残余病灶切除术,病理:(右侧胸壁肿块)淋巴结内见大量异型腺体,结合免疫组化染色及临床病史,符合乳腺癌转移。免疫组化染色:ER(+,60%),PR(+,40%),HER-2(3+),KI-67(15%)。因HER-2指标与此前病理有差异,患者选择病理会诊。我院病理会诊:免疫组化染色示HER-2(0),FISH检测:HER-2基因处于临界值。术后于我院肿瘤科行右胸壁放疗DT 50Gy/25F(2016-06)。化疗后予依西美坦内分泌治疗维持。

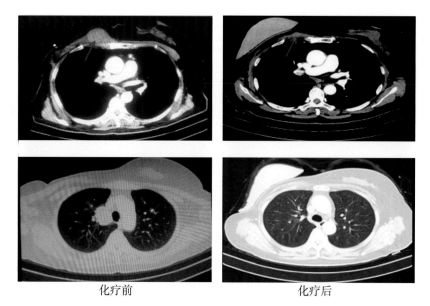

化疗前   化疗后

图5-17 肺部CT图像

注:红色箭头示肺部病灶。

2017-09复查肺部CT:肺部新发病灶,伴咳嗽症状。建议患者行新发病灶穿刺活检,明确病理再拟定专科治疗计划。患者表示拒绝,要求尽可能选择门诊治疗方案。遂建议予卡培他滨单药口服治疗,并密切监测病情变化。于2017-10-04予单药卡培他滨口服化疗2个周期,患者自觉咳嗽症状好转,但出现Ⅱ~Ⅲ度手足综合征。患者自行停止治疗。

2018-01-04复查肺部CT:右肺尖分叶状结节影,约为23mm×19mm,较前增大;右肺胸膜及叶间裂结节影,较前增大,大者约为39mm×24mm;左肺舌段胸膜下结节影,较前相仿,以上考虑多发转移,较前进展;右乳术后,右肺中叶间质性炎症;隆突下淋巴结增大;右心膈角结节影较前增大(图5-18)。

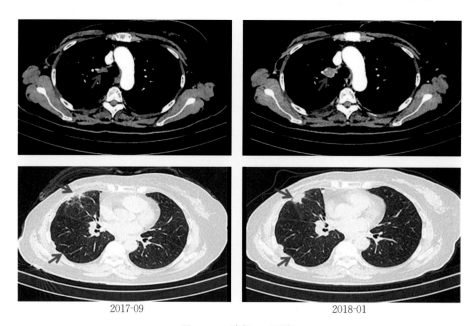

2017-09   2018-01

图5-18 肺部CT图像

注:红色箭头示肺部病灶。

2018-01-15于我院肿瘤科行右肺占位穿刺活检,病理:转移性腺癌,结合临床病史及免疫表型,符合乳腺癌转移。免疫组化染色:癌细胞GATA-3(＋),TTF-1(－),ER(＋,95％,强),PR(＋,60％,强),HER-2(2＋),CK5/6(－),KI-67(20％)。癌组织*HER-2*基因处于临界值,17号染色体为多倍体。于2018-01-18行B超引导下左腋窝淋巴结穿刺,细胞学检查:考虑转移癌。

2. 第二次MDT讨论

讨论时间:2018-01。

讨论科室:病理科、影像科、胸外科、肿瘤科。

讨论意见:疾病进展后再次活检,病理仍为*HER-2*临界值,根据NCCN、CSCO指南,不建议抗HER-2治疗。仍未HR＋,且此前已判断为内分泌治疗敏感患者。目前对于AI治疗失败患者,建议氟维司群治疗。

执行情况及治疗结局:

于2018-01-19起予氟维司群500mg内分泌治疗(胸膜、纵隔淋巴结肿块明显消退,疗效评价为PR),并于院外继续行唑来膦酸治疗。

2019-04-22复查肺部CT:右肺门淋巴结、右肺分叶状结节、胸膜下结节稳定。左腋窝新发淋巴结肿大(图5-19)。2019-04-24于我院肿瘤科行B超引导下左腋窝淋巴结穿刺活检,病理:转移性腺癌,结合临床病史及免疫表型,符合乳腺来源。免疫组化染色:癌细胞ER(＋,＞90％,强),PR(＋,约30％,中等强度),HER-2(2＋,建议行FISH检测),GATA-3(＋),KI-67(约40％)。FISH检测:癌组织*HER-2*基因扩增检测结果为阴性,绿信号多倍体。

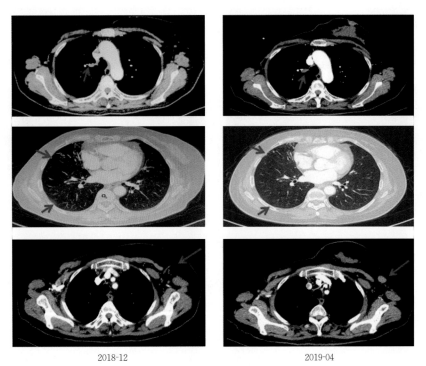

2018-12   2019-04

图5-19 肺部CT图像

注:红色箭头示肺部病灶。

3. 第三次MDT讨论

讨论时间: 2019-05。

讨论科室: 病理科、影像科、乳甲外科、肿瘤科。

讨论意见: 患者经氟维司群治疗后右肺门淋巴结、右肺分叶状结节、胸膜下结节退缩且保持稳定。但左腋窝新发淋巴结肿大。治疗上仍建议以系统方案为主,必要时辅助局部强化治疗。此次HER-2检测阴性,无须抗HER-2治疗。HR仍为强阳性表达。考量生活质量、肿瘤异质性,参考指南及药物可及性,基于指南推荐氟维司群＋CDK4/6抑制剂方案治疗,并继续护骨治疗。

执行情况及治疗结局:

于2019-05-22开始氟维司群＋CDK4/6抑制剂(帕博西尼)方案治疗,腋窝淋巴结完全消退。该方案维持治疗至2022-05。(图5-20)

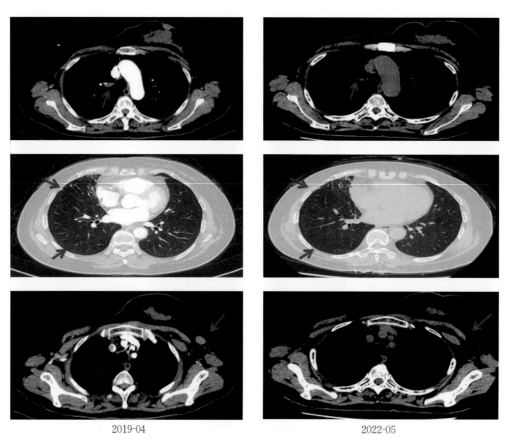

2019-04   2022-05

图5-20 肺部CT图像

注:红色箭头示肺部病灶。

（三）病例点评

患者罹患乳腺癌已13年之久,是一位典型的HR阳性HER-2阴性的乳腺癌患者。在患者每次病情变化的时候,都尽可能地重新取活检以明确分子分型是否改变,指导治疗。在出现疑惑的时候,与病理科、外科、影像科MDT讨论,参考当年指南及药物可及性,结合患者治疗意愿,给予个体化治疗方案,体现了乳腺癌治疗的全程管理,使得患者在保证生活质量的前提条件下,虽经历风风雨雨,但仍一片光明。

参 考 文 献

[1] PAIK S,BRYANT J,TAN-CHIU E,et al. HER-2 and choice of adjuvant chemotherapy for invasive breast cancer:national surgical adjuvant breast and bowel project proto-col B-15[J]. J Natl Cancer Inst,2000,92(24):1991-1998.

[2] 乳腺癌HER-2 检测指南(2014 版)编写组.乳腺癌HER-2 检测指南(2014 版)[J]. 中华病理学杂志,2014,43(4):262-267.

[3] 江泽飞,邵志敏,徐兵河,等.人表皮生长因子受体2阳性乳腺癌临床诊疗专家共识(2016)[J]. 中华医学杂志,2016,96(14):1091-1096.

[4] RCHARD S FINN,MIGUEL MARTIN,HOPE S RUGO,et al. Palbociclib and letrozole in ad-vanced breast cance[J]. N Engl J Med,2016,375(20):1925-1936.

[5] JOHN F R ROBERT,IGOR M BONDARENKO,EKATERINA TRISHKINA,et al. Fulvestrant 500 mg versus anastrozole 1 mg for hormone receptor-positive advanced breast cancer (FALCON):an international,randomised,double-blind,phase 3 trial[J]. Lancet,2016, 388(10063):2997-3005.

[6] ANGELO DI LEO,GUY JERUSALEM,LUBOS PETRUZELKA,et al. Results of the CONFIRM phase III trial comparing fulvestrant 250 mg with fulvestrant 500 mg in postmenopausal women with estrogen receptor-positive advanced breast cancer[J].J Clin Oncol,2010, 28(30):4594-4600.

[7] NICHOLAS C TURNER,JUNGSIL RO,FABRICE ANDRE,et al. Palbociclib in hormone-receptor-positive advanced breast cancer[J]. N Engl J Med,2015,373(3):209-219.

(谢琳卡　赵艳霞　姚静　程晶)

病例5:一例HER-2阳性脑转移患者的全程管理

(一)病例简介

基本信息:患者,女性,50岁,已绝经。

主诉:左乳腺癌术后3年余,肺转移综合治疗后2年余。

现病史:2017-09-21因左乳腺肿块于外院行左侧乳腺癌改良根治术(术前完善全身检查,未见肿瘤远处转移)。术后病理:左侧乳腺浸润性导管癌(肿块5.0cm×2.3cm,组织学分级Ⅲ级),局部呈导管原位癌图像(高级别核,筛状型及粉刺型)。免疫组化染色:ER(3+,约10%),PR(3+,约5%),HER-2(3+),KI-67(约15%)。左侧腋窝淋巴结9/21枚可见癌转移。FISH检测:*HER-2*阳性。术后诊断分期:pT2N2M0。ER(3+,约10%),PR(3+,约5%),HER-2(3+),KI-67(约15%)。术后予以8个周期EC-TH(表柔比星+环磷酰胺序贯多西他赛和曲妥珠单抗)方案化疗,曲妥珠单抗辅助治疗一年,口服他莫昔芬治疗一年半。2019-03复查CT:肺转移(未见影像学资料)。外院予以拉帕替尼+卡培他滨治疗11个月。2020-02停用拉帕替尼,改行吡咯替尼+卡培他滨治疗14个月。患者自述其间疗效评价为SD。2021-04-01复查CT:两肺转移灶(较大者位于左肺上叶,34mm×33mm),较前进展;右肺门及纵隔淋巴结稍增大。提示疾病进展,遂于2021-04-09来我院就诊。

既往史及家族史:无特殊。

体检阳性体征与重要阴性体征:无。

主要辅助检查:

肺+上腹CT增强:双肺见多个软组织肿块影,最大直径为4.2cm;肝脏右叶及左内叶另见散在稍低密度弱强化结节影,较大者直径约为8mm,建议MRI检查(图5-21)。

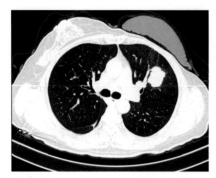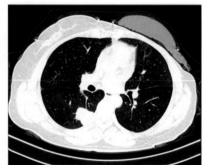

图5-21 肺+上腹CT增强图像

注:红色箭头示肺部病灶。

肝脏MRI增强:肝右叶S8段见直径约8.8mm肿块,转移瘤可能性大(图5-22)。

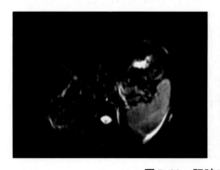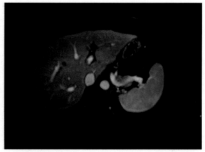

图5-22 肝脏MRI增强图像

注:红色箭头示肝脏病灶。

脑部MRI增强:左侧额叶见2.7mm小结节强化,左侧小脑半球微小结节状强化影,约为2.0mm,不排除小转移灶可能(图5-23)。

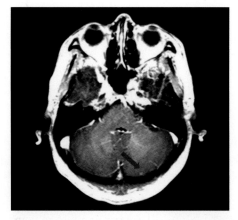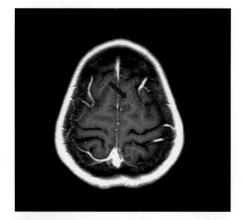

图5-23 脑部MRI增强图像

注:红色箭头示脑部病灶。

骨ECT:(一)。

诊断:左乳浸润性导管癌综合治疗后进展(肺转移、肝转移、脑转移),ER(3+,约10%),PR(3+,约5%),HER-2(3+),KI-67(约15%)。

(二) 病例讨论

1. 首次MDT讨论

讨论时间:2021-04-15。

讨论科室:肿瘤科、乳甲外科、神经外科、影像科、病理科。

讨论意见:患者目前出现肺部、肝脏和脑转移灶,建议先行穿刺活检明确转移与否,并进一步明确分子分型。若仍为HER-2阳性,根据2021 CSCO指南,曲妥珠单抗、拉帕替尼、吡咯替尼均耐药的患者,推荐T-DM1治疗,若因药物可及性和经济原因无法获取T-DM1,可推荐HER-2抑制剂+其他化疗,HER-2抑制剂包括生物类似物和伊尼妥单抗。针对脑部2个微小的病灶,目前无法判断是否脑转移。若确诊为脑转移,根据2021 CSCO指南,对于脑转移数量有限且无症状的HER-2阳性患者,可以先给予全身药物治疗。

执行情况及治疗结局:

行肺部转移灶穿刺活检,病理:腺癌,考虑乳腺来源,ER(+,90%,强一中),PR(+,20%,强一弱),HER-2(3+),KI-67(60%)。2021-04-17至2021-08-01行6个周期长春瑞滨+伊尼妥单抗化疗,6个周期化疗后肺部转移灶疗效评价为PR(图5-24)、肝脏转移灶疗效评价为SD(图5-25)、脑部转移灶疗效评价为SD(图5-26)。2021-08至2022-03行伊尼妥单抗+依西美坦维持治疗7个月。2021-12患者开始出现头痛,后出现右侧耳鸣,当地医院脑部MRI提示脑多发转移灶。2022-03返我院复查。肺+上腹部CT增强:双肺软组织结节影,较前明显缩小(图5-27)。肝脏MRI:肝脏散在稍低密度弱强化灶,较前变化不明显(图5-28)。脑部MRI:右侧顶叶、左侧额叶、双侧小脑半球多发长T_1、高/稍高T_2-FLAIR信号影,较前明显增多、增大,多考虑转移瘤(图5-29)。

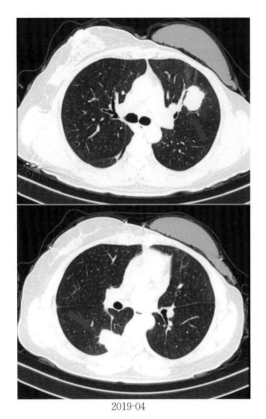

<table>
<tr><td>2019-04</td><td>2021-08（6周期化疗后）</td></tr>
</table>

图 5-24　肺部 CT 图像

注：红色箭头示肺部病灶。

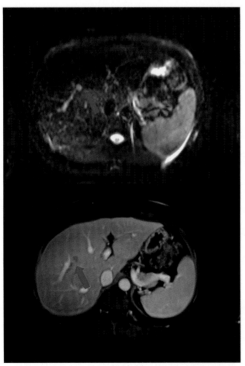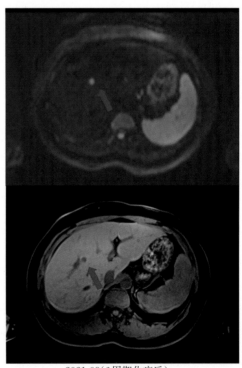

<table>
<tr><td>2021-04</td><td>2021-08（6周期化疗后）</td></tr>
</table>

图 5-25　肝脏 MRI 图像

注：红色箭头示肝脏病灶。

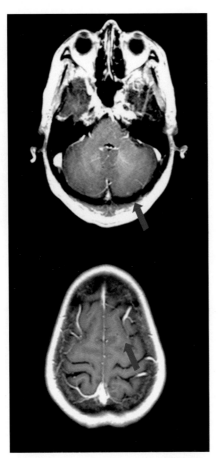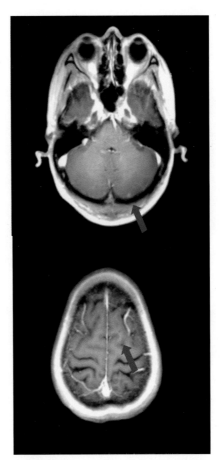

图 5-26　脑部 MRI 图像

注：红色箭头示脑部病灶。

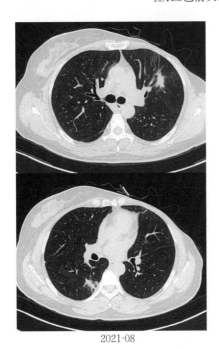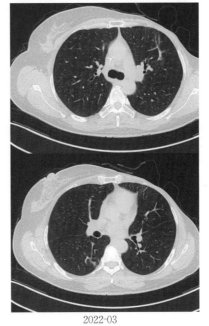

2021-08　　　　　　　　　　2022-03

图 5-27　肺部 CT 图像

注：红色箭头示肺部病灶。

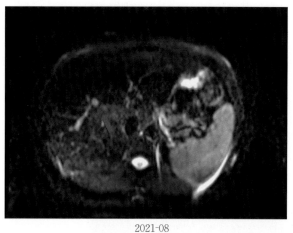
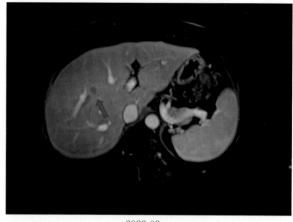

2021-08   2022-03

图5-28　肝脏MRI图像

注：红色箭头示肝脏病灶。

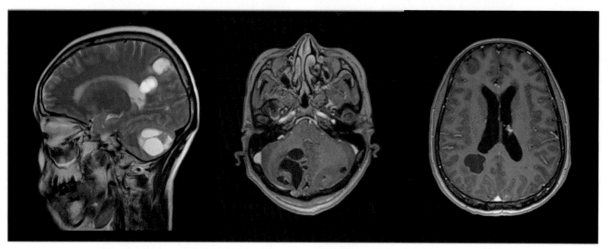

图5-29　脑部MRI图像

2.第二次MDT讨论

讨论时间：2022-03-21。

讨论科室：肿瘤科、乳甲外科、神经外科、影像科、病理科。

讨论意见：患者经全身治疗后肺部转移灶较前明显缩小，疗效评价为PR，并在维持治疗阶段继续缩小；肝脏病灶持续稳定；现在脑部出现多发的新发病灶。该患者颅外治疗有效，颅内进展，根据2022 CSCO指南，对弥散脑转移灶建议全脑放疗，而全身治疗可继续采用原方案。

执行情况及治疗结局：

完成全脑放疗PTV 30Gy/10F；继续伊尼妥单抗＋帕妥珠单抗＋依西美坦维持治疗。

2022-05返院复查：肺部转移灶继续缩小（图5-30），肝脏病灶疗效评价为SD（图5-31），脑部转移灶疗效评价为PR（图5-32）。

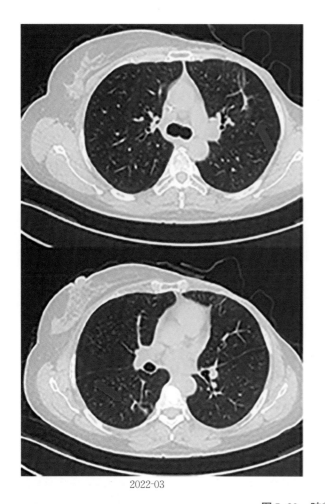 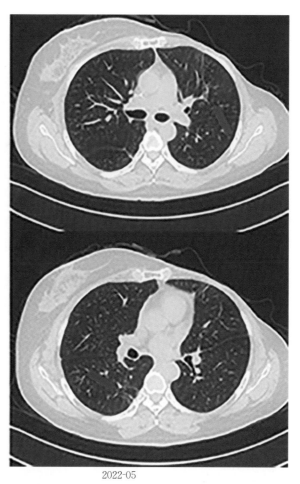

2022-03   2022-05

图 5-30　肺部 CT 图像

注:红色箭头示肺部病灶。

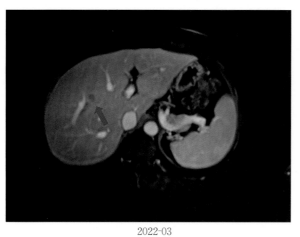 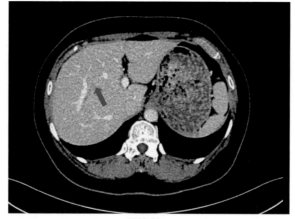

2022-03   2022-05

图 5-31　肝脏病灶图像

注:红色箭头示肝脏病灶。

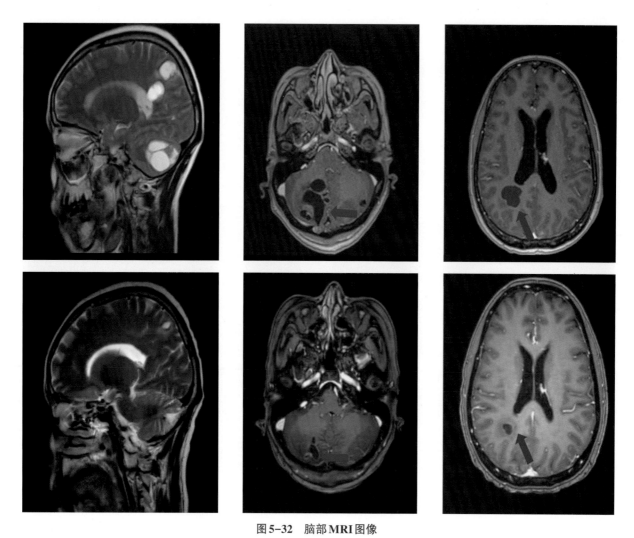

图5-32 脑部MRI图像

注：第一排检查时间为2022-03；第二排检查时间为2022-05，红色箭头示脑部病灶。

（三）病例点评

目前，在HER-2阳性乳腺癌的一线和二线治疗中，临床指南均有明确路径的治疗药物推荐。而在后线的治疗中，以拉帕替尼、吡咯替尼、来那替尼等为代表的口服酪氨酸激酶抑制剂，T-DM1以及不断上市的HER-2靶向药物，极大丰富了临床药物的可选择性。

伊尼妥单抗是中国首个自主研发的创新型抗HER-2大分子单抗，作为Fc段改构的创新型抗HER-2单抗，它与曲妥珠单抗具有相同的作用机制，与化疗联合可用于HER-2阳性复发转移乳腺癌的治疗。2022年HOPES研究一线亚组数据于*TBCR*杂志重磅发布，数据显示术后复发转移一线亚组数据与曲妥珠单抗一线治疗HER-2阳性转移性乳腺癌历史研究的疗效和安全性数据相当。基于此，伊尼妥单抗在2022版CSCO乳腺癌诊疗指南中被列为HER-2＋晚期乳腺癌H敏感患者抗HER-2治疗的I级推荐用药。在该患者的治疗中，我们看到对曲妥珠单抗和小分子TKI药物耐药的患者，若TDM-1药物不可及，伊尼妥单抗是个很好的选择。

乳腺癌中最容易发生脑转移的分子分型是HER阳性乳腺癌。这可能是因为越来越多的抗HER-2

靶向药物的使用,使得HER-2阳性乳腺癌系统治疗越来越有效,存活时间逐渐延长,使得更多的脑转移有了暴露的机会,同时HER-2阳性乳腺癌也可以通过下游靶点提升脑种植能力。

既往由于治疗手段匮乏,治疗效果欠佳,一旦患者出现脑转移,往往预示着OS缩短。目前,建议对脑转移患者进行乳腺癌脑转移预后评分(BrGPA),GPA评分被认为是最佳的预后工具。常用的有RTOG预后评分(包括KPS评分、分子分型和患者年龄三个指标)以及在此基础上增加脑转移灶数目的MDACC评分。如果RTOG评分为3.5~4.0分,那么认为总生存期可以达到25.3个月。该患者RTOG评分为4分。我们应该通过系统评分对患者预后进行评估,制定个体化治疗策略。

关于脑转移灶的治疗,无论是ASCO指南还是CSCO指南,都建议在充分评估全身情况的前提下,优先针对脑转移灶进行手术和放疗。脑转移灶数目有限,且颅外控制好的,建议立体定向放疗或手术;颅外控制差或弥散的病灶,建议全脑放疗。目前很多研究已经在尝试改变治疗顺序和调整治疗策略,比如HER-2 CLIMB纳入无须紧急处理的新发脑转移患者是一种信号:出现脑转移,不一定首选放疗或者手术,药物治疗同样可以获得良好的预后,同时适当延迟放疗或手术的介入,推迟局部治疗不良反应的出现。CSCO指南建议:对于脑转移灶数目有限且无症状的HER-2阳性患者,可以先给予全身药物治疗。

ESMO指南和ABC指南都建议对脑转移灶进行活检,并进行生物标志物分析。脑转移灶形成过程中也会发生基因突变和表型的变化,16%~22%的HER-2阴性脑转移灶会转变为*HER-2*扩增或突变,50%的脑转移患者发生激素受体表达缺失,所以有专家建议对脑转移灶进行活检,但是目前国内多数医院技术层面上较难执行。

乳腺癌脑转移不再是生命终止的预示,而是疾病的历程。

参 考 文 献

[1] WATASE C,SHIINO S,SHIMOI T,et al. Breast cancer brain metastasis-overview of disease state,treatment options and future perspectives[J]. Cancers,2021,13(5):1078.

[2] KOTECHA R,TONSE R,RUBENS M,et al. Systematic review and meta-analysis of breast cancer brain metastasis and primary tumor receptor expression discordance[J]. Neuro-oncology advances,2021,3(1):1-12.

[3] HKACKSHAW M D,DANYSH H E,HENDERSON M,et al. Prognostic factors of brain metastasis and survival among HER-2-positive metastatic breast cancer patients:a systematic literature review[J]. BMC cancer,2021,21(1):1-16.

[4] MARTINEZ-SAEZ O,PRAT A. Current and future management of HER-2-positive metastatic breast cancer[J]. JCO oncology practice,2021,17(10):594-604.

[5] TARANTINO P,PRAT A,CORTES J,et al. Third-line treatment of HER-2-positive advanced breast cancer:from no standard to a Pandora's box[J]. Biochimica et Biophysica Acta (BBA)-Reviews on Cancer,2021,1875(1):188487.

[6] ZHANG X,CHEN J,WENG Z,et al. A new anti-HER-2 antibody that enhances the anti-tumor efficacy of trastuzumab and pertuzumab with a distinct mechanism of action [J]. Molecular Immunology,2020,119:48-58.

[7] GRADISHAR W J,MORAN M S,ABRAHAM J,et al. NCCN guidelines insights:Breast cancer,version 4.2021:Featured updates to the NCCN guidelines[J]. Journal of the National Comprehensive Cancer Network,2021,19(5):484-493.

[8] KORDE L A,SOMERFIELDM R,CAREY L A,et al. Neoadjuvant chemotherapy,endocrine therapy,and targeted therapy for breast cancer:ASCO guideline[J]. Journal of clinical oncology:official journal of the American Society of Clinical Oncology, 2021,39(13):1485-1505.

（胡婷　程晶　姚静）

第六章　淋巴瘤多学科诊疗病例

病例1： 一例难治性血管免疫母细胞性T细胞淋巴瘤合并Evans综合征患者的全程管理

（一）病例简介

基本信息：患者，女性，49岁。

主诉：发现颈部包块半个月余。

现病史：2014-07无意间发现双侧颈部多发包块，进行性增大，伴胸闷、盗汗，无发热、鼻塞、咳嗽等不适。患者于当地医院行颈部CT：双侧颈部多发肿大淋巴结。于2014-08-07就诊我院。

既往史及家族史：高血压病史多年，口服硝苯地平缓释片（Ⅱ）降压，血压控制可，无其他特殊病史。

体检阳性体征与重要阴性体征：ECOG PS评分为1分，右侧扁桃体2度肥大，左侧扁桃体3度肥大，双侧颈部可触及多个肿大淋巴结，右侧为主，右侧颈部融合淋巴结直径约为8cm，质韧。双侧腋窝、腹股沟可触及多个直径约2cm的肿大淋巴结，质韧，无红肿，无压痛。腹平软，肝脾肋下未及明显肿大。

主要辅助检查：

2014-08-11鼻咽＋颈部增强CT：①鼻咽部软组织增厚；②双侧腭扁桃体肥大；③双侧腮腺旁、颌下、咽旁、颈部、锁骨上窝可见多发肿大淋巴结，部分融合，较大一个约为23.9mm×32.1mm。

2014-08-11颈部淋巴结活检，病理：血管免疫母细胞性T细胞淋巴瘤（angioimmunoblastic T-cell lymphoma，AITL）。免疫组化染色：癌细胞CD3（＋），CD20（－），CD10（＋），BCL-6（＋），CXCL13（＋），PD-1（＋），CD21（不规则FDC网＋），KI-67（30％），CD30（－），LMP1（－），MUM1（－），淋巴结内见大量免疫母细胞增生，Kappa及Lambda染色为多克隆性。原位杂交检测EB病毒：ERBR（＋）。

2014-08-12 PET-CT：双侧腮腺、双侧颈部、双侧锁骨上下区、双侧腋窝、胸骨旁、纵隔内、右侧心膈角区、腹腔内肝门区、十二指肠旁、腹膜后区腹主动脉旁及髂动脉旁、盆腔内、双侧滑车及双侧腹股沟区多发肿大淋巴结，代谢异常增高；脾大伴代谢异常增高；鼻咽部代谢异常增高；扁桃体肥大伴代谢异常增高，以上考虑淋巴瘤浸润可能；双侧胸腔积液；心包积液；盆腔积液。全身探测其他部位未见明显恶性肿瘤浸润征象。（图6-1）

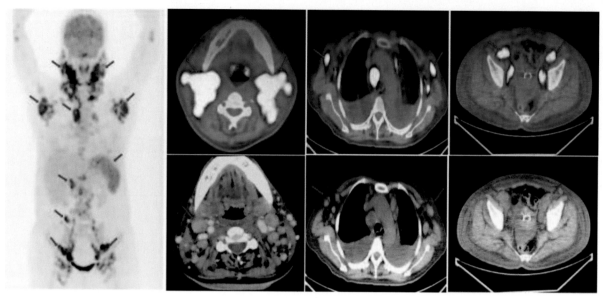

图6-1　全身PET-CT图像

注:红色箭头示全身多发浸润灶。

2014-08-26骨髓细胞学:髓象粒系比值增高,外周血嗜酸性粒细胞比值增高,请结合临床。

2014-08-26骨髓活检:未见明显肿瘤细胞浸润。

诊断:①血管免疫母细胞性T细胞淋巴瘤ⅣBS期,侵及颈部、腋窝、纵隔、腹膜后、髂血管旁、腹股沟、滑车淋巴结、鼻咽、扁桃体、双侧腮腺、脾。②多浆膜腔积液。

(二) 病例讨论

1. 首次MDT讨论

讨论时间:2014-08-13。

讨论科室:肿瘤科、影像科、病理科。

讨论意见:患者目前病理诊断明确,综合PET-CT及骨髓穿刺活检已明确分期,拟行CHOP(环磷酰胺、阿霉素、长春新碱和泼尼松)方案化疗,并密切观察患者病情变化。

执行情况及治疗结局:

2014-08-22及2014-10-01行2个周期CHOP方案化疗,化疗后体检发现患者颈部淋巴结缩小,但是化疗后第17天再次增大,并出现Ⅳ度骨髓抑制,主要以Ⅳ度白细胞减少和血小板减少为主,白细胞和血小板恢复后,患者出现红细胞及血红蛋白进行性快速下降。Coombs试验提示温抗体型自身免疫性溶血性贫血,遂用人免疫球蛋白及氢化可的松,治疗后恢复。于2014-10-26行R-GEMOX(利妥昔单抗＋吉西他滨＋奥沙利铂)方案化疗1个周期,化疗后颈部包块缩小,但化疗后第11天颈部包块再次明显快速增大,伴呼吸困难进行性加重。

2. 第二次MDT讨论

讨论时间: 2014-11-06。

讨论科室: 肿瘤科、血液科、影像科。

讨论意见: 患者对化疗的反应提示为难治性AITL,目前合并自身免疫性溶血性贫血。鉴于前2个周期CHOP方案有效,现拟更换为ECHOP(依托泊苷＋环磷酰胺＋阿霉素＋长春新碱＋泼尼松)方案化疗,必要时对于颈部包块给予局部放疗以减轻局部压迫症状。

执行情况及治疗结局:

2014-11-07至2014-11-25行2个周期ECHOP方案化疗,化疗有效,但化疗间歇期颈部包块再次增大,遂改行ECHOP＋来那度胺治疗3个周期,并给予同步放疗,靶区:腮腺、双侧颈部淋巴结、锁骨上/下淋巴结、双侧腋窝淋巴结,PTV 50Gy/25F。治疗结束时,疗效评价为CR。后给予患者来那度胺及强的松维持治疗。12个月后,患者于2016-06因再次出现进行性血红蛋白下降返院,并在15天后出现进行性血小板下降,血红蛋白最低达46g/L,血小板最低达15×10⁹/L,直接Coombs试验为强阳性,血小板相关IgG明显增高,间接胆红素及乳酸脱氢酶明显增高,骨髓活检未见明显肿瘤细胞浸润。PET-CT提示患者双侧颈部、腹股沟区淋巴结增大,代谢异常增高;脾大,代谢弥漫性增高;脾门区、肝门区、胰头旁、腹膜后、髂血管旁多发淋巴结肿大,代谢异常增高;多发胸腰椎、骨盆及双侧股骨代谢异常增高,上述考虑为恶性淋巴瘤复发,病情较前进展。(图6-2)

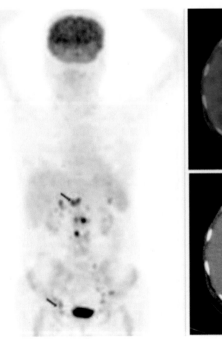
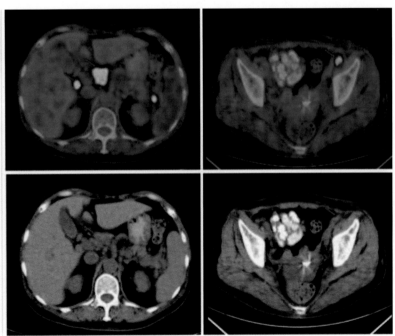

图6-2　全身PET-CT图像

注:红色箭头示全身多发浸润灶。

3. 第三次MDT讨论

讨论时间: 2016-06-25。

讨论科室：肿瘤科、血液科、病理科、影像科。

讨论意见：鉴于患者1年前有难治性AITL病史，出现进行性加重的贫血、血小板减少、Coombs试验为强阳性等，诊断考虑难治性AITL合并Evans综合征，建议行肿大淋巴结再次活检以明确诊断，同时给予抗肿瘤、免疫球蛋白、糖皮质激素、免疫调节剂等对症支持治疗。

执行情况及治疗结局：

给予患者免疫球蛋白、泼尼松、输注洗涤红细胞及血小板治疗5天后疗效仍不佳，贫血及血小板减少仍进行性加重。患者因血小板减少，出血风险大，故而未行肿大淋巴结再次活检。考虑患者AITL病史、体能状态、对抗肿瘤治疗的反应和耐受性，为兼顾治疗恶性淋巴瘤及Evans综合征，我们给予患者西达本胺＋环孢素治疗。1周后，患者直接Coombs试验为弱阳性，贫血和血小板减少较前改善。3个月后，血红蛋白、血小板、直接Coombs试验及血小板相关IgG恢复正常，血小板及血红蛋白变化见图6-3，CT增强扫描提示肿大淋巴结明显缩小，疗效评价为CR。后继续给予患者西达本胺维持治疗，每3个月随访一次，患者至今仍维持CR，截至2022-05，总生存期为93个月。

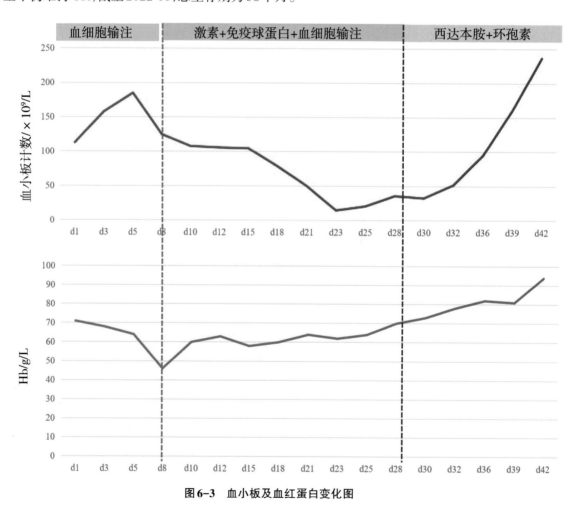

图6-3 血小板及血红蛋白变化图

（三）病例点评

AITL预后不良，5年总生存率仅为30%。对一线化疗耐药或短期缓解后疾病进展的难治性AITL患者，预后差，尚缺乏规范的治疗方法，建议患者参加新药临床研究。本例患者对一线化疗耐药时，来那度胺联合ECHOP方案化疗改善了患者的疗效，为患者争取了行颈部包块局部放疗以改善呼吸困难症状的时机。该病例还提示，对于常规化疗耐药的恶性淋巴瘤患者，局部姑息性放疗有望改善局部症状，达到较好的局部控制。

AITL患者多表现为自身免疫性溶血性贫血、多克隆高丙种球蛋白血症和Evans综合征，具体机制尚不清楚。一项回顾性临床研究表明，在77例AITL患者中，自身免疫性溶血性贫血占19%，免疫性血小板减少占7%，Evans综合征占2%，冷凝集素溶血占9%。此外，所有复发性自身免疫性溶血性贫血的患者通常会同时出现AITL复发。而在自身免疫性溶血性贫血治疗上疗效不佳的AITL患者往往在AITL治疗上疗效也差，预后不良。

Evans综合征是自身免疫性溶血性贫血，伴有血小板减少，并能引起紫癜等出血性倾向的一种病症。该病的特点是自身抗体的存在导致红细胞以及血小板的破坏过多，造成溶血性贫血以及血小板减少性紫癜。病因可分为原发性、继发性两种。目前，对于Evans综合征没有标准的治疗方法。考虑到类固醇具有抑制巨噬细胞清除血小板和红细胞的能力，目前推荐将免疫球蛋白与类固醇作为严重血小板减少患者的一线治疗。但是，本例患者对包含泼尼松和免疫球蛋白的一线治疗疗效不佳，且该患者发生难治性Evans综合征的主要原因可能与原发病AITL未控制有关。故而二线治疗方案上兼顾了AITL和Evans综合征的治疗，在恶性淋巴瘤得到控制的同时，Evans综合征也明显好转。

总之，难治性/复发性AITL合并Evans综合征是一种罕见的疾病，预后差。个体化治疗方案应根据患者既往治疗情况及疗效、患者体能状态，并结合医生的临床经验制定，密切关注患者治疗期间的病情变化。西达本胺和环孢素联合治疗难治性AITL合并Evans综合征可能是一种有效且安全的治疗方案，未来需要更多的临床研究以确定其有效性和安全性。

参 考 文 献

[1] ARMITAGE J O. The aggressive peripheral T-cell lymphomas:2017[J]. American journal of hematology,2017,92(7):706-715.

[2] MOSKOWITZ A J. Practical treatment approach for angioimmunoblastic T-cell lymphoma[J]. Journal of oncology practice,2019,15(3):137-143.

[3] HANSEN D L,MOLLER S,ANDERSEN K,et al. Evans syndrome in adults - incidence,prevalence, and survival in a nationwide cohort[J]. American journal of hematology,2019,94(10):

1081-1090.

[4] JAIME-PEREZ J C,AGUILAR-CALDERON P E,SALAZAR-CAVAZOS L,et al. Evans syndrome:clinical perspectives, biological insights and treatment modalities[J]. Journal of blood medicine,2018,9:171-184.

[5] SHI Y,DONG M,HONG X,et al. Results from a multicenter,open-label,pivotal phase II study of chidamide in relapsed or refractory peripheral T-cell lymphoma[J]. Annals of oncology:official journal of the European Society for Medical Oncology,2015,26 (8):1766-1771.

（朱芳　张利玲）

病例2：一例难治性原发中枢神经系统淋巴瘤患者的全程管理

（一）病例简介

基本信息：患者，男性，58岁。

主诉：确诊原发眼内淋巴瘤1年余，发现左额叶占位1周。

现病史：患者于2014年无明显诱因出现右眼分泌物增多，伴视力下降，呈进行性加重，无头晕、头痛等不适。患者2016-07于外院眼科行右眼玻璃体切割术，术中见前段玻璃体灰白、浑浊，有膜样及灰白色颗粒。术后病理：结合临床，淋巴瘤不排除。术后向右眼玻璃体腔内注射氨甲蝶呤6次，每次0.4g，后定期随访。患者于2018-01复查脑部MRI：左额叶多发病灶，大者截面约为22mm×15mm，符合淋巴瘤浸润，见图6-4，遂于2018-01-15来我院就诊。

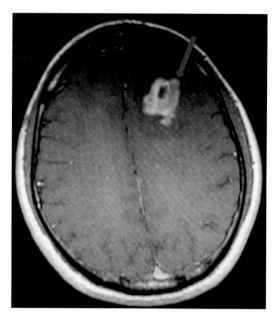

图6-4　脑部MRI图像

注：红色箭头示脑部病灶。

既往史及家族史: 无特殊。

体检阳性体征与重要阴性体征: ECOG PS评分为1分,生命体征平稳,无特殊阳性体征。

主要辅助检查:

2018-01 PET-CT:右眼未见明显肿瘤征象;左侧额叶结节状高代谢病灶,考虑淋巴瘤浸润。

诊断: 原发眼内淋巴瘤治疗后进展。

(二) 病例讨论

1. 首次MDT讨论

讨论时间: 2018-01-18。

讨论科室: 肿瘤科、神经外科、眼科、影像科、病理科。

讨论意见: 根据患者2016年右眼玻璃体切割术术中描述及术后病理,考虑原发眼内淋巴瘤可能性大。因原发眼内淋巴瘤为原发中枢神经系统淋巴瘤的一种罕见亚型,故而建议会诊2016年手术标本。患者目前额叶病灶可于脑外科行立体定向穿刺活检以明确诊断,再行专科治疗。

执行情况及治疗结局:

2018-01-30于我院神经外科行立体定向穿刺活检,术中见左额叶穿刺组织呈鱼肉样质稍韧肿瘤,术中快检回报为恶性肿瘤。术后病理:(左额叶穿刺组织)CD5阳性的弥漫大B细胞淋巴瘤。免疫组化染色:癌细胞CD20(+),CD3(-),CD5(+),CD10(-),BCL-6(-),MUM1(+),BCL-2(+),C-MYC(+,70%),P53(弱+,80%),IgM(+),FOXP1(+),CD21(-),CD30(-),CyclinD1(-),KI-67(90%)。原位杂交检测EB病毒:EBER(-)。同时患者2016年外院手术病理标本会诊提示:右眼玻璃体液涂片,见恶性肿瘤细胞,倾向于淋巴瘤,其中非霍奇金弥漫大B细胞淋巴瘤或者间变性大细胞淋巴瘤可能性高。

2. 第二次MDT讨论

讨论时间: 2018-02-13。

讨论科室: 肿瘤科、血液科、病理科、影像科。

讨论意见: 综合患者病史、2016年右眼玻璃体病理结果、2018年左额叶病灶穿刺活检病理结果、影像学结果,明确诊断为原发眼内淋巴瘤治疗后进展。原发眼内淋巴瘤为原发中枢神经系统淋巴瘤的一个少见特殊类型,一线治疗仍采用以大剂量氨甲蝶呤为基础的化疗方案,并以全脑放疗或者自体干细胞移植作为巩固治疗。

执行情况及治疗结局:

2018-02至2018-05行6个周期利妥昔单抗＋替莫唑胺＋大剂量氨甲蝶呤化疗,2个周期及4个周期化疗后疗效评价为CR,遂于6个周期化疗后转血液科行自体干细胞移植前准备。于2018-06行利妥昔单抗＋阿糖胞苷化疗。并于2018-07行造血干细胞采集,拟行自体干细胞移植。但移植前复查脑部MRI:颅内病灶较前进展,见图6-5。遂终止自体干细胞移植,于肿瘤科继续治疗。

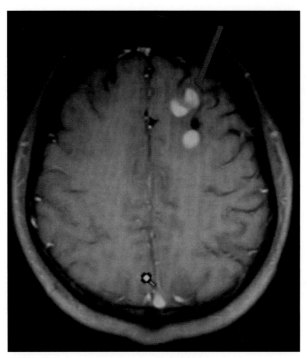

图6-5　脑部MRI图像

注:红色箭头示脑部病灶。

3. 第三次MDT讨论

讨论时间:2018-12-20。

讨论科室:肿瘤科、血液科、影像科。

讨论意见:患者在一线化疗期间肿瘤逐渐消退,但在大剂量氨甲蝶呤化疗停止2个月后,左侧额叶病灶明显增大,提示患者为难治性原发中枢神经系统淋巴瘤,且对大剂量氨甲蝶呤不敏感。二线治疗可采用培美曲塞、拓扑替康等药物化疗或全脑放疗。

执行情况及治疗结局:

患者拒绝行全脑放疗,遂于2018-07及2018-08行培美曲塞＋脂质体阿霉素二线化疗,疗效评价为SD。再次建议患者行全脑放疗,患者仍拒绝,遂行左额叶病灶局部放疗CTV 46Gy/23F,并加用BTK抑制剂伊布替尼口服。放疗结束时,疗效评价为CR,见图6-6。后口服伊布替尼维持治疗,截至2023-07仍维持完全缓解。

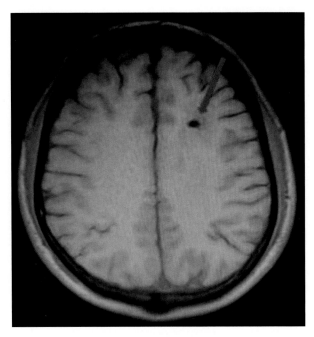

图6-6 脑部MRI图像

注:红色箭头示脑部病灶。

(三) 病例点评

原发眼内淋巴瘤(primary intraocular lymphoma,PIOL)是一类罕见的以眼部为首发症状、大B细胞为主的恶性淋巴瘤,为原发中枢神经系统淋巴瘤(primary central nervous system lymphoma,PCNSL)的一个少见亚型。原发眼内淋巴瘤仅局限于眼部,常累及玻璃体、视网膜、葡萄膜,未出现脑及脑脊液受累。患者可表现为视物模糊、悬浮物,多不影响视觉敏感度,可伴畏光、异物感,易误诊为葡萄膜炎、玻璃体炎、血管炎等,表现为伪装综合征,因为患者症状不典型,获取病理组织较困难,故而平均确诊时间约为20个月。临床诊断主要根据患者临床表现、细胞病理、免疫组化、房水/玻璃体液的IL-10/IL-6、玻璃体基因重排、玻璃体液免疫分型等综合判断。平均随访29个月后,60%~85%的PIOL患者会出现中枢神经系统浸润。

目前以大剂量氨甲蝶呤为基础的综合治疗是初诊PCNSL患者的首选一线治疗方案,方案选择尚无最佳推荐,可根据患者年龄、器官功能状态选择不同的联合药物。RTOG 0227临床研究探索了利妥昔单抗+大剂量氨甲蝶呤+替莫唑胺化疗后全脑放疗,后以替莫唑胺维持治疗在PCNSL中的疗效及安全性,研究结果显示2年OS为80.8%,2年PFS为63.6%。本例患者的一线治疗采用了利妥昔单抗+大剂量氨甲蝶呤+替莫唑胺方案化疗,疗效评价达到了CR。但患者很快出现复发,考虑为难治性PCNSL。

10%~15%的PCNSL患者为原发耐药,近50%的患者可能在2年内复发,复发/难治性PCNSL患者无标准治疗方案,故而预后较差。挽救方案的选择需要根据患者前期治疗方案、复发时间、患者年龄等综合判断,以大剂量氨甲蝶呤为基础的化疗方案、培美曲塞、拓扑替康、替莫唑胺、全脑放疗均可以作为二线治疗选择。近年来,对于复发/难治性PCNSL患者,新药的临床研究主要集中于4个方面:BCR信号途径、PI3K信号途径、肿瘤微环境免疫调节剂、免疫检查点抑制剂,但因PCNSL病例数较少,故而目前的研究结果大多来自小样本临床研究。

借鉴本例患者的一线治疗方案，二线治疗时予患者培美曲塞联合脂质体阿霉素，但疗效不佳。建议患者全脑放疗，但患者坚持拒绝接受全脑放疗，遂行局灶放疗。鉴于PCNSL为嗜血管性沿血管周围生长模式及沿神经根及脑白质浸润脑膜间隙生长模式，建议患者加上BTK抑制剂伊布替尼以避免放疗野外复发，取得了较好的疗效和长期生存。虽然患者通过局部放疗及BTK抑制剂维持治疗后取得了较好疗效，但复发/难治性PCNSL的治疗方案尚需更大样本临床研究进一步探索。

参 考 文 献

[1] MANDEEP SS, HEMAL M, ANDREW JS, et al. Primary intraocular lymphoma[J]. Surv Ophthalmol, 2014, 59(5):503-516.

[2] KOJI K, TSUTOMU S, TOSHIKATSU K, et al. Atypical presentation of primary intraocular lymphoma[J]. BMC Ophthalmol, 2016, 3, 16(1):171.

[3] CHRISTOPHER PF, ELIZABETH HP, JEFFERY S, et al. Guidelines for the diagnosis and management of primary central nervous system diffuse large B-cell lymphoma[J]. Br J Haematol, 2019, 184(3):348-363.

[4] MICHELLE MK, BOUTHAINA SD, JEFFREY M, et al. Survival outcomes of primary intraocular lymphoma:a single-institution experience[J]. Am J Clin Oncol, 2016, 39(2):109-113.

[5] SOUSSAIN C, CHOQUET S, BLONSKI M, et al. Ibrutinib monotherapy for relapse or refractory primary CNS lymphoma and primary vitreoretinal lymphoma:final analysis of the phase Ⅱ "proof-of-concept" iLOC study by the Lymphoma study association (LYSA) and the French oculo-cerebral lymphoma (LOC) network[J]. Eur J Cancer, 2019, 117:121-130.

（朱芳　张利玲）

病例3：一例原发纵隔大B细胞淋巴瘤患者的全程管理

（一）病例简介

基本信息：患者，男性，27岁。

主诉：面颈部肿胀伴胸闷近1个月。

现病史：患者于2019-10开始出现面颈部水肿，伴平卧时胸闷，无胸痛、咳嗽，无发热、咯血。2019-10-30胸部CT：前上纵隔肿块，考虑胸腺瘤可能性大，伴双肺上叶、上腔静脉、心包以及胸膜受侵（心包少量积液以及右侧胸腔少量积液）。于我院行纵隔占位穿刺活检，病理：（纵隔穿刺活检组织）原发纵隔大B细胞淋巴瘤。免疫组化染色:中等偏大细胞区域CD20(＋),CD19(＋),CD22(＋),LCA(＋),PAX-5(＋),CD3(－),CD21(弱＋),CD23(＋),CD30(＋),CD15(－),CD10(－),BCL-6(－),BCL-2(＋),MUM1(－),CyclinD1(－),IgD(－),CD43(－),TdT(－),PCK(－),SALL4(－),KI-67(约50%)。原位杂交检测EB病毒:EBER(－)。

既往史及家族史:无特殊。

体检阳性体征与重要阴性体征:ECOG PS评分为1分,面颈部及上肢肿胀,前胸部皮下静脉曲张,右颈静脉怒张,颈部、腋窝、腹股沟未触及肿大淋巴结,腹部未触及明显包块,双下肢无水肿。

主要辅助检查:

实验室检查:WBC 5.93×10⁹/L,Hb 117g/L↓,PLT 445×10⁹/L↑,LDH 339U/L↑,ALB 36.7g/L,EBV-DNA＜400copies/ml,ESR 72mm/h↑,β2-微球蛋白 2.6mg/L,HIV(－),HBs-Ag(－)。

骨髓细胞学及免疫分型:未见明显异常。

2019-11-26 PET-CT:前纵隔软组织肿块,代谢异常增高;纵隔4R区肿大淋巴结,代谢增高。以上符合恶性肿瘤性病变浸润征象。双侧颈部及腹膜后小淋巴结,代谢不高,建议随访观察。颈胸部皮下水肿。右侧胸腔少量积液。心包微量积液。脾稍大,代谢不高,请结合临床。(图6-7)

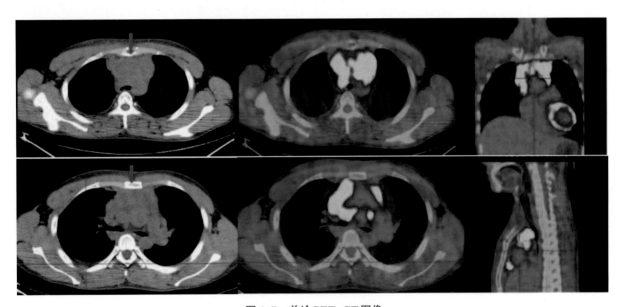

图6-7　首诊PET-CT图像

注:红色箭头示前纵隔病灶。

诊断:原发纵隔大B细胞淋巴瘤I期 IPI1分,上腔静脉压迫综合征,胸腔积液,心包积液。

(二) 病例讨论

1. 首次MDT讨论

讨论时间:2019-11-26。

讨论科室：肿瘤科、胸外科、病理科、核医学科、影像科。

讨论意见：该患者临床表现为纵隔大包块，免疫组化染色示CD23（＋），病理诊断为原发纵隔大B细胞淋巴瘤。该病通常表现为纵隔大肿块，累及周围纵隔组织，外科手术没有明确指征。治疗上以全身治疗为主，考虑患者为年轻男性，建议免疫联合化疗，根据NCCN指南，优选R-DA-EPOCH（利妥昔单抗＋依托泊苷＋长春新碱＋表柔比星＋环磷酰胺＋泼尼松）方案。

执行情况及治疗结局：

2019-11-27至2020-01-12完成3个周期R-DA-EPOCH方案化疗，其间予以下肢输液，每次化疗后均出现Ⅳ度骨髓抑制并粒细胞缺乏性发热，予以积极升白细胞、升血小板及抗感染等支持治疗。第1周期治疗间歇期髂静脉血栓形成，予以抗凝治疗后血栓消失。2个周期化疗后复查颈胸腹盆增强CT，疗效评价为PR。（图6-8）

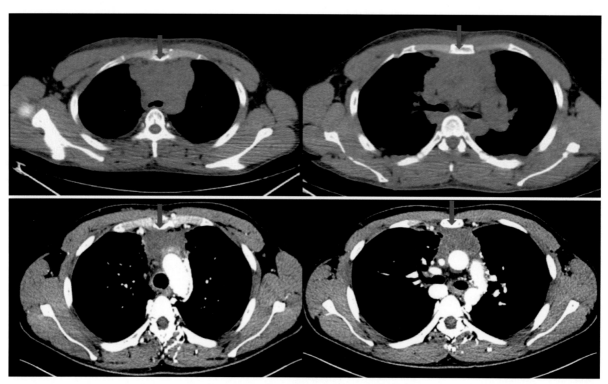

图6-8　首程治疗2个周期前后肺部增强CT图像

注：红色箭头示前纵隔病灶。第一排的检查时间为2019-11-26，第二排的检查时间为2020-01-10。

2020-01-12患者开始第3周期R-DA-EPOCH化疗，化疗后予以预防性长效升白细胞治疗。2020-01-19开始发热，最高为38.6℃，无其他症状。复查肺部CT未见感染病灶，经验性全覆盖抗感染治疗：美罗培南＋利奈唑胺＋更昔洛韦。2020-01-22开始加用泊沙康唑＋奥司他韦。其间查甲流病毒、乙流病毒、呼吸道合胞病毒均阴性。血呼吸道五项病原体抗体：肺炎支原体IgM弱阳性，余阴性。病毒全套：血柯萨奇病毒B5 IgM弱阳性，肠道病毒RNA阳性。2020-01-22至2020-01-26监测白细胞，均＜1.0×10^9/L，体温波动于37.3～38.0℃。2020-01-26停用美罗培南和利奈唑胺，予以替加环素＋头孢哌酮舒巴坦，继续泊沙康唑及阿奇霉素混悬剂口服。

2020-01-27患者体温升高至38.4℃,出现咽痛及恶心、呕吐症状。2020-01-27复查肺部CT:双肺散在结节影,斑片影,边缘模糊,较前新发,考虑感染性病变,建议治疗后复查;双侧胸腔积液,双肺节段性不张,较前新发。双肺上叶前段纵隔旁磨玻璃影范围增加。双肺尖间隔性肺气肿,前上纵隔占位,考虑淋巴瘤。(图6-9)申请院内专家组会诊,考虑不排除混合感染可能,建议申请新型冠状病毒核酸检测。2020-01-29咽拭子采样。2020-01-30结果显示新型冠状病毒核酸阳性,立即转至定点医院治疗新型冠状病毒感染。

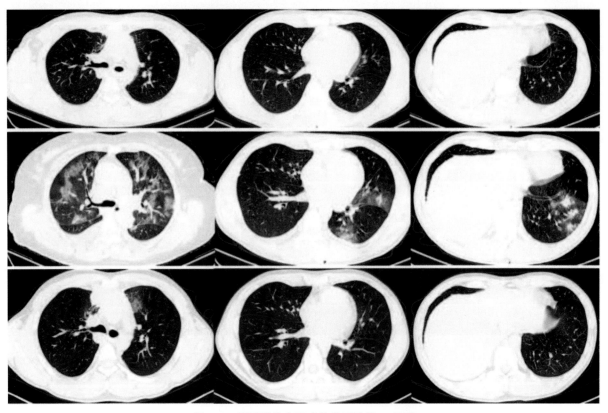

图6-9 新型冠状病毒感染前后肺部CT图像

注:第一排至第三排检查时间依次为2020-01-19、2020-01-27、2020-03-30。

2020-03-27患者返回我院继续行淋巴瘤专科治疗,复查胸部CT提示肺部感染病灶吸收好转(图6-9),新型冠状病毒核酸阴性。2020-03-23查新型冠状病毒IgG抗体阳性,同时纵隔淋巴瘤体积较前增大。(图6-10)

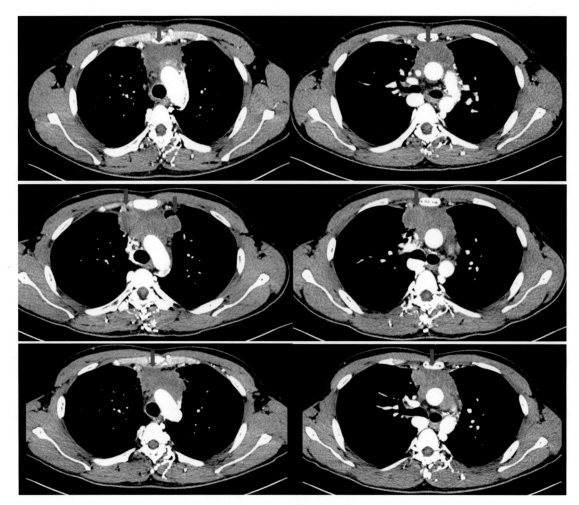

图6-10　首程治疗5个周期前后增强CT图像

注:红色箭头示前纵隔病灶。第一排至第三排检查时间依次为2020-01-10、2020-03-30、2020-05-25。

2. 第二次MDT讨论

讨论时间:2020-04-02。

讨论科室:肿瘤科、感染科、呼吸内科、影像科、检验科。

讨论意见:胸部CT提示肺部感染病灶吸收好转,新型冠状病毒核酸阴性,考虑新型冠状病毒感染已治愈。新型冠状病毒感染在当时作为一个新出现的疾病还存在很多未知的可能性,例如患者会不会复阳?感染后患者的免疫功能有没有受到影响?而且既往患者接受R-DA-EPOCH化疗后副反应严重,患者也表示经济负担重,综合以上考虑,建议降低免疫化疗强度,予以RCHOP(利妥昔单抗+环磷酰胺+阿霉素+长春新碱+泼尼松)方案,拟化疗后补充局部放疗。

执行情况及治疗结局:

患者于2020-04-04至2020-05-27完成3个周期RCHOP化疗,耐受可,后2个周期加用来那度胺口服。5个周期化疗后疗效评价为PR(图6-10)。于2020-06-24开始行纵隔放疗,PTV 50Gy/25F,其间继续口服来那度胺治疗,出现Ⅲ度白细胞减少。放疗结束后院外继续口服来那度胺至2020-08。

2020-11患者返院复查,PET-CT提示前中下纵隔软组织包绕胸骨,代谢明显升高,考虑疾病进展(图

6-11）。经过充分沟通,患者于2020-11-09签署"一项评价泊洛妥珠单抗-MMAE偶联物与苯达莫司汀和利妥昔单抗联合治疗与苯达莫司汀和利妥昔单抗治疗相比在复发难治性弥漫性大B细胞淋巴瘤中国患者中有效性和安全性的Ⅲ期、多中心、随机、双盲、安慰剂对照研究"(方案编号:YO41543)知情同意书,2020-11开始行3个周期泊洛妥珠单抗-MMAE偶联物/安慰剂＋苯达莫司汀和利妥昔单抗方案治疗,耐受可。3个周期化疗后复查PET-CT提示疾病进展(图6-11)。

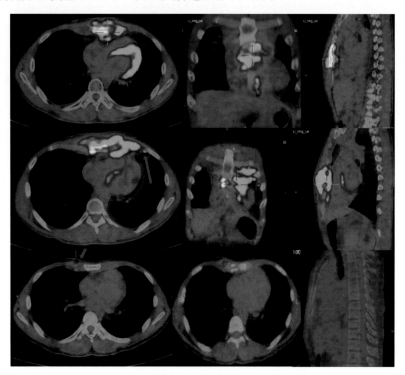

图6-11　二线、三线治疗前后PET-CT图像

注:红色箭头示前纵隔病灶。第一排至第三排检查时间依次为2020-11-05、2021-01-13、2021-06-18。

3. 第三次MDT讨论

讨论时间:2021-01-27。

讨论科室:肿瘤科、血液科、胸外科、影像科。

讨论意见:患者经过二线治疗后疾病进展,需要行挽救方案治疗,获得缓解后可以造血干细胞移植作为巩固治疗手段。考虑到PD-1单抗对原发纵隔大B细胞淋巴瘤的疗效较好,选择PD-1单抗联合ICE(异环磷酰胺＋卡铂＋依托泊苷)方案治疗。可考虑对残留病灶进行局部巩固治疗。

执行情况及治疗结局:

于2021-01开始予以PD-1单抗＋ICE方案治疗4个周期。治疗过程中未发现明显免疫相关不良反应。2021-06-18复查PET-CT,疗效评价为PR,残留病灶为胸骨旁浅表皮肤软组织(图6-11)。建议患者行骨髓自体干细胞移植巩固,但患者拒绝骨髓自体干细胞移植。

2021-06-29开始行皮肤残留病灶电子线9MeV-E放疗,PTV 46Gy/23F,其间每3周行PD-1单抗维持治疗,截至2020-09,继续PD-1单抗维持治疗,无明显疾病进展及毒副反应。

（三）病例点评

患者为原发纵隔大B细胞淋巴瘤Ⅰ期IPI1分,首程治疗选择了强度较大的R-DA-EPOCH方案,中期评估为部分缓解。治疗期间患者感染了新型冠状病毒,出于对新发感染性疾病的慎重,适当降低了免疫化疗的强度,保证了患者的安全。患者经过二线治疗进展之后,适时引入免疫治疗药物PD-1单抗,最终取得了完全缓解,并维持完全缓解超过1年。需要注意的是,新型冠状病毒感染可能导致免疫系统的异常,在这一免疫背景下,使用免疫检查点抑制剂的安全性和疗效在当时并未得到验证。本例患者的治疗经验为后续新型冠状病毒感染合并肿瘤患者使用免疫检查点抑制剂提供了一定的参考。

放疗在原发纵隔大B细胞淋巴瘤的治疗中具有重要地位。R-DA-EPOCH方案后对持续存在的局部病灶进行放疗,或者RCHOP联合局部巩固放疗均是推荐的一线方案。在复发难治的淋巴瘤中,放疗是非常重要的治疗手段。本例患者一线治疗后进展,新发病灶位于原放射野外及放射野边缘,因此疾病进展的原因更可能为全身治疗的强度较低。在三线治疗后患者获得了部分缓解,仅胸骨旁皮肤软组织有少许残留高代谢病灶。这时采用局部电子线放疗,既能够控制疾病,又能够避免与PD-1单抗可能引起的间质性肺炎发生副反应重叠。

本例患者新型冠状病毒感染表现为轻症,经过治疗后痊愈。我们总结了该患者的多次新型冠状病毒抗体结果(表6-1),发现2020-03血液中可检测到IgG抗体,在使用了利妥昔单抗联合化疗后该抗体消失,停用利妥昔单抗治疗后,血液中再次检测到IgG抗体。可能原因是利妥昔单抗破坏B淋巴细胞,导致机体产生抗体的功能受损。

表6-1　新型冠状病毒感染后血清抗体变化情况

日期	2019nCV-IgM	2019nCV-IgG
2020-03-23	-	+
2020-03-30	+	-
2020-03-31	+	-
2020-04-01	-	-
2020-04-02	-	-
2020-04-06	-	-
2020-04-08	-	-
2020-05-02	-	-
2020-11-03	-	-
2020-11-19	-	-
2021-01-11	-	+
2021-01-27	-	弱+
2021-01-31	-	+
2021-02-02	-	+
2021-02-14	-	+
2021-02-23	-	+
2021-07-30	-	弱+

注:2020-03-30和2020-03-31的2次IgM检测阳性,定量稍高于正常值上限,考虑为结果偏差,而非二次感染。

已有多项研究报道，接种了2次新型冠状病毒疫苗的血液系统肿瘤患者无法产生保护性抗体，可能原因是疾病本身或者治疗的药物，尤其是利妥昔单抗对免疫功能的损伤。这一现象和本例患者的IgG抗体变化的趋势是一致的。这提示了血液系统恶性肿瘤患者在免疫化疗期间接种疫苗，很难产生保护性抗体。通常建议在免疫化疗结束6个月后再接种疫苗，才有可能产生保护性抗体。

参 考 文 献

[1] GIULINO-ROTH L. How I treat primary mediastinal B-cell lymphoma[J]. Blood,2018,132(8): 782-790.

[2] DUNLEAVY K,PITTALUGA S,MAEDA L S,et al. Dose-adjusted EPOCH-rituximab therapy in primary mediastinal B-cell lymphoma[J]. N Engl J Med,2013,368(15):1408-1416.

[3] MANDALA M,LORIGAN P,DE LUCA M,et al. SARS-CoV-2 infection and adverse events in patients with cancer receiving immune checkpoint inhibitors：an observational pro-spective study[J]. J Immunother Cancer,2021,9(2):e001694.

[4] LIM S H,CAMPBELL N,JOHNSON M,et al. Antibody responses after SARS-CoV-2 vaccination in patients with lymphoma[J]. Lancet Haematol,2021,8(8):e542-e544.

[5] RHA M S,JEONG H W,KO J H,et al. PD-1-expressing SARS-CoV-2-specific CD8(+) T cells are not exhausted,but functional in patients with COVID-19[J]. Immunity,2021,54(1):44-52, e3.

[6] CHANG A,AKHTAR A,LINDERMAN S L,et al. Humoral responses against SARS-CoV-2 and variants of concern after mRNA vaccines in patients with Non-Hodgkin lymphoma and chronic lymphocytic leukemia[J]. J Clin Oncol,2022:JC02200088.

（李秋慧　张利玲）

病例4：一例罕见的血液系统肿瘤——组织细胞肉瘤的全程管理

（一）病例简介

基本信息：患者，女性，19岁。

主诉：左侧颈部包块2个月，伴吞咽困难半个月。

现病史：患者于2017-09底无明显诱因发现左侧颈部包块，逐渐增大，随后出现咽部疼痛，其间间断低热，体温最高达38.2℃，盗汗明显，无咳嗽、咳痰、胸闷、气喘等症状。于2017-07外院就诊，发现左颈部肿块约为6cm×7cm，左扁桃体3度肥大。于2017-11-20在外院全麻下行咽部肿物活检，后经我院病理会诊确诊为组织细胞肉瘤。于2017-12-06来我院肿瘤科就诊。

既往史及家族史:无特殊。

体检阳性体征与重要阴性体征:左颈部肿块约为6cm×7cm,质硬;左侧软腭、咽部明显隆起,软腭散在溃烂,左扁桃体3度肥大、充血。

主要辅助检查:

病理学诊断:组织细胞肉瘤。肿瘤细胞呈多形性;胞浆丰富,呈嗜酸性,空泡状;细胞核呈卵圆形至不规则形状,核仁不同程度的浓染;肿瘤细胞大多表达CD68、CD163,部分表达S-100。

全身PET-CT:左侧咽旁间隙一巨大包块(6.4cm×4.4cm),咽腔受压变窄,左侧颈部多发肿大淋巴结,融合成团,较大者约为3.5cm×2.8cm。其余部位未见肿瘤征象。(图6-13)

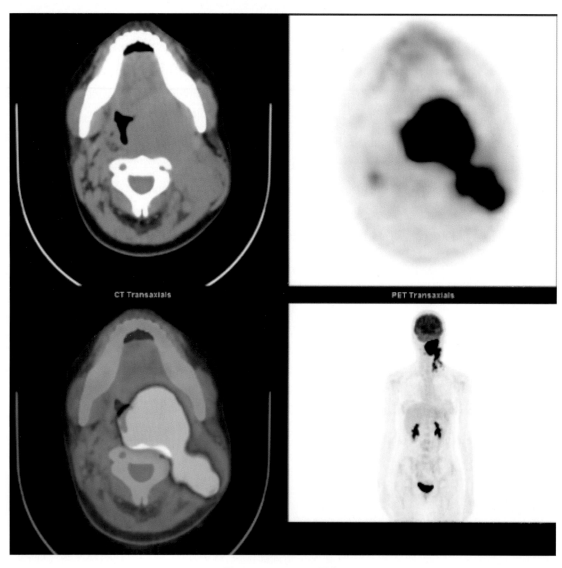

图6-13　PET-CT图像

诊断:组织细胞肉瘤。

（二）病例讨论

1. 首次MDT讨论

讨论时间：2017-12-05。

讨论科室：肿瘤科、耳鼻喉科、影像科、病理科。

讨论意见：因左侧咽旁间隙占位引起气道阻塞，行气管切开术保证患者呼吸道通畅。组织细胞肉瘤是一种罕见的血液系统肿瘤，目前尚无标准治疗方案，术后可行CHOEP方案化疗。

执行情况及治疗结局：

于我院耳鼻喉科行气管切开术，术后进行首次化疗。2017-12-08开始CHOEP方案化疗后肿块没有缩小，且由肿块压迫引起的咽部疼痛和吞咽困难反而加重。化疗后出现Ⅳ度白细胞减少，给予升白细胞处理并辅以对症支持治疗后好转。

2. 第二次MDT讨论

讨论时间：2017-12-15。

讨论科室：肿瘤科、耳鼻喉科、影像科。

讨论意见：患者对化疗不敏感，考虑到病变相对比较局限，建议行咽部及颈部放疗以缓解症状，并行基因检测，寻找靶向治疗药物。

执行情况及治疗结局：

2017-12-19开始对患者的咽部和颈部病灶进行放疗，行20Gy/10F照射后，病灶略有缩小（咽部肿块由6.0cm×4.4cm缩小至5.6cm×4.0cm；颈部肿块由3.5cm×2.8cm缩小至2.9cm×2.6cm）。同时对患者的肿瘤组织进行了二代基因测序，结果发现*MET*基因第14位外显子存在c.2888-1G＞T突变，*MAP2K1*基因的第3位外显子存在c.361T＞A（C121S）突变。研究显示，MEK抑制剂曲美替尼对有*MAP2K1*突变的组织细胞肉瘤患者有效。然而，曲美替尼2017年未在我国上市。另外，有报道称*MET*外显子跳跃性突变阳性的非小细胞肺癌患者对MET抑制剂克唑替尼敏感。在充分知情沟通后，该患者在20Gy/10F照射后开始服用克唑替尼。在总剂量60Gy/30F放疗和1个月的克唑替尼治疗后，疗效评价为部分缓解（PR），肿瘤病灶最大垂直径乘积之和下降了57%。放疗结束后，患者继续口服克唑替尼1个月，但肿瘤与1个月前相比没有明显变化。患者完成2个月的克唑替尼治疗后，因经济原因要求更换靶向治疗药物。

3. 第三次MDT讨论

讨论时间：2018-02-27。

讨论科室：肿瘤科、影像科、病理科。

讨论意见：为了寻找新的靶向治疗药物，我们对组织进行了包含更多基因的测序。结果显示，*DUSP2*基因第2位外显子存在c.410G＞A（G137D）突变，*HIST1H3B*基因的第1位外显子存在c.290G＞A（C97Y）突变，*GRIN2A*基因的13外显子存在c.3646A＞T（S1216C）突变。DUSP2和GRIN2A是RET通路上的重要分子，而伊马替尼是一种酪氨酸激酶抑制剂，可抑制RET、PDGFR等相关通路。有研究表明，伊马替尼在治疗一些组织细胞肉瘤中有效。此外,沙利度胺也被报道可用于组织细胞肉瘤的治疗。后续可予该患者伊马替尼及沙利度胺治疗。

执行情况及治疗结局:

2018-03患者开始接受伊马替尼(400mg/d)和沙利度胺(100mg/d)治疗。2个月后,与2018-03相比,肿瘤明显缩小,达到PR。4个月后,CT显示肿块几乎完全消退,达到完全缓解(图6-14)。患者继续服用伊马替尼和沙利度胺维持治疗2年。2022-01随访,在组织细胞肉瘤诊断49个月后,该患者仍然存活,且没有明显的肿瘤复发征象。

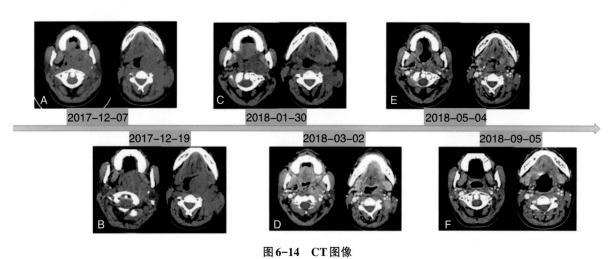

图6-14 CT图像

注:红色箭头示肿瘤病社

(三) 病例点评

组织细胞肉瘤是一种具有侵袭性的罕见血液系统肿瘤,对治疗反应欠佳,总体预后差。文献报道RAS/RAF/MAPK和PI3K/AKT/mTOR通路的活化在组织细胞肉瘤患者中较常见。已发表的病例报道显示,曲美替尼(MEK1/2抑制剂)、克唑替尼(MET和ALK抑制剂)和维莫非尼(BRAF抑制剂)等药物靶向RAS/RAF/MAPK通路,均在组织细胞肉瘤患者的治疗中展现出良好的疗效。Voruz等报道了一例有RAS/RAF/MAPK通路相关基因突变的组织细胞肉瘤患者在三线治疗失败后,接受曲美替尼治疗,疾病控制了5个月后出现进展。此后,该患者接受了伊马替尼治疗,3个月后CT检查发现了新病灶,宣告了伊马替尼治疗的失败。该患者后续还接受了PD-1抑制剂、来那度胺等治疗,在接受了七线治疗后患者因疾病进展去世,总生存期为20个月。Gounder等报道了一例有 *MAP2K1* 突变的进展期组织细胞肉瘤患者接受曲美替尼治疗后,达到2年多的无疾病生存。我国复旦大学肿瘤医院在2015年报道了一例仅有左颈淋巴结受累的局限期组织细胞肉瘤患者接受了4个周期CHOPE方案化疗后达到完全缓解,后接受了巩固放疗,在文章发表时患者已无病生存3年。

在我们报道的病例中,患者因咽旁及颈部的包块导致局部压迫症状明显,联合放疗与靶向治疗(克唑替尼)使患者在短时间内使病灶得到了明显的控制和症状缓解。经过2年伊马替尼联合沙利度胺治疗,患者获得了完全的、持久的疾病缓解。为了探讨伊马替尼联合沙利度胺治疗组织细胞肉瘤的潜在作用机制，我们用犬组织细胞肉瘤细胞系DH82进行了体外实验。结果显示，DH82的增殖活性被伊马替尼抑制，而沙利度胺却没有表现出生长抑制作用。沙利度胺联合伊马替尼并没有增强伊马替尼对DH82的抑制作用。我们推测伊马替尼和沙利度胺之间不存在协同作用，它们可能都有自己特定的抗肿瘤作用方式。如上所述，DUSP2和GRIN2A分子均参与了RET信号通路。RET信号通路导致RAS/RAF/MAPK和PI3K/AKT/mTOR通路的激活，并且在细胞生长、分化和存活中发挥关键作用。对来自患者组织的测序结果进一步进行KEGG通路富集分析显示RAS/RAF/MAPK和PI3K/AKT/mTOR通路在该患者中为活化状态。对患者组织进行免疫组化染色也进一步证实RAS/RAF/MAPK和PI3K/AKT/mTOR通路的激活。患者的组织测序结果及体外实验结果表明伊马替尼可能通过抑制RAS/RAF/MAPK和PI3K/AKT/mTOR通路在组织细胞肉瘤的治疗中发挥作用。结合我们自己的病例以及已发表的文献可以看到：在NGS指导下的靶向治疗结合放疗可能为部分组织细胞肉瘤患者带来长久的生存获益。

参 考 文 献

[1] VORUZ S,CAIROLI A,NAVEIRAS O,et al. Response to MEK inhibition with trametinib and tyrosine kinase inhibition with imatinib in multifocal histiocytic sarcoma[J]. Haematologica,2018,103(1):e39-e41.

[2] GOUNDER M,SOLIT D,TAP D. Trametinib in histiocytic sarcoma with an activating MAP2K1 (MEK1) mutation[J]. N Engl J Med,2018,378(20):1945-1947.

[3] CHEN X,ZHANG L,WANG J,et al. Complete response after chemotherapy and radiotherapy of a tonsillar histiocytic sarcoma with regional lymph node involvement:a case report and review of the literature[J]. Int J Clin Exp Med,2015,8(9):16808-16812.

[4] LIU Z,XIAO Y,LIU X,et al. Case Report:Long-term response to radiotherapy combined with targeted therapy in histiocytic sarcoma harboring mutations in MAPK and PI3K/AKT pathways[J]. Front Oncol,2021,11:755893.

（黄昱 张利玲）

病例5： 新药联合多部位放疗治疗一例高肿瘤负荷的复发/难治蕈样肉芽肿

（一）病例简介

基本信息：患者，女性，29岁。

主诉:复发性蕈样肉芽肿进展后1个月。

现病史:患者于2012年上半年因双侧下肢出现散在黄色或褐色斑片于皮肤科就诊,结合临床表现及活检结果,确诊为蕈样肉芽肿,给予阿维A胶囊、干扰素治疗后好转。2016年患者再次全身出现红斑,未行特殊治疗。2019-11躯干、颈部、大腿内侧出现大小不等红色肉芽肿,范围逐渐扩大,大小不一,形状不规则,质嫩,表面鳞化,部分融合成片,疼痛、瘙痒明显,氨甲蝶呤片口服治疗至2020-06,疾病进展,后行左侧背部包块切除活检。2020-06-25病理:表皮角化过度,真皮层内可见致密淋巴样细胞浸润,可见核大浓染的异形细胞及病理性核分裂,部分淋巴样细胞移入表皮,可见典型Pautrier微脓疡,结合病史,诊断蕈样肉芽肿。遂行氨甲蝶呤、干扰素、阿维A胶囊治疗至2021-03,再次进展。于2021-03-30,来我院肿瘤科就诊。

既往史及家族史:无特殊。

体检阳性体征与重要阴性体征:ECOG PS评分为2分,消瘦,右侧胸部、右侧腹部及左侧臀部可见8~10cm大小破溃包块,部分伴脓血渗出,双侧腋窝及腹股沟可触及淋巴结,较大者直径约为5cm,质韧,固定,无触痛。

主要辅助检查:

2021-03-22门诊CT:右面部、右侧胸部、腰部及左侧臀部皮肤—皮下见软组织密度肿块影,双侧腋下、双侧髂血管旁及腹股沟肿大淋巴结影,考虑肿瘤性病变。(图6-15)

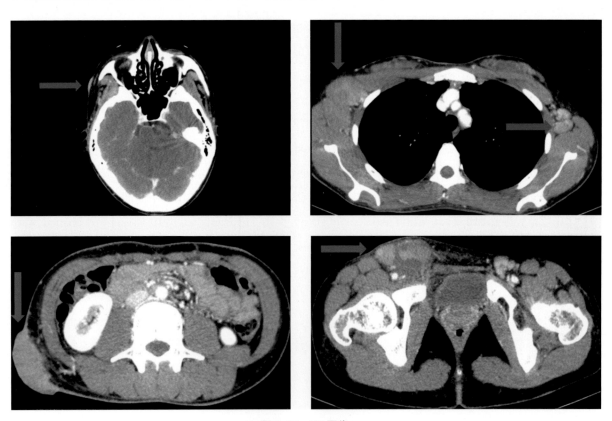

图6-15 CT图像

注:红色箭头示全身多发淋巴结病灶。

2021-03-29骨髓穿刺细胞学及骨髓免疫分型:阴性。

诊断:蕈样肉芽肿,T3N3M0B0,ⅣA2。

（二）病例讨论

1. 首次MDT讨论

讨论时间:2021-03-30。

讨论科室:肿瘤科、皮肤科、影像科、病理科。

讨论意见:考虑为复发难治性蕈样肉芽肿。按照2018年ESMO指南,患者处于瘤块期,合并淋巴结转移,无内脏累及,既往行氨甲蝶呤、干扰素等治疗后进展,且现在患者肿瘤负荷高、疼痛症状重,可考虑行基于新药的联合治疗,如CD30单抗、来那度胺、HDAC抑制剂等靶向药物。

执行情况及治疗结局:

患者因经济原因,拒绝CD30单抗治疗。2021-03开始行2个周期CHOP联合来那度胺方案治疗,化疗后患者皮疹由粉红色变为紫红色,部分皮疹伴脱屑、瘙痒,同时诉臀部包块明显缩小,腰部、腹股沟处病灶用药后缩小。但患者第2周期化疗1周后腰部病灶再次增大(图6-16),左肩胛骨处病灶为新发病变(图6-17),考虑疾病进展。

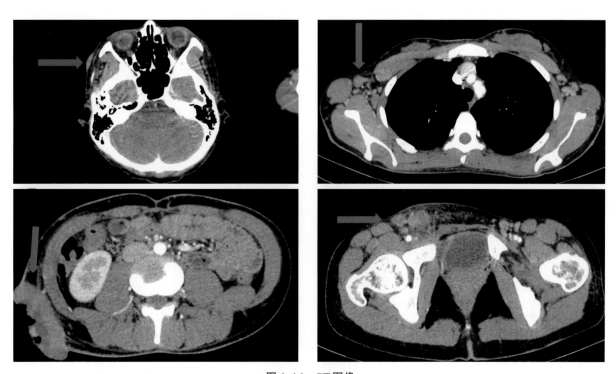

图6-16 CT图像

注:红色箭头示治疗后缩小病灶;蓝色箭头示治疗后增大病灶。

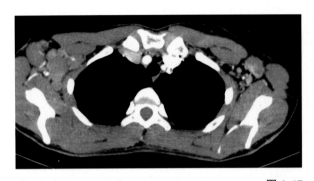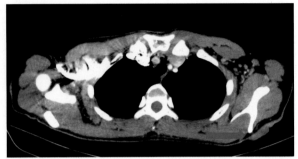

图6-17　CT图像

注：蓝色箭头示新发病灶。

2.第二次MDT讨论

讨论时间：2021-05-18。

讨论科室：肿瘤科、皮肤科、影像科、病理科。

讨论意见：复发难治性蕈样肉芽肿患者经多药联合（CHOP＋来那度胺）治疗后肿瘤有所缩小，但随后快速增大，且出现新发病灶，总体疗效评价考虑疾病进展，根据指南推荐，建议入组新药临床试验。

执行情况及治疗结局：

患者入组"SHC014748M胶囊（PI3Kδ抑制剂）在复发或难治的外周T细胞淋巴瘤患者中的有效性和安全性的多中心Ⅱ期临床研究"临床试验。2021-05-20始口服SHC014748M胶囊半个月余，体检发现患者全身皮肤包块均有所增大（图6-18），予以停药退组。2021-06-17行全身增强CT提示疾病进展（图6-19）。

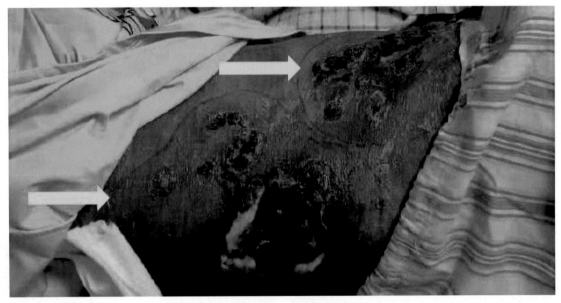

图6-18　体检图片

注：黄色箭头示皮肤包块。

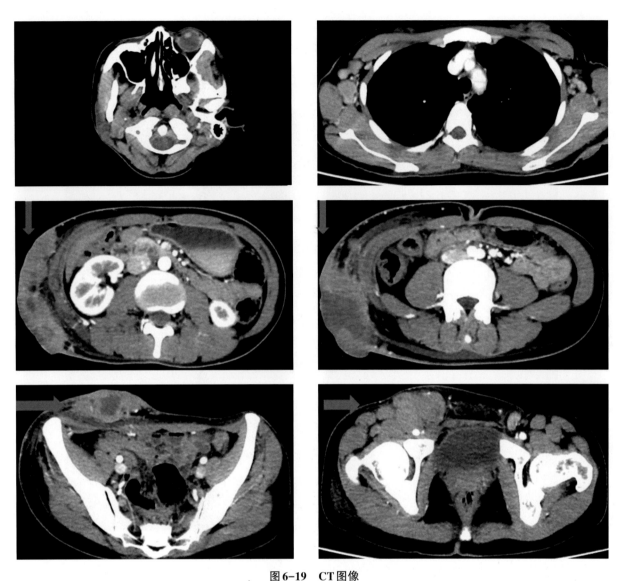

图6-19 CT图像

注：蓝色箭头示全身多处增大病灶。

3. 第三次MDT讨论

讨论时间：2021-06-22。

讨论科室：肿瘤科、皮肤科、影像科、病理科。

讨论意见：患者病灶较前明显增多、增大，且部分瘤块破溃，患者疼痛症状明显，建议行大肿块部位的局部放疗以降低肿瘤负荷并减轻患者疼痛症状。根据ALCANZA等多项CD30单抗（维布妥昔单抗）在皮肤T细胞淋巴瘤治疗中的结果，再次建议患者联合CD30单抗治疗。

执行情况及治疗结局：

2021-06-22始行右下腹及右腰部瘤块电子线放疗，PTV 40Gy/20F，放疗顺利完成，放疗处病灶明显缩小。2021-06-22行第1次维布妥昔单抗治疗，治疗开始第1周患者出现胸闷、气喘、血氧饱和度下降，CT提示右侧胸腔积液，予以胸腔积液引流等支持治疗后好转。

　　2021-07-13行第2次维布妥昔单抗治疗。2021-07-28复查CT提示皮肤瘤块及淋巴结均明显缩小（图6-20），疗效评价为PR。体检发现患者右下腹及右腰部瘤块消退，表面痂皮已剥落，可见正常皮肤组织生长，全身其他部位皮损均有不同程度好转（图6-21）。

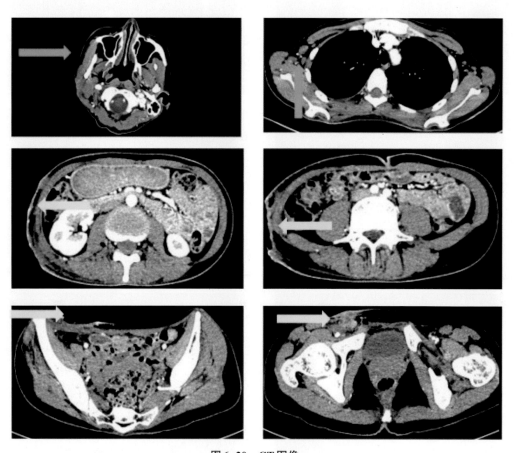

图6-20　CT图像

注：绿色箭头示靶向治疗后缩小病灶；黄色箭头示靶向治疗联合放疗病灶。

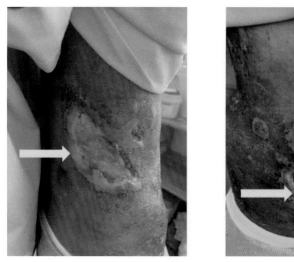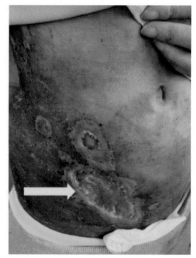

图6-21　体检图片

注：黄色箭头示皮肤病灶。

2021-07-30至2021-12-03行第3～8次维布妥昔单抗(50mg)治疗,耐受尚可,其间于2021-09-06复查CT提示右侧胸壁瘤块增大(图6-22),予右侧胸壁病灶放疗,PTV 40Gy/20F。

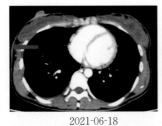 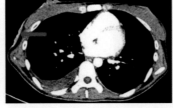 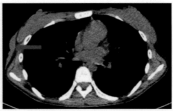

2021-06-18 　　　　　　2021-07-28 　　　　　　2021-09-06

图6-22　CT图像

注:红色箭头示胸壁病灶。

2021-12患者右侧面颊部出现新发皮下软组织结节(图6-23)。2021-12-22 CT检查示右乳晕病灶较前增大(图6-24),考虑疾病缓慢进展。

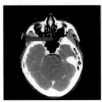 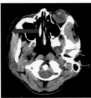 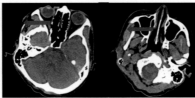 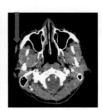

2021-03-22 　　　　2021-06-18 　　　　　　2021-07-28 　　　　　　2021-12-23

图6-23　CT图像

注:红色箭头示面颊部病灶;蓝色箭头示新发病灶。

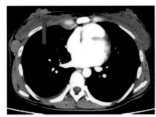 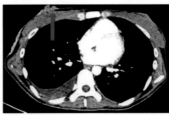 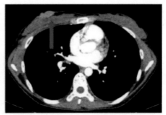

2021-06-18 　　　　　　2021-07-28 　　　　　　2021-12-23

图6-24　CT图像

注:红色箭头示右乳晕病灶。

4. 第四次MDT讨论

讨论时间:2021-12-28。

讨论科室:肿瘤科、皮肤科、影像科、病理科。

讨论意见:患者现诊断明确,为复发难治性蕈样肉芽肿治疗后。患者肿瘤负荷明显缩小,疼痛症状明显缓解,一般情况较前好转,但反复出现局部病灶缓慢进展,考虑既往维布妥昔单抗治疗有效,建议患者继续行维布妥昔单抗维持治疗联合局部放疗。

执行情况及治疗结局:

2022-01-17行右乳晕处病灶电子线 6MeV-E放疗,PTV 30Gy/15F。2022-02-10行右面颊病灶电子

线6MeV-E放疗,PTV 30Gy/15F,患者耐受可,体检提示肿瘤均明显缩小。

2022-03-22复查CT,疗效评价为CR(图6-25),随访至2022-11,无疾病进展。

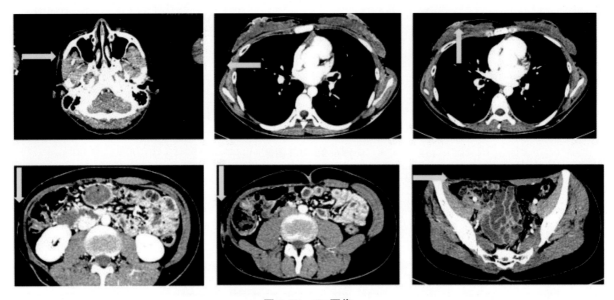

图6-25 CT图像

注:黄色箭头示治疗后原病灶部位。

(三)病例点评

原发皮肤淋巴瘤定义为单纯累及皮肤的而无皮肤外累及的非霍奇金淋巴瘤,在欧美国家发病率为1/10万。原发皮肤淋巴瘤需与系统性淋巴瘤累及皮肤相鉴别,两者的肿瘤生物学行为不一样。原发皮肤淋巴瘤多为惰性病程,而系统性淋巴瘤累及皮肤则大部分为侵袭性病程。根据2017年WHO关于淋巴造血系统肿瘤的病理分类,原发皮肤淋巴瘤的病理诊断与分类需将临床病程、组织学检测、免疫组织化学染色及基因检测结果综合考虑,其中临床病程及组织病理学特点是诊断的关键。原发皮肤淋巴瘤包括2种亚型:皮肤T细胞淋巴瘤及皮肤B细胞淋巴瘤,其中原发皮肤T细胞淋巴瘤占75%~80%,蕈样肉芽肿为其主要类型。蕈样肉芽肿取材确诊的过程中,对于斑片状的病灶,可能需要多处活检,同时建议取材前应该停止专科治疗2~3周或更长时间。该患者从斑片、斑块至瘤块缓慢进展,符合蕈样肉芽肿的临床病程,且活检有Pautrier微脓疡。Pautrier微脓疡为该病的主要病理学特征。该患者的临床病程及病理学特点符合皮肤淋巴瘤的特征,诊断明确。

该患者前期符合该病的惰性病程发展规律。既往研究表明过早的积极化疗并不能提高患者的生存率。目前蕈样肉芽肿的治疗是基于TNMB及临床分期的个体化治疗策略。对于早期病灶,包括斑片或斑块样病灶,主要针对皮肤进行相关的治疗,包括激素、PUVA、nb-UVB、低剂量MTX、干扰素等相关药物治疗。该患者前9年病程符合原发皮肤淋巴瘤的病程,且接受多疗程的治疗,效果尚可。而2021-03病情明显进展,分期晚,瘤块大,需要靶向药物及放化疗的干预。

放疗是早期原发皮肤淋巴瘤特别是单病灶患者的主要治疗方式,放疗剂量为20~24Gy,可适当使用等效补偿膜(bolus)来保证皮肤的剂量,边缘需适当外放大于2cm。当原发皮肤淋巴瘤患者出现瘤块并有症状的时候,在联合系统治疗的同时,研究提示局部大于8Gy的放疗可使患者获益。同时根据患者状况,可考虑全身皮肤电子线放疗,既往放疗剂量为30~36Gy,近年来研究显示较低剂量(10~12Gy)亦可使患者获益。全身皮肤电子线放疗主要适应于皮肤广泛累及的患者,对于ⅠB~ⅡB期患者,疗效相对较好。对于＞ⅡB期患者,单个T3或少许T3病灶也可考虑全身皮肤电子线放疗。而该患者此次发病中进展迅速,且大于T3病灶多,肿瘤负荷大,分期晚,主要以系统治疗为主,全身皮肤电子线放疗不适宜。同时该患者疼痛症状明显,脓血渗出明显,严重影响生活质量,根据2018年ESMO及2020年NCCN关于原发皮肤淋巴瘤的诊疗指南,局部放疗是有效的治疗手段。因该患者肿瘤瘤块大,且放疗过程中行标准放疗剂量24~30Gy时部分肿瘤仍有残留,故对部分病灶剂量加量至40Gy。总的来说,对于该患者的多个病灶我们采用分阶段不同能量的电子线放疗,治疗后患者症状改善明显,生活质量明显提高,且联合靶向治疗过程中患者耐受良好。

该患者此次复发分期晚,为蕈样肉芽肿,T3N3M0B0,ⅣA2期,肿瘤负荷高,进展迅速。该患者首先进行多药联合化疗后快速进展,且使用新药PI3K抑制剂效果不佳。患者体能状况相对不佳,需要新的靶向药物的干预。结合最新的文献,多项研究提示CD30单抗在蕈样肉芽肿治疗中具有传统治疗无法达到的疗效。既往一项Ⅱ期临床研究结果提示,对于复发难治性蕈样肉芽肿,使用CD30单抗治疗的ORR为54%,且与CD30表达状态无关。另外一项复发难治性蕈样肉芽肿使用CD30单抗治疗的Ⅱ期研究中,ORR则达70%。此外,更大样本的一项Ⅲ期临床研究结果显示,97例复发难治性蕈样肉芽肿患者使用单药CD30单抗治疗后,ORR为50%,CR率为10%,且mPFS达15.9个月。因此对于该年轻患者,与患者家属充分沟通后使用CD30单抗联合放疗,放疗部位症状改善明显,靶向治疗后患者未放疗部位(包括淋巴结、瘤块)亦明显缩小。目前患者已随访11个月。该患者CD30单抗联合放疗过程中,总体耐受性良好,且病情缓解后维持稳定,获益明显。因此,对于复发难治性高瘤负荷分期晚的蕈样肉芽肿患者,新的靶向药物联合多部位放疗是一种有效且安全的选择。

参 考 文 献

[1] WILLEMZE R,HODAK E,ZINZANI P,et al. Primary cutaneous lymphomas:ESMO Clinical Practice Guidelines for diagnosis,treatment and follow-up[J]. Ann Oncol,2013,24(6):149-154.

[2] SPECHT,L,DABAJA,B,ILLIDGE,T,et al. Modern radiation therapy for primary cutaneous lymphomas:field and dose guidelines from the International Lymphoma Radiation Oncology Group[J]. Int J Radiat Oncol Biol Phys,2015,92(1):32-39.

[3] MEHTA-SHAH N,HORWITZ S M,STEPHEN A,et al. NCCN Guidelines insights:primary cutaneous lymphomas,version 2.2020[J]. J Natl Compr Canc Netw,2020,18(5):522-536.

[4] KIM Y H,TAVALLAEE M,SUNDRAM U,et al. Phase Ⅱ investigator-initiated study of

brentuximab vedotin in mycosis fungoides and Sézary syndrome with variable CD30 expression level:a multi-institution collaborative project[J]. J Clin Oncol,2015,33 (32):3750.

[5] PRINCE H M,KIM Y H,HORWITZ S M,et al. Brentuximab vedotin or physician's choice in CD30- positive cutaneous T-cell lymphoma (ALCANZA):an international,open-label,randomised, phase 3,multicentre trial[J]. Lancet,2017,390(10094):555-566.

（刘涛　张利玲）

第七章　肉瘤与恶性黑色素瘤多学科诊疗病例

病例1: **一例** *KIT* **突变** **伴扩增阴道黏膜黑色素瘤患者的全程管理**

(一)病例简介

基本信息:患者,女性,50岁。

主诉:阴道黑色素瘤术后2周。

现病史:2017-02发现阴道下段肿物。妇科检查:阴道后壁3—9点钟方向黑色新生物,表面污秽伴局部点状出血。2017-02-08于当地医院行阴道病损切除＋阴道后壁修补术,术后病理:黑色素瘤。于2017-02-23来我院就诊。

既往史及家族史:无特殊。

体检阳性体征与重要阴性体征:阴道术后改变,3—9点钟方向欠光滑,伴黑色结节样突起。

主要辅助检查:

我院病理会诊:(阴道)恶性黑色素瘤。免疫组化染色:S-100(＋)、SOX10(＋)、Melan-A(＋)、HMB45(＋)、Desmin(－)、Myogenin(－)、LCA(－)、CD30(－)、BRAFV600E(－)、ALK(－)、KI-67(约60%)。

血常规、生化:未见明显异常,乳酸脱氢酶正常。

2017-02-23全身PET-CT:阴道下段/外阴部代谢局限增高,延迟显像代谢轻度减低,需鉴别于术后改变与恶性肿瘤性病变残留,余未见明显异常(图7-1)。

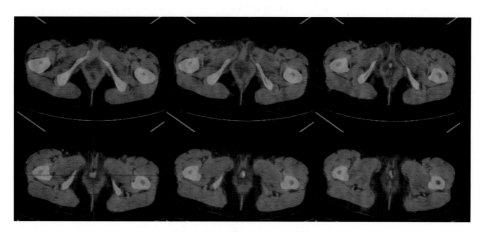

图7-1　阴道PET-CT图像

2017-02-26脑、肝、盆腔增强MRI:阴道下段见等T_1短T_2信号结节,边界不清,增强扫描示明显强化,与肛管前缘分界不清,考虑肿瘤复发,余未见明显异常(图7-2)。

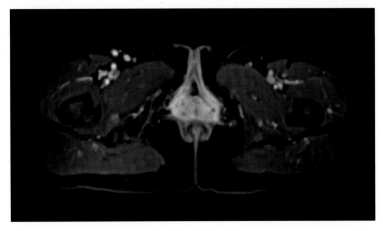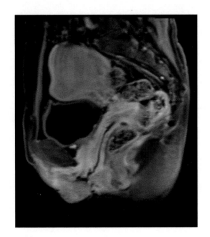

图7-2 阴道MRI图像

2017-02-25肺部CT平扫:右肺上叶、右肺中叶2～3mm微小结节,双肺胸膜增厚,余未见明显异常(图7-3)。

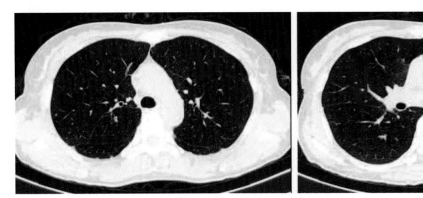

图7-3 肺部CT图像

注:红色箭头示肺部病灶。

诊断:阴道下段黏膜恶性黑色素瘤(cT4N0Mx,肺M?)。

(二)病例讨论

1. 首次MDT讨论

讨论时间:2017-02-28。

讨论科室:肿瘤科、妇产科、肛肠外科、影像科。

讨论意见:患者诊断明确,为黏膜黑色素瘤,阴道局部考虑肿瘤残留;肺部结节无法确认是否为转移灶,需定期复查;无其他转移灶。免疫组化未见*BRAF V600E*突变,若经济条件允许可行NGS了解*BRAF*基因是否有少见突变。治疗上可选择根治性手术切除,但因肿瘤可能累及肛管前壁,根治性手术需要永久结肠造瘘;若患者不接受根治性手术,可选择局部根治性治疗。黏膜黑色素瘤的辅助治疗按照CSCO指南首选替莫唑胺联合顺铂方案化疗。

执行情况及治疗结局:

患者因经济原因要求暂缓NGS检测,同时拒绝根治性手术治疗,选择根治性放疗。2017-03-17开始IMRT放疗,阴道肿瘤区GTV 56Gy/28F,盆腔淋巴结引流区CTV 50.4Gy/28F。

2017-05-17及2017-05-24阴道肿瘤病灶分别接受2次组织间插植放疗,每次剂量为18Gy/(6F·3D)。

2017-03-02、2017-06-15、2017-07-04、2017-07-30行4个周期替莫唑胺联合顺铂方案辅助化疗。

2017-11-02复查CT:右肺中叶结节增大,且右下肺新发一枚微小结节,原右肺上叶微小结节未见明显变化(图7-4)。脑、肝、盆腔MRI未见明显异常。

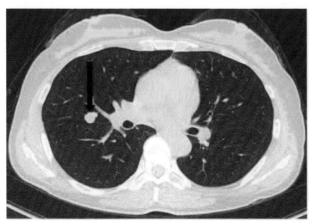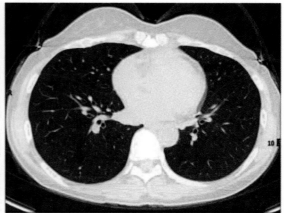

图7-4 肺部CT图像

注:红色箭头示肺部病灶。

2. 第二次MDT讨论

讨论时间:2017-11-07。

讨论科室:肿瘤科、胸外科、影像科。

讨论意见:患者现右肺上叶、中叶及下叶均存在结节,其中右肺中叶结节明显增大,考虑肿瘤转移;右肺上叶较前无明显改变;右肺下叶新发微小结节,从影像学上无法肯定是否为转移灶,建议短期内密切随访。因手术范围不太明确,可对已明确为转移灶的右肺中叶病灶行射波刀放疗。系统治疗方面可完善NGS检测后再根据基因突变情况决定靶向治疗或者化疗。

执行情况及治疗结局:

2017-11-13行右肺中叶转移灶射波刀放疗60Gy/5F。NGS提示*KIT* 13号外显子存在p.K642E突变,丰度为79.1%,另外伴KIT拷贝数增加,拷贝数为10;TMB 8.06Muts/Mb,MSS。免疫组化染色示PD-L1表达阴性。根据CSCO指南,*KIT*突变晚期患者的系统治疗可以选择化疗联合抗血管生成药物或者KIT抑制剂。患者于2017-11-20开始伊马替尼治疗(400mg,po,qd)。治疗后3个月复查(2018-01-31),右肺中叶结节疗效评价为PR,右肺下叶结节疗效评价为CR(图7-5)。

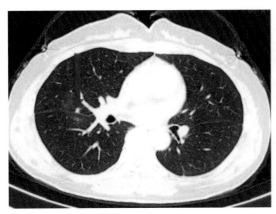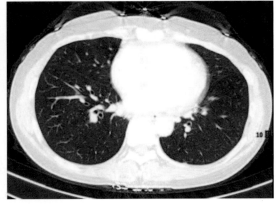

图 7-5　肺部 CT 图像

注:红色箭头示肺部病灶。

伊马替尼治疗 21 个月后(2019-08-19)复查肺部 CT:右肺中叶片状磨玻璃影、实变影,内见支气管充气征,考虑放疗后纤维化改变,右肺下叶病灶较前增大,考虑肿瘤进展(图 7-6)。

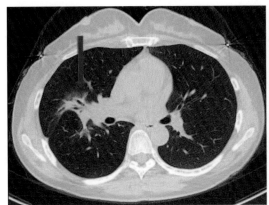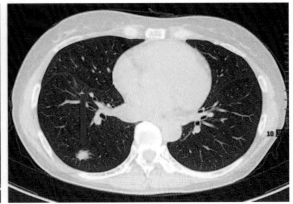

图 7-6　肺部 CT 图像

注:红色箭头示肺部病灶。

建议患者更换治疗方案,但患者因经济原因要求尽量保留伊马替尼治疗,考虑到患者仅右肺下叶单一病灶出现进展,予以维持伊马替尼治疗的同时,2019-10-17 行右下肺转移灶射波刀放疗,PTV 60Gy/5F。2019-12-23 复查肺部 CT:右肺病灶处结片影,考虑放疗后纤维化改变,未见明确肿瘤进展(图 7-7)。

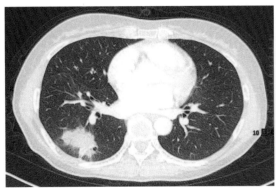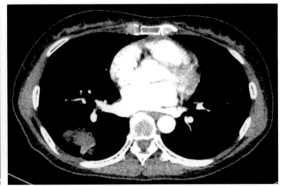

图 7-7　肺部 CT 图像

2020-02,患者出现呼吸困难及呕吐进行性加重,防控新型冠状病毒感染期间于当地医院对症支持治疗,未见明显缓解。2020-03-31来我院检查,CT提示右肺门占位,右肺下叶肺不张,右侧胸腔积液。MRI提示肝脏S7段新发环形强化结节,约为2cm×2cm,考虑肿瘤转移。(图7-8)乳酸脱氢酶(lactate dehydrogenase,LDH)423IU/L。提示病情全面进展。

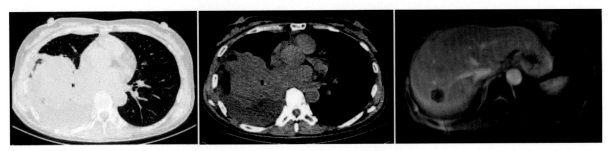

图7-8　肺部CT图像及肝脏MRI图像

2020-04-11予白蛋白紫杉醇联合特瑞普利单抗化疗,1个周期后患者呼吸困难缓解。至2020-09-16,患者共接受6个周期化疗,每2个周期化疗后行疗效评价,2个周期后肝脏病灶疗效评价为CR,肺部病灶疗效评价为PR,LDH恢复正常(162 IU/L),随后疗效评价为维持PR(图7-9)。

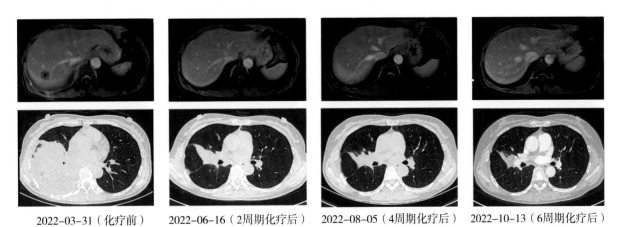

| 2022-03-31(化疗前) | 2022-06-16(2周期化疗后) | 2022-08-05(4周期化疗后) | 2022-10-13(6周期化疗后) |

图7-9　肝脏MRI图像及肺部CT图像

因患者化疗后出现手足麻木持续加重,不能耐受,考虑为白蛋白紫杉醇副反应,于2020-10-13改行安罗替尼联合特瑞普利单抗治疗并定期复查,肿瘤持续缓解至2022-05,总OS已达63个月。

(三) 病例点评

黏膜黑色素瘤恶性程度高,容易侵及血管,较早出现远处转移;其起病部位隐匿,往往缺乏特异性体征,早期诊断困难;因解剖学限制,难以完整手术切除;基因变异以结构变异为主,TMB低,对免疫治疗不敏感,因此预后较差。总体上,患者5年生存率为14%,晚期患者2年生存率为12%,黏膜黑色素瘤一直是黑色素瘤领域的治疗难点。

对于无法达到根治性切除或者不愿行手术切除的局部晚期黏膜黑色素瘤患者,局部放疗能明显提高局部控制率,并延长生存期。本例患者因不接受功能毁损性根治性手术,采用根治性放疗。后续按照CSCO指南接受替莫唑胺联合顺铂方案的辅助化疗,局部一直控制良好,也印证了上述结论。

对于转移黑色素瘤,需首先评估转移灶是否可切除,CSCO指南推荐对于可切除的转移灶首选完整切除。文献报道,对于不能或不愿行手术治疗的寡转移灶患者,立体定向放疗后5年生存率为42.3%,而未接受放疗组为17.7%。回顾性研究也显示对于肺部寡转移灶,立体定向放疗能获得和手术一样的效果。本例患者2次出现肺部寡病灶进展,2次予以射波刀放疗,局部均控制良好。

在系统治疗方面,*KIT*突变是黏膜黑色素瘤常见的驱动因素,不同研究报道的突变率不一,为10.0%~23.1%。伊马替尼治疗*KIT*突变黏膜黑色素瘤的客观缓解率为23.3%,但对于*KIT*双重突变(2种不同突变,或者突变伴扩增)的患者,其有效率高达60%,本例患者就是*KIT*突变伴扩增,使用伊马替尼后疗效评价为PR,PFS长达21个月。

黏膜黑色素瘤对免疫治疗不敏感,PD-1单抗的单药有效率大约为13.3%,一般推荐PD-1单抗联合治疗。PD-1单抗联合白蛋白紫杉醇的总体有效率为29.7%,一线治疗有效率高达42.9%;PD-1单抗联合抗血管生成药物阿昔替尼的有效率高达48.3%。本例患者先后接受了PD-1单抗联合白蛋白紫杉醇化疗及PD-1单抗联合安罗替尼治疗,均获得良好应答。

总之,晚期黏膜黑色素瘤经多学科团队协作,局部放疗和系统药物治疗相结合,化疗、靶向治疗和免疫治疗巧妙排兵布阵,也能获得较好预后。截至2022-05,本例患者总生存期超过5年,这是一个奇迹。

参 考 文 献

[1] SPENCER K R,MEHNERT J M. Mucosal melanoma:epidemiology,biology and treatment[J]. Cancer Treat Res,2016,167:295-320.

[2] NASSAR K W,TAN A C. The mutational landscape of mucosal melanoma[J]. Semin Cancer Biol,2020,61:139-148.

[3] LIAN B,CUI C L,ZHOU L,et al. The natural history and patterns of metastases from mucosal melanoma:an analysis of 706 prospectively-followed patients[J]. Ann Oncol,2017,28(4):868-873.

[4] DEBORAH KUK,ALEXANDER N SHOUSHTARI,CHRISTOPHER A BARKER,et al. Prognosis of mucosal,uveal,acral,nonacral cutaneous,and unknown primary melanoma from the time of first metastasis[J]. The oncologist,2016,21(7):848-854.

[5] ZHOU R,SHI C,TAO W,et al. Analysis of mucosal melanoma whole-genome landscapes reveals clinically relevant genomic aberrations[J]. Clin Cancer Res,2019,25(12):3548-3560.

[6] PALMA D A,OLSON R,HARROW S,et al. Stereotactic ablative radiotherapy for the comprehensive treatment of oligometastatic cancers:long-term results of the SABR-

COMET phase Ⅱ randomized trial[J]. Journal of clinical oncology. Official journal of the American Society of Clinical Oncology,2020,38(25):2830-2838.

[7] GUO J,SI L,KONG Y,et al. Phase Ⅱ,open-label,single-arm trial of imatinib mesylate in patients with metastatic melanoma harboring c-Kit mutation or amplification[J]. J Clin Oncol,2011,29(21):2904-2909.

[8] SI L,ZHANG X,SHU Y,et al. A phase Ib study of pembrolizumab as second-line therapy for Chinese patients with advanced or metastatic melanoma (KEYNOTE-151)[J]. Transl Oncol,2019,12(6):828-835.

[9] LI J J,WANG J H,DINGV Y,et al. Efficacy and safety of anti-PD-1 inhibitor combined with nab-paclitaxel in Chinese patients with refractory melanoma[J]. J Cancer Res Clin Oncol,2022,148(5):1159-1169.

[10] SHENG X,YAN X,CHI Z,et al. Axitinib in combination with toripalimab,a humanized immunoglobulin G4 monoclonal antibody against programmed cell death-1,in patients with metastatic mucosal melanoma:an open-label phase IB trial[J]. J Clin Oncol, 2019,37(32):2987-2999.

(叶挺　范丽　曹如波　陈静)

病例2：一例颌面部巨大肉瘤的多学科诊疗

（一）病例简介

基本信息:患者,男性,29岁。

主诉:右侧面部肿胀2个月余,右面部肿瘤术后1周余。

现病史:2021-01因右侧面部肿胀于当地医院行CT,提示右上颌窦占位。2021-01-24行鼻内镜下鼻窦病损切除＋右侧上颌窦次全切除术,术后病理:梭形细胞肿瘤,倾向于交界性或低度恶性肿瘤。2021-03-11因鼻出血不止于外院行肿瘤供血动脉栓塞术,仍有渗血。2021-03-17至我院耳鼻咽喉头颈外科行鼻内镜下新生物部分切除术,术后病理:多形性未分化肉瘤。免疫组化染色:P16(＋),MDM2(＋),CDK4(＋),SATB2(＋),INI-1(－),CD99(部分＋),LCA(－),S-100(局灶＋),SMA(局灶＋),CD31(部分＋),PCK(－),EMA(－),Desmin(－),SOX10(－),CD34(－),ERG(－),MyoD1(－),Myogenin(－),Syn(－),CD56(－),CD68(－),ALK(－),KI-67(70％)。于2021-03-25就诊我院肿瘤科。

既往史及家族史:无特殊。

体检阳性体征与重要阴性体征:右侧面部肿胀,可见边界不清肿物,表皮发红,皮温稍高。

主要辅助检查:

2021-03-26肺部CT:未见异常。

2021-03-27颌面部MRI:右上颌窦巨大占位,累及右侧眼眶、筛窦等部位。(图7-10)

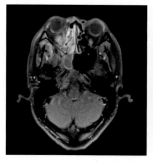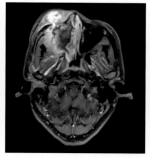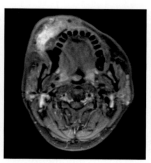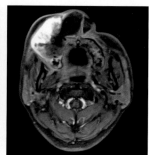

图7-10 颌面部MRI图像

诊断: 右侧上颌窦多形性未分化肉瘤 cT4aN0M0（AJCC 第八版）。

（二）病例讨论

MDT讨论

讨论时间: 2021-03-27。

讨论科室: 肿瘤科、耳鼻咽喉头颈外科、影像科、病理科。

讨论意见: 患者为上颌窦原发肉瘤广泛外侵，现为R2切除，且评估R0切除困难，但无远处转移。因多形性未分化肉瘤这种病理亚型肉瘤对化疗中度敏感，按照NCCN指南（2021年）及CSCO指南（2019年），可先行术前放化疗。

执行情况及治疗结局:

2021-03-30行第1周期AI(阿霉素＋异环磷酰胺)方案化疗，因患者化疗期间出现口腔瘤体出血，故异环磷酰胺第3天治疗未完成，实际用量为6g/m²。

化疗后肉眼观面部肿块较前增大，考虑到多形性未分化肉瘤属于免疫治疗可能获益亚型，2021-04-24行AI方案联合PD-1单抗(卡瑞利珠单抗)治疗。

2021-05复查，疗效评价为SD（病灶增大方向）（图7-11）。颌面部外观肿胀明显（图7-12），出现进食困难、呼吸不畅、睡眠障碍等症状，严重影响生活质量。

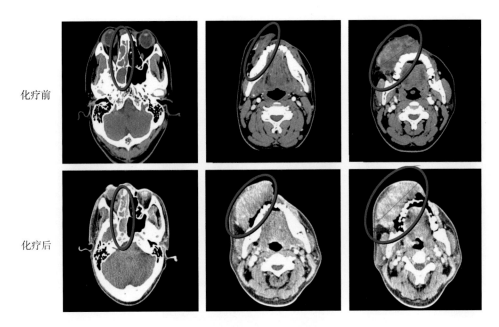

图7-11 颌面部CT图像

注:红色圆圈示上颌窦病灶。

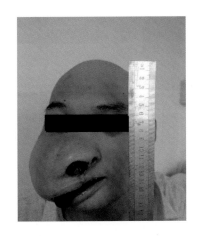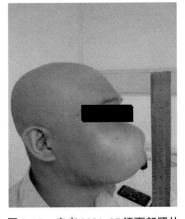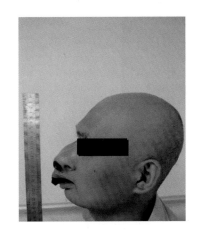

图7-12 患者2021-05颌面部照片

2021-05-12上午行常规模拟定位。但患者2021-05-13下午行CT模拟扫描时发现因瘤体生长迅速头颈肩膜固定不到位,重新制作头颈肩膜固定模具。2021-05-14上午行CT模拟扫描时仍出现同样的问题。

考虑肿瘤生长过于迅速,短期内体积明显变化,长疗程常规放疗一方面无法保证头颈肩膜精准固定;另一方面,常规放疗缩瘤需要一定起效时间,瘤体迅速生长会使靶区设定及计划调整速度无法跟上肿瘤变化速度,拟更换为短疗程大分割的立体定向放疗以尽快控制肿瘤。与患者充分沟通SBRT可能出现出血、创面不愈合、感染等治疗风险后,予以射波刀放疗联合PD-1单抗免疫治疗,并开启绿色通道,使定位、模拟、靶区勾画、放疗计划制订及执行在一天内迅速完成。

2021-05-17行右侧鼻腔肿物射波刀放疗PGTV 24Gy/(3F·3D)(BED 43.2Gy),放疗后1周肉眼见面部肿瘤瘤体缩小,患者进食困难、呼吸不畅、睡眠障碍等症状较前明显改善。

2021-06-07再次行右侧鼻腔肿物射波刀放疗PGTV 18Gy/(3F·3D)(BED 28.8Gy)。

放疗期间分别于2021-05-20及2021-06-10予以卡瑞利珠单抗治疗(200mg/次)。放疗结束后予以卡瑞利珠单抗维持治疗(200mg/次,每3～4周),末次治疗时间为2022-05-12。

2021-09复查疗效评价为PR(图7-13),2022-03复查仍维持PR状态(图7-14、图7-15)。

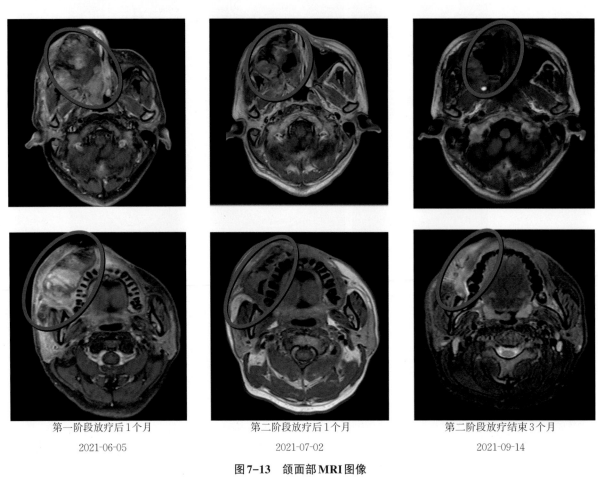

第一阶段放疗后1个月	第二阶段放疗后1个月	第二阶段放疗结束3个月
2021-06-05	2021-07-02	2021-09-14

图7-13 颌面部MRI图像
注:红色圆圈示上颌窦病灶。

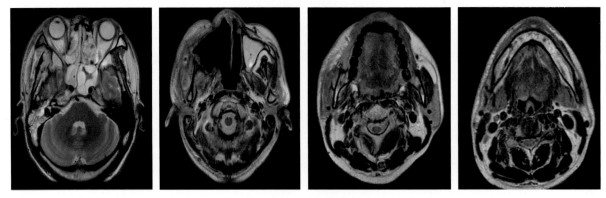

图7-14 2022-03颌面部MRI图像

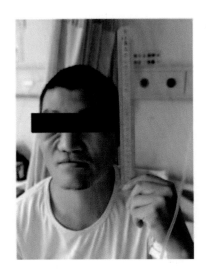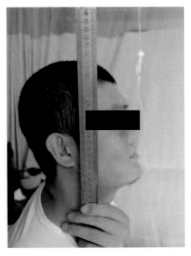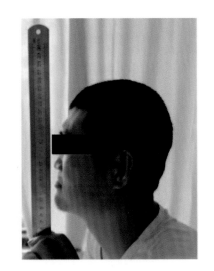

图7-15　患者2022-03颌面部照片

（三）病例点评

软组织肉瘤是一类少见的起源于间叶组织的恶性肿瘤,组织学分类复杂,生物学行为多样。局限期患者以手术为主要治疗手段,术后根据病理情况辅以化疗和（或）放疗。而发生于头颈部的软组织肉瘤因发病部位解剖结构限制,手术通常无法根治性切除,放疗成为重要的根治治疗和辅助治疗方式。

本例患者的软组织肉瘤原发于颌面部,肿瘤瘤体巨大、累及范围广,初次R2手术后残余瘤体报复性迅速生长,预计再次手术也无法达到R0切除,采用化疗＋/－免疫治疗,缩瘤失败。长疗程常规放疗的体位固定、靶区设定及计划调整速度无法跟上肿瘤迅速生长的速度,因此在充分沟通放疗副反应后行短疗程大分割的射波刀立体定向放疗以尽快控制肿瘤。另外,该患者放疗靶区太大,如果立体定向放疗直接给到根治剂量可能造成严重副反应,因此个体化设计了分阶段SBRT联合免疫治疗的放疗方式。第一阶段SBRT给予PGTV 24Gy/(3F·3D)(BED 43.2Gy),主要目的是快速缩瘤,不强求靶区覆盖所有肿瘤。3周后第二阶段SBRT给予PGTV 18Gy/(3F·3D)(BED 28.8Gy),主要目的是包全靶区,总BED达到72Gy,尽量减少复发概率。分段放疗既迅速控制瘤体快速生长、缓解患者症状,也避免了瘤体放疗后快速退缩可能造成的穿孔、出血等风险。放疗后给予PD-1单抗单药治疗替代化疗,在保证患者生活质量的前提下实现持久获益。

该患者个体化SBRT联合PD-1单抗的治疗方案是基于目前软组织肉瘤和放疗、免疫治疗的研究进展。SARC028研究探索了免疫治疗在肉瘤中的疗效,发现多形性未分化肉瘤对免疫治疗具有一定敏感性。而Pembro-RT研究显示SBRT放疗联合帕博利珠单抗较单用帕博利珠单抗治疗的ORR明显提升(41% vs. 19%),不良事件发生率未见增加。该患者从毁容式的面部巨大肿块到基本恢复昔日容颜,从数次产生轻生念头到回归社会正常生活,完美诠释了多学科诊疗在疑难肉瘤诊疗中的重要性,SBRT放疗联合免疫治疗可作为头颈部巨大肉瘤根治治疗的有益探索。

参 考 文 献

[1] MARTA SBARAGLIA,ELENA BELLAN,ANGELO P DEI TOS. The 2020 WHO classification of soft tissue tumours:news and perspectives[J]. Pathologica,2021,113(2):70-84.

[2] RATAN R,PATEL S R. Chemotherapy for soft tissue sarcoma[J]. Cancer,2016,122(19): 2952-2960.

[3] HUSSEIN A TAWBI,MELISSA BURGESS,VANESSA BOLEJACK,et al. Pembrolizumab in advanced soft-tissue sarcoma and bone sarcoma(SARC028):a multicentre,two-cohort,single-arm, open-label,phase 2 trial[J]. The Lancet Oncology,2017,18(11):1493-1501.

[4] AMBER BURGESS,VANESSA BOLEJACK,SCOTT SCHUETZE,et al. Clinical activity of pembro-lizumab(P) in undifferentiated pleomorphic sarcoma(UPS) and dedifferentiatedpleo-morphic liposarcoma(LPS) Final results of SARC028 expansion cohorts[J]. Journal of Clinical Oncology,2019,37(15_suppl):11015.

[5] AMY J WISDOM,YVONNE M MOWERY,RICHARD F RIEDEL,et al. Rationale and emerging strat-egies for immune checkpoint blockade in soft tissue sarcoma[J]. Cancer,2018,124 (19):3819-3829.

[6] PENG K A,GROGAN T,WANG M B. Head and neck sarcomas:analysis of the SEER database [J]. Otolaryngol Head Neck Surg,2014,151(4):627-633.

[7] O′NEILL,BILSKY J P M H,KRAUS D. Head and neck sarcomas:epidemiology,pathology,and management[J]. Neurosurg Clin N Am,2013,24(1):67-78.

[8] JING YANG,JING GAO,XIAN XIN QIU,et al. Intensity-modulated proton and carbon-ion radiation therapy in the management of head and neck sarcomas[J]. Cancer Med, 2019,8(10):4574-4586.

[9] WILLEMIJN S M E THEELEN,HEIKE M U PEULEN,FERRY LALEZARI,et al.Effect of pembroli-zumab after stereotactic body radiotherapy vs pembrolizumab alone on tumor re-sponse in patients with advanced non-small Cell Lung Cancer:Results of the PEMBRO-RT phase Ⅱ randomized clinical trial[J]. JAMA Oncol,2019,5(9):1276-1282.

（范丽　叶挺　曹如波　陈静）

病例3：一例多形性未分化肉瘤新辅助化疗达pCR的病例

（一）病例简介

基本信息：患者，男性，56岁。

主诉：右大腿多形性未分化肉瘤术后1个月，局部复发1周。

现病史：患者2020-10无意间发现右大腿近端内侧肿块，于外院行肿瘤切除术（具体不详），术后病理提示未分化肉瘤。2020-10-30我院病理会诊：右大腿恶性间叶源性肿瘤，考虑多形性未分化肉瘤。免疫组化染色：CD99（＋），SATB2（部分＋），FLi-1（弱＋），PCK（－），S-100（－），ERG（－），CD34（－），SMA（－），Des（－），KI-67（50％）。FISH检测：MDM2阴性。近1周患者自觉右大腿再发肿块伴疼痛。于2020-11-19来我院肿瘤科就诊。

既往史及家族史：无特殊。

体检阳性体征与重要阴性体征：跛行，右大腿近端可见新鲜手术瘢痕，大腿内侧可触及巨大质韧包块，伴压痛，右髋关节活动稍受限，右下肢体肌力、感觉正常。

主要辅助检查：

2020-11-29大腿MRI：右侧大腿近端股骨内侧缘可见巨大软组织团块影，约为10.3cm×11.5cm×13.8cm，考虑恶性肿瘤性病变。（图7-16）

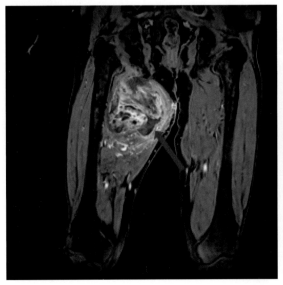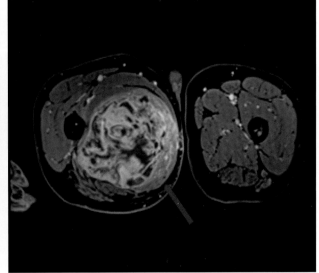

图7-16 大腿MRI图像

注：红色箭头示右大腿病灶。

2020-11-20 PET-CT：右侧大腿上段内后侧软组织内异常混杂团块样密度影，代谢增高，考虑恶性肿瘤性病变可能性大。（图7-17）

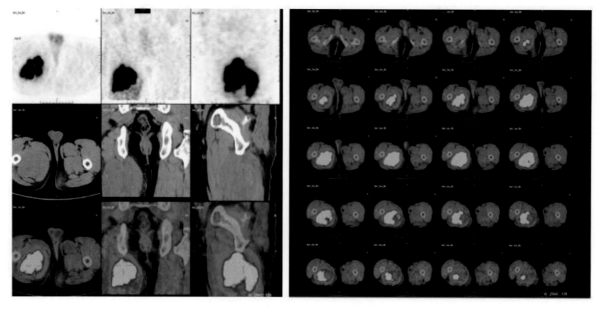

图7-17　大腿PET-CT图像

诊断:右大腿多形性未分化肉瘤(cT3N0M0,G3,ⅢB期)(AJCC第八版)。

(二) 病例讨论

1.首次MDT讨论

讨论时间:2020-12-03。

讨论科室:肿瘤科、骨科、影像科。

讨论意见:患者右下肢病灶巨大,与周边神经、血管分界不清,保肢前提下行R0切除困难。但患者无远处转移,建议先行新辅助放/化疗,使肿瘤与神经、血管、肌肉的边界清晰,争取R0切除机会。患者病理类型为多形性未分化肉瘤,对化疗中高度敏感,且肿瘤增长迅速,可在放疗准备期间先行新辅助化疗,推荐AI方案化疗。

执行情况及治疗结局:

于2020-12-05、2020-12-27行AI方案化疗2个周期,疗效评价为PR。后于2021-01-27、2021-02-19继续行2个周期AI方案化疗,肿瘤进一步缩小。2021-03-05复查大腿MRI:右大腿近段股骨内侧缘软组织团块影,约为5.6cm×3.2cm×5.0cm,较前明显缩小。(图7-18)

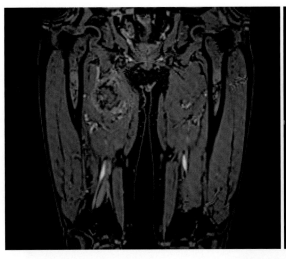
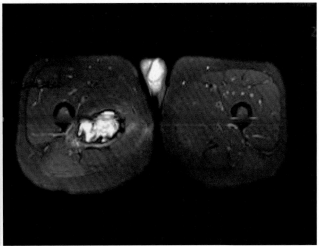

图7-18 大腿MRI图像

2. 第二次MDT讨论

讨论时间: 2020-03-08。

讨论科室: 肿瘤科、骨科、影像科。

讨论意见: 患者经4个周期新辅助化疗后大腿病灶较前明显缩小,疗效评价为PR,手术切除可以获得满意安全边界,可行原发灶手术切除。

执行情况及治疗结局:

于2021-03-19行右大腿肿瘤切除术。术后病理:(右大腿)送检标本多处取材制片,镜下为玻璃样变纤维间质背景,其内可见坏死、大量泡沫样细胞聚集、含铁血黄素沉积、钙化及多灶多核巨细胞反应,另见少量退变的大细胞,切片上未检出明确活的肿瘤细胞,手术切缘切片上无特殊所见,肿瘤坏死率为100%。(图7-19)

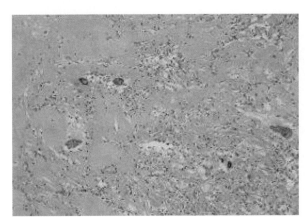
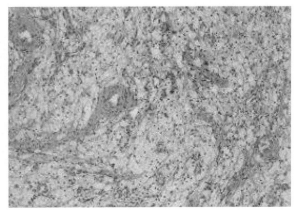

图7-19 术后病理图像(HE,×100)

术后诊断: 右大腿多形性未分化肉瘤(pT3N0M0,G3,ⅢB期)(AJCC第八版)。

3. 第三次MDT讨论

讨论时间: 2020-04-02。

讨论科室: 肿瘤科、影像科、病理科。

讨论意见: 对于位于深部、肿瘤大于5cm、复发风险较高且对化疗敏感的局限期软组织肉瘤患者,推荐术后接受辅助放化疗。术后病理:肿瘤坏死率为100%,提示新辅助化疗方案非常有效。术后可补充AI方案辅助化疗2个周期。由于术后放疗对伤口愈合有影响,可以先行2个周期辅助化疗后再行辅助放疗。

执行情况及治疗结局:

患者术后行2个周期AI方案化疗。2021-07-05行瘤床区放疗PCTV1 62Gy/(28F·5$^+$周),PCTV2 50.4Gy/(28F·5$^+$周)。患者放疗后定期复查,末次复查时间为2022-01-13,局部无复发,远处无转移。(图7-20)现仍定期随访中。

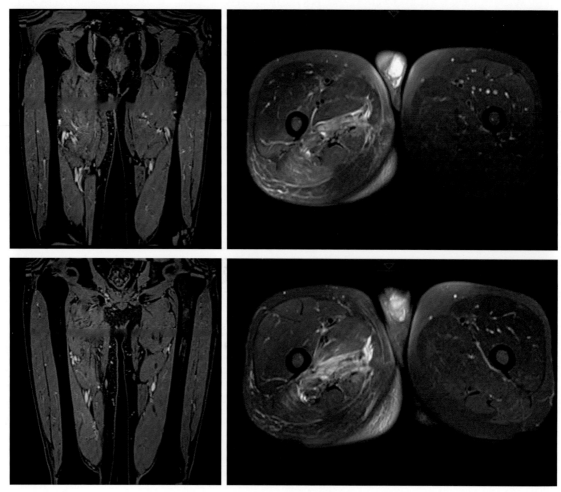

图7-20 大腿MRI图像

(三)病例点评

对软组织肉瘤采用以外科手术为主的综合治疗策略,外科手术是否可达到安全边界是影响局限期患者预后的重要因素。对于一期手术可以达到安全外科边界的患者不推荐术前化疗。对于肿瘤较大、累及重要脏器、与周围重要血管神经关系密切、预计手术切除无法达到安全边界或切除后会造成机体重大功能残障的高级别软组织肉瘤患者,可考虑先行新辅助放疗或化疗,以获得更高的R0切除率和保肢率。

本例患者右大腿肿瘤巨大,R0切除困难,生长迅速,其病理亚型为多形性未分化肉瘤,对化疗中度敏感,且术前化疗比放疗可更快进行,因此首选化疗。根据ISG-STS 1001研究,术前新辅助化疗的标准方案是蒽环类药物联合异环磷酰胺。患者采用AI方案化疗后肿瘤明显缩小,为根治性手术创造了条件,不仅实现保肢,且术后病理证实疗效达到pCR。

对于伴有高危因素的Ⅱ期或者Ⅲ期患者,研究表明术后辅助化疗能改善DFS和OS。而且当软组织肉瘤为高分级、术前肿瘤大于5cm或外科边界切缘不足时,术后放疗可以明显改善局部控制。本例患者诊断为多形性未分化肉瘤T3N0M0,G3,ⅢB期,术后辅助化疗和辅助放疗都是I级推荐,因此予以术后辅助放化疗。

本例患者新辅助化疗的影像学疗效评价为PR,病理学评价达到pCR。2020年ASCO一项曲贝替定联合放疗治疗局限性黏液状脂肪肉瘤的研究中,影像学评价上有30%的患者达到PR,无CR,但术后病理学提示pCR率高达14%。黑色素瘤新辅助研究OpACIN-neo发现影像学缓解率和病理缓解率分别为57%和77%。这些提示新辅助治疗的影像学缓解率可能会低于病理缓解率。虽然关于软组织肉瘤的新辅助治疗研究尚不够多,但肺癌、乳腺癌等瘤种的研究显示通过新辅助治疗获得pCR的患者有更优的PFS和OS。

该患者的诊疗过程和结局提示针对预计手术R0切除困难且化疗较为敏感的软组织肉瘤患者,可考虑通过新辅助化疗进行转化,争取根治性保肢手术,术后再辅以放化疗可进一步提高DFS和OS,实现患者长期高质量生存。

参 考 文 献

[1] PISTERS PW,LEUNG DH,WOODRUFF J,et al. Analysis of prognostic factors in 1041 patients with localized soft tissue sarcomas of the extremities[J]. J Clin Oncol, 1996,14(5):1679-1689.

[2] KOTILINGAM D,LEV DC,LAZAR AJ,et al. Staging soft tissue sarcoma:evolution and change[J]. CA Cancer J Clin,2006,56(5):282-291,314-315.

[3] GRONCHI A,FERRARI S,QUAGLIUOLO V B,et al. Histotype-tailored neoadjuvant chemotherapy versus standard chemotherapy in patients with high-risk soft-tissue sarcomas (ISG-STS 1001):an international,open-label,randomised,controlled,phase 3, multicentre trial[J]. Lancet Oncol,2017,18(6):812-822.

[4] WOLL PJ,REICHARDT P,LE CESNE A,et al.Adjuvant chemotherapy with doxorubicin,ifos-

famide,and lenograstim for resected soft-tissue sarcoma (EORTC 62931):a multicentre randomised controlled trial[J]. Lancet Oncol,2012,13(10):1045-1054.

[5] ZAGARS GK,BALLO MT,PISTERS PW,et al. Prognostic factors for patients with localized soft-tissue sarcoma treated with conservation surgery and radiation therapy: an analysis of 1225 patients[J]. Cancer,2003,97(10):2530-2543.

[6] JEBSEN NL,TROVIK CS,BAUER HC,et al. Radiotherapy to improve local control regardless of surgical margin and malignancy grade in extremity and trunk wall soft tissue sarcoma:a Scandinavian sarcoma group study[J]. Int J Radiat Oncol Biol Phys,2008,71(4):1196-1203.

[7] ALESSANDRO GRONCHI,NADIA HINDI,JEAN-YVES BLAY,et al. Trabectedin and radiotherapy in soft-tissue sarcoma (TRASTS) study:an international,prospective,phase Ⅱ trial in localized myxoid liposarcoma:a collaborative Spanish(GEIS),Italian(ISG) and French(FSG) group study[J].Journal of Clinical Oncology,2020,38(15_suppl):11514.

[8] ELISA A ROZEMAN,ALEXANDER M MENZIES,ALEXANDER C J VAN AKKOOI,et al.Identification of the optimal combination dosing schedule of neoadjuvant ipilimumab plus nivolumab in macroscopic stage Ⅲ melanoma (OpACIN-neo):a multicentre,phase 2,randomised,controlled trial[J]. The Lancet Oncology,2019,20(7):948-960.

（叶挺　彭玲　范丽　曹如波　陈静）

病例4：一例初诊肺转移多次寡进展骨肉瘤患者的全程管理

（一）病例简介

基本信息：患者，男性，22岁。

主诉：右胫骨肿胀伴疼痛半个月，发现右胫骨占位2天。

现病史：2013-12上旬患者自觉右小腿肿胀伴疼痛，于2013-12-27外院就诊，MRI示右胫骨上段及周围软组织占位，遂于2013-12-29来我院就诊。

既往史及家族史：无特殊。

体检阳性体征与重要阴性体征：右小腿肿胀，右膝关节活动受限。

主要辅助检查：

2014-01-02胸部CT：双肺各叶散在分布多个大小不等类圆形结节影，直径为2～8mm，考虑双肺多发转移。（图7-21）

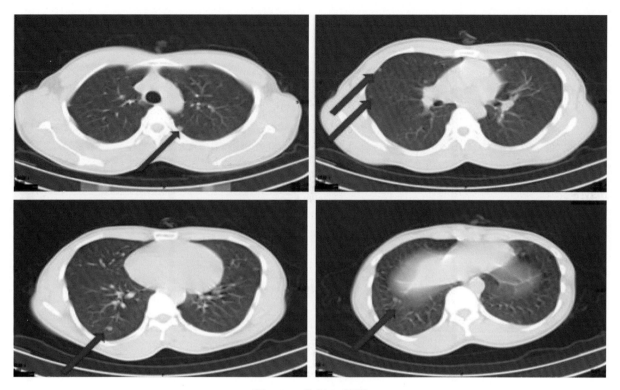

图7-21　肺部CT图像

注:红色箭头示肺部病灶。

2014-01-03膝关节MRI:右膝胫骨上端内侧髁异常肿块影,大小约为4.8cm×3.7cm×5.6cm(上下径×左右径×前后径)。(图7-22)

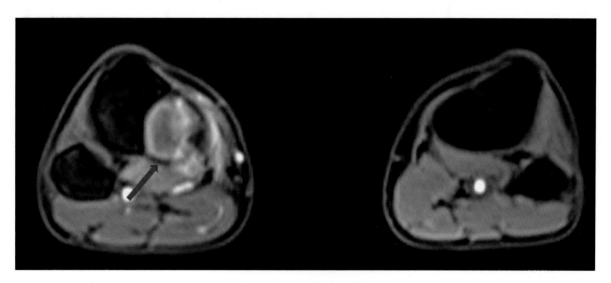

图7-22　膝关节MRI图像

注:红色箭头示膝关节病灶。

2014-01-04右胫骨活检病理:经典型骨肉瘤。

2014-01-06骨ECT:右胫骨上端骨质代谢异常活跃,考虑骨恶性肿瘤。(图7-23)

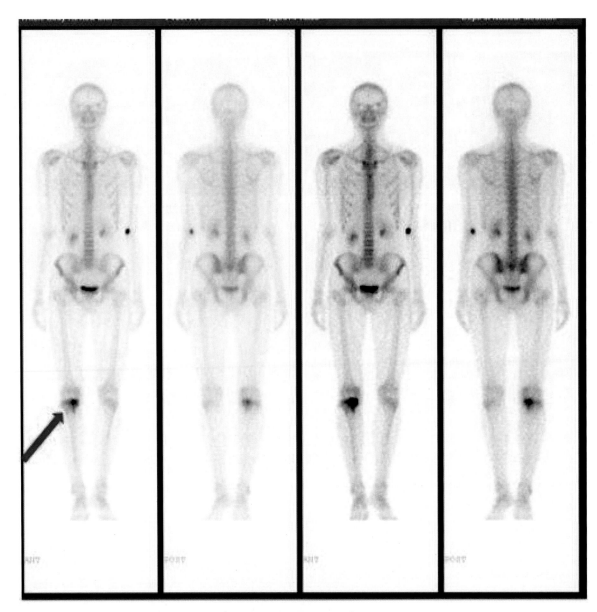

图7-23　骨ECT图像

注:红色箭头示右胫骨病灶。

诊断:右胫骨骨肉瘤Ⅲ期(SSS分期),ⅣA期(cT1N0M1a,AJCC第八版)。

(二) 病例讨论

1. 首次MDT讨论

讨论时间:2014-01-07。

讨论科室:骨科、肿瘤科、影像科。

讨论意见:患者现诊断为右胫骨骨肉瘤伴多发肺转移,肺转移灶较小,建议先行化疗,后续根据化疗反应考虑手术可行性及系统治疗。

执行情况及治疗结局：

2014-01-08于骨科行OS-4方案化疗（2014-01-08氨甲蝶呤，2014-01-15顺铂＋阿霉素，2014-02-10氨甲蝶呤，2014-02-17异环磷酰胺＋顺铂）。2014-02-24复查肺部CT：肺部病灶较前缩小（图7-24）。2014-02-27膝关节MRI：右膝胫骨上端内侧髁异常肿块影，较前缩小（图7-25）。

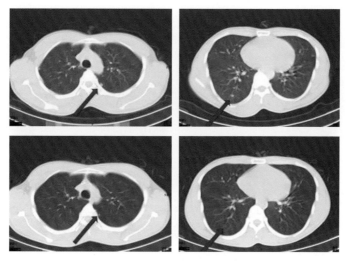

图7-24　肺部CT图像

注：红色箭头示肺部病灶。第一排、第二排的检查时间分别为2014-01-02、2014-02-24。

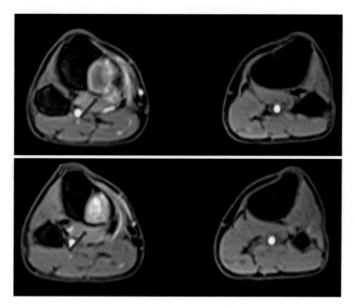

图7-25　膝关节MRI图像

注：红色箭头示膝关节病灶。第一排、第二排的检查时间分别为2014-01-03、2014-02-27。

2. 第二次MDT讨论

讨论时间：2014-03-01。

讨论科室：骨科、肿瘤科、影像科。

讨论意见：患者经化疗后原发灶和肺部转移灶较前缩小，化疗有效，可考虑原发灶手术切除，术后继续行全身治疗。

执行情况及治疗结局:

2014-03-07行右胫骨肿瘤切除及膝关节置换术,术后病理:经典型骨肉瘤,肿瘤坏死率为95%。(图7-26)

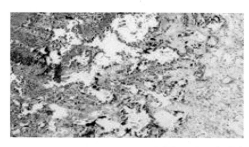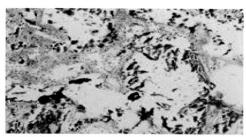

图7-26 术后病理图像(HE,×40)

2014-04-03至2014-11-12转入肿瘤科行异环磷酰胺/阿霉素/氨甲蝶呤/顺铂四药序贯化疗7个月。2014-11-12复查肺部CT,疗效评价为CR,后定期随访。

2015-10-13复查肺部CT:左下肺前内基底段新发一枚结节,大小为1.0cm,性质待定。2015-12-07再次复查肺部CT:该结节增大至1.4cm×1.0cm,考虑患者出现肺部寡转移。(图7-27)

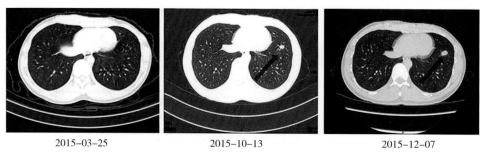

2015-03-25 2015-10-13 2015-12-07

图7-27 肺部CT图像

注:红色箭头示肺部病灶。

3. 第三次MDT讨论

讨论时间:2015-12-08。

讨论科室:肿瘤科、胸外科、影像科。

讨论意见:患者原发部位无复发,现出现肺部寡转移灶,且持续增大,可行手术切除或局部根治性放疗。

执行情况及治疗结局:

与患者充分沟通后,患者拒绝手术治疗。2015-12-17行左下肺转移灶根治性放疗,CTV 70Gy/14F,后定期复查肺部CT,提示该病灶缩小,呈条片状,考虑放疗后改变。

2016-11-01复查肺部CT:右肺下叶内侧基底段新发一枚结节,大小为1.5cm,考虑寡进展(图7-28A)。2016-11-24行右下肺转移灶放疗75Gy/(15F·3周),后定期复查肺部CT,提示该病灶呈条片状模糊影,考虑治疗后改变。

2019-02-14复查肺部CT：左肺新增1枚结节，右肺上叶前段新增2枚结节，考虑肺部新发转移（图7-28 B、C）。2019-02-27左/右肺转移灶分别行射波刀放疗48Gy/4F和45Gy/3F。

2020-05-09复查肺部CT：右侧胸膜下新发转移灶，大小为1.5cm（图7-28 D），2020-07-02予以右侧胸膜下病灶射波刀放疗45Gy/3F。

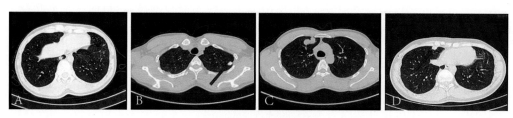

图7-28　肺部CT图像

注：红色箭头示肺部病灶。

2021-10-23复查肺部CT、PET-CT、MRI：左肺上叶尖后段胸膜下41mm×34mm新增病灶，病变侵犯邻近胸膜、胸壁、左侧第2前肋，考虑患者再次出现肺部寡进展。（图7-29）

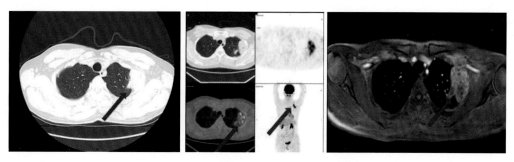

图7-29　肺部CT、PET-CT、MRI图像

注：红色箭头示肺部病灶。

2021-11-26行左上肺病灶放疗，PTV 66Gy/33F。

2022-03下旬患者出现臀部疼痛伴右下肢疼痛。2022-04-06复查肺部CT提示病情稳定，ECT提示骶骨、双侧骶髂关节、右侧胸锁关节骨质代谢活跃，考虑骨转移（图7-30A）。2022-04-07骶骨MRI：右侧骶髂关节强化影，横断位截面约为60mm×54mm，考虑肿瘤性病变（图7-30 B）。

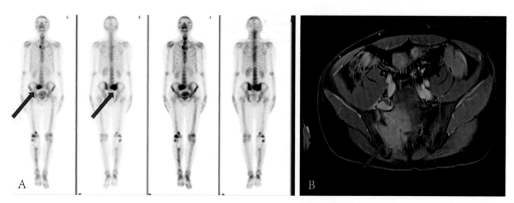

图7-30　骨ECT及骶骨MRI图像

注：红色箭头示骨盆病灶。

拟重新启用一线化疗方案及骨转移灶放疗,现已完成氨甲蝶呤/顺铂方案化疗1个周期。

(三) 病例点评

骨肉瘤是最常见的高度恶性骨原发肿瘤,单纯手术治疗不能改善预后,目前新辅助化疗－手术－术后辅助化疗已经成为骨肉瘤的标准治疗模式,患者5年生存率由单纯手术时的不足20%提高到现在的60%～70%。临床上常用的化疗药物有阿霉素、异环磷酰胺、顺铂、氨甲蝶呤。本例骨肉瘤患者初诊即出现肺转移,经过新辅助化疗后肺部病灶及原发灶缩小,因肺转移灶瘤负荷较小,经过MDT讨论,在化疗有效的前提下进行了根治性保肢手术,肿瘤坏死率达95%。术后继续进行充分足量多药的一线方案化疗,肺部转移灶也达到CR。

肺是骨肉瘤常见的转移部位,大约40%的骨肉瘤患者在就诊时或治疗中出现肺转移,肺转移患者5年生存率仅为20%。不论肺转移灶何时出现,对于能够局部治疗者均应行局部治疗。骨肉瘤肺转移局部治疗包括外科手术、放疗、射频消融等。

手术可提高骨肉瘤肺转移患者的生存率,肺转移瘤完全手术切除者的生存率明显提高,二次手术缓解患者也有1/3以上存活超过5年,即使多次复发,患者也可能通过多次开胸手术达到长期生存。

一项骨肉瘤肺转移的回顾性研究发现立体定向放疗和手术切除的PFS和OS没有差异,且放疗可以保全器官功能,对年龄及体能状况无严格要求,耐受良好。当前对于肺部SBRT分割剂量还没有统一标准,建议BED大于100Gy。本例患者随访过程中多次出现肺部寡进展,均予以局部放疗,每次放疗BED大于100Gy,放疗后均未见原位复发,体现了立体定向放疗堪与手术相媲美的疗效。

本例骨肉瘤患者初诊就存在肺转移,后续多次出现肺部寡转移,通过多学科合作,现已获得长达100个月的生存期。这是一个奇迹。提示MDT合作及规范治疗可显著改善骨肉瘤预后,对于骨肉瘤肺部寡转移患者要高度重视局部治疗,立体定向放疗是有效安全的局部治疗手段。

参 考 文 献

[1] YU W,LIU Z,TANG L,et al. Efficacy and safety of stereotactic radiosurgery for pulmonary metastases from osteosarcoma:Experience in 73 patients[J]. Sci Rep,2017,7(1):17480.

[2] GARCIA FRANCO CE,TORRE W,TAMURA A,et al. Long-term results after resection for bone sarcoma pulmonary metastases[J]. Eur J Cardiothorac Surg,2010,37(5):1205-1208.

[3] BRICCOLI A,ROCCA M,SALONE M,et al. High grade osteosarcoma of the extremities

metastatic to the lung:long-term results in 323 patients treated combining surgery and chemotherapy,1985—2005[J]. Surg Oncol,2010,19(4):193-199.

[4] ALJUBRAN AH,GRIFFIN A,PINTILIE M,et al. Osteosarcoma in adolescents and adults: survival analysis with and without lung metastases[J]. Ann Oncol,2009,20(6):1136-1141.

[5] BACCI G,BRICCOLI A,FERRARI S,et al. Neoadjuvant chemotherapy for osteosarcoma of the extremities with synchronous lung metastases:treatment with cisplatin,adria-mycin and high dose of methotrexate and ifosfamide[J]. Oncol Rep,2000,7(2):339-346.

[6] IWATA S,YONEMOTO T,IIZASA T,et al. Oligo-recurrence of osteosarcoma patients: treatment strategies for pulmonary metastases[J]. Ann Surg Oncol,2015,22 (Suppl3): S1332-S1338.

[7] KEMPF-BIELACK B,BIELACK SS,JURGENS H,et al. Osteosarcoma relapse after combined modality therapy:an analysis of unselected patients in the Cooperative Osteosar-coma Study Group(COSS)[J]. J Clin Oncol,2005,23(3):559-568.

（叶挺 彭玲 范丽 曹如波 陈静）

病例5：腹膜后巨大肉瘤放化疗后成功手术病例

（一）病例简介

基本信息:患者,男性,53岁。

主诉:腹痛半个月余,确诊腹腔肉瘤5天。

现病史:2019-12因右侧腹痛进行性加重半个月于当地医院行CT,提示右侧腹膜后约12cm×9cm肿块。2020-01-08于我院胃肠外科行B超引导下腹腔包块穿刺活检,术后病理:(腹腔包块穿刺组织)富含黏液样间质的软组织肿瘤,考虑黏液样脂肪肉瘤。免疫组化染色:P16(＋),S-100(部分＋),MDM2(＋),CDK4(灶状＋),CD34(－),PCK(－),SMA(－),Desmin(－),MUC4(－),ALK(－),KI-67(10%)。遂于2020-01-11就诊我院肿瘤科。

既往史及家族史:无特殊。

体检阳性体征与重要阴性体征:无特殊。

主要辅助检查:

2020-01-12肺部CT:未见异常。

2020-01-13腹盆腔MRI:右侧腹盆腔肿块,大小约为14.2cm×10.1cm×17.8cm,向下累及右侧髂腰肌间隙。(图7-31)

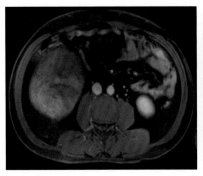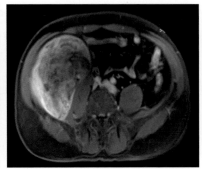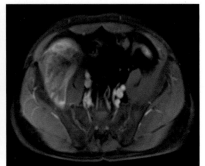

图7-31 腹盆腔MRI图像

诊断:腹腔黏液性脂肪肉瘤cT3N0M0(AJCC第八版)。

(二)病例讨论

1. 首次MDT讨论

讨论时间:2020-01-13。

讨论科室:肿瘤科、胃肠外科、影像科、病理科。

讨论意见:患者腹腔巨大病灶与肠道等脏器毗邻,R0切除困难,术后局部复发风险较高。按照NCCN指南,术前新辅助放疗可为手术困难患者争取手术机会。

执行情况及治疗结局:

2020-01-16行术前放疗,计划予以PTV 50.4Gy/28F。

防控新型冠状病毒感染期间,患者放疗中断近2个月,进行适当补量,最终于2022-05-05完成放疗,PTV 55.8Gy/(31F·102D)。

2020-05-20复查,疗效评价为PR。(图7-32)

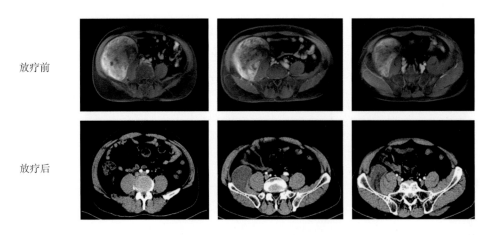

图7-32 放疗前后腹盆腔CT图像

2. 第二次MDT讨论

讨论时间:2020-05-21。

讨论科室:肿瘤科、胃肠外科、影像科。

讨论意见:复查提示瘤体明显缩小,边界清晰,已具备根治性手术条件。考虑放疗损伤及手术伤口愈合问题,一般新辅助放疗结束6~8周后进行手术。因黏液性脂肪肉瘤对化疗中高度敏感,等待手术期间可以行新辅助化疗2个周期。

执行情况及治疗结局:

2020-05-22至2020-06-23行AI(阿霉素+异环磷酰胺)方案化疗2个周期,疗效评价为SD。(图7-33)

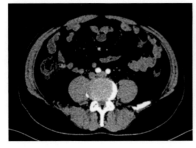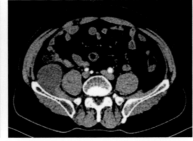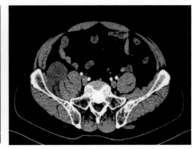

图7-33 术前腹盆腔CT图像

2020-07-23行腹膜后肿瘤切除术,病理提示:(腹腔脂肪肉瘤放化疗后)(髂窝后)送检组织多处制片取材,镜下见脂肪源性肿瘤,符合脂肪肉瘤治疗后反应。间质内见广泛玻璃样变及纤维化,见含铁血黄素沉积。免疫组化染色:癌细胞P16(+),MDM2(+),CDK4(部分+),NY-ESO-1(+)。

2020-08-18术后影像学复查,提示术后改变。

3. 第三次MDT讨论

讨论时间:2020-08-20。

讨论科室:肿瘤科、胃肠外科、影像科、病理科。

讨论意见:患者已行根治性手术,且术后病理提示患者对化疗较为敏感。术后影像学复查未见肿瘤残存。因患者原发为腹腔的大肿块肿瘤(瘤体>5cm),属于高危复发患者,且对化疗敏感,建议术后继续完成辅助化疗4个周期。

执行情况及治疗结局:

2020-08-25至2020-11-26行AI(阿霉素+异环磷酰胺)方案辅助化疗4个周期,后定期随访至2022-03,未见复发。(图7-34)

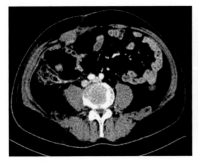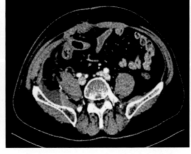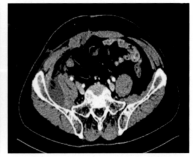

图7-34 术后腹盆腔CT图像

（三）病例点评

腹膜后软组织肉瘤是一类异质性高、组织类型复杂的恶性肿瘤。常见的腹膜后软组织肉瘤组织学亚型包括脂肪肉瘤、平滑肌肉瘤、恶性周围神经鞘膜瘤、孤立性纤维性肿瘤、多形性未分化肉瘤等，其中脂肪肉瘤最为常见，约为62.8％。

手术是治疗腹膜后软组织肉瘤的主要手段，但因为患者就诊时往往瘤体巨大、侵犯较广、累及周围众多血管神经及脏器，手术难度极大，常常难以达到根治性切除，单纯手术20％～75％的患者会出现局部复发，局部复发是腹膜后软组织肉瘤最主要的复发和死亡原因。多项回顾性研究表明，对于瘤体巨大、病理级别高的患者接受新辅助放疗后手术阴性切缘率更高，5年OS获益更明显，且不会增加术后并发症。本例患者初诊时瘤体巨大，与腹腔众多器官关系紧密，R0手术切除困难，经MDT讨论后积极行新辅助放疗，即使放疗于防控新型冠状病毒感染期间被迫中断1个月余，仍显示出显著缩瘤效果，成功转化为可根治性手术病例。

考虑到黏液性脂肪肉瘤对化疗中高度敏感，根据ISG-STS 1001研究结果（高级别软组织肉瘤新辅助化疗采用蒽环类为基础的标准化疗相比根据病理给予个性化化疗方案对PFS无影响但改善了OS），在术前放疗结束到手术治疗的6～8周等待期，我们给予该患者2个周期阿霉素联合异环磷酰胺新辅助化疗。腹膜后软组织肉瘤完整切除后，目前虽无大样本研究证实术后辅助化疗的生存获益，但对于存在高危因素如：肿瘤组织学级别高（G2/G3）、肿瘤大于5cm、部位深在、复发、多灶性、累及血管/神经、包膜不完整、切缘不足等因素，且对化疗敏感的肿瘤，指南建议经过MDT讨论、充分评估其获益/风险比后可进行术后辅助化疗。本例患者病理为黏液性脂肪肉瘤，对化疗中高度敏感，且术前肿块巨大，因此经MDT讨论后术后予以辅助化疗。

本例腹膜后巨大肉瘤经多学科通力协作，将不可彻底切除转化为根治性切除，随访至2022-05，PFS达20个月，显示腹膜后软组织肉瘤虽然治疗难度大，但如果有专门从事肉瘤研究的外科、病理科、放射科、肿瘤放化疗科专家组成的多学科团队协作，进行规范化诊断并制定合理的治疗方案，就能为患者争取最大获益。

参 考 文 献

[1] CHOI J H, RO J Y. Retroperitoneal sarcomas: an update on the diagnostic pathology approach[J]. Diagnostics(Basel), 2020, 10(9): 642.

[2] SWALLOW C J, STRAUSS D C, BONVALOT S, et al. Management of primary retroperitoneal sarcoma (RPS) in the adult: an updated consensus approach from the transatlantic australasian RPS working group[J]. Ann Surg Oncol, 2021, 28(12): 7873-7888.

[3] HADDOX C L,RIEDEL R F. Recent advances in the understanding and management of li-posarcoma[J]. Fac Rev,2021,10:1.

[4] FAIRWEATHER M,GONZALEZ R J,STRAUSS D,et al. Current principles of surgery for ret-roperitoneal sarcomas[J]. J Surg Oncol,2018,117(1):33-41.

[5] JAQUES D P,COIT D G,HAJDU S I,et al. Management of primary and recurrent soft-tissue sarcoma of the retroperitoneum[J]. Ann Surg,1990,212(1):51-59.

[6] LEWIS J J,LEUNG D,WOODRUFF J M,et al. Retroperitoneal soft-tissue sarcoma:analysis of 500 patients treated and followed at a single institution[J]. Ann Surg,1998,228(3):355-365.

[7] NUSSBAUM D P,SPEICHER P J,GULACK B C,et al. Long-term oncologic outcomes after neoadjuvant radiation therapy for retroperitoneal sarcomas[J]. Ann Surg,2015,262(1):163-170.

[8] CONSTANTINIDOU A,JONES R L. Systemic therapy in retroperitoneal sarcoma management [J]. J Surg Oncol,2018,117(1):87-92.

[9] ALESSANDRO GRONCHI,STEFANO FERRARI,VITTORIO QUAGLIUOLO,et al. Histotype-tailored neoadjuvant chemotherapy versus standard chemotherapy in patients with high-risk soft-tissue sarcomas (ISG-STS 1001):an international,open-label,randomised,con-trolled,phase 3,multicentre trial[J]. Lancet Oncol,2017,18(6):812-822.

[10] DATTA J,ECKER BL,NEUWIRTH MG,et al. Contemporary reappraisal of the efficacy of adjuvant chemotherapy in resected retroperitoneal sarcoma:Evidence from a nation-wide clinical oncology database and review of the literature[J]. Surg Oncol,2017,26(2):117-124.

（范丽　叶挺　曹如波　陈静）